五官科疾病诊疗精要

王　宇　石德晶　王玉婷　主　编

U0363625

中国纺织出版社有限公司

图书在版编目（CIP）数据

五官科疾病诊疗精要/王宇,石德晶,王玉婷主编
. -- 北京：中国纺织出版社有限公司,2021.12
ISBN 978-7-5180-9056-3

Ⅰ.①五… Ⅱ.①王… ②石… ③王… Ⅲ.①五官科
学—疾病—诊疗 Ⅳ.①R76

中国版本图书馆 CIP 数据核字(2021)第 214971 号

责任编辑：樊雅莉　高文雅　责任校对：高　涵　责任印制：王艳丽

中国纺织出版社有限公司出版发行
地址：北京市朝阳区百子湾东里 A407 号楼　邮政编码：100124
销售电话：010—67004422　传真：010—87155801
http：//www.c-textilep.com
中国纺织出版社天猫旗舰店
官方微博 http：//weibo.com/2119887771
三河市宏盛印务有限公司印刷　各地新华书店经销
2021 年 12 月第 1 版第 1 次印刷
开本：787×1092　1/16　印张：13.5
字数：294 千字　定价：88.00 元

凡购本书，如有缺页、倒页、脱页，由本社图书营销中心调换

前　言

五官科学包括眼科学、耳鼻咽喉科学、口腔科学三部分，这三个部分既相互联系又相互独立。鼻窦从上、中、下三面包围眼眶，鼻腔、上颌窦与口腔仅隔一硬腭，咽喉又与口腔相交通，故眼、耳鼻咽喉及口腔三方面的疾病常相互影响。近年来五官科学飞速发展，为了进一步提高五官科医务人员的诊疗水平，本编委会人员在多年临床经验基础上，参考诸多书籍资料，认真编写了此书，望此书能为广大五官科临床医护人员提供微薄帮助。

本书分为十章，内容涉及眼、耳鼻咽喉及口腔常见疾病的诊治。针对书中涉及的疾病，本编委会均进行了详细介绍，包括疾病的病因、病理、临床表现、检查诊断方法、鉴别诊断、内外科治疗方法、相关手术操作技巧、预防以及护理措施等，强调了本书的临床价值及实用性，内容丰富，贴近临床实践，为五官科的医护人员提供相关参考与帮助。

本书在编写过程中，借鉴了诸多五官科相关的书籍与文献资料，在此表示衷心的感谢。本编委会人员均身负五官科一线临床工作，故编写时间仓促，难免有不足之处，恳请广大读者见谅，并给予批评指正，以更好地总结经验，起到共同进步、提高五官各科临床诊疗水平的目的。

《五官科疾病诊疗精要》编委会

2021 年 9 月

目　　录

第一章　角膜病

第一节　角膜先天异常

一、圆锥角膜

(一)定义

圆锥角膜是一种先天性角膜发育异常,表现为角膜中央进行性变薄、向前呈圆锥状突出的角膜病变。多在青春期发病,发展缓慢,多为双侧性,可先后发生,程度不一,女性多见。

(二)临床表现

从青春期到中年时视力进行性下降,早期为高度不易矫正的散光。急性角膜水肿可致视力突然下降、眼痛、眼红、畏光、大量流泪等。

(三)辅助检查

1. 检影和屈光检查

寻找不规则散光和红光反射有无水滴或检影。

2. 角膜散光仪和角膜地形图

角膜地形图中央和下部角膜陡峭。角膜散光仪检查见不规则旋涡和陡峭。

(四)诊断

(1)视力下降,早期为不易矫正的高度散光。

(2)角膜顶端变薄,呈锥形隆起。

(3)角膜中央水肿、浑浊、瘢痕形成。

(4)极早期圆锥角膜可通过角膜地形图检测发现。

(五)治疗

(1)轻度圆锥角膜可配硬性角膜接触镜,也可行表层角膜镜片术。

(2)重度者、角膜浑浊严重者,可行穿透性角膜移植术。

二、大角膜

(一)定义

大角膜指角膜横径大于 12 mm 的一种发育异常性角膜病,为常染色体隐性或显性遗传。男性多见。

(二)诊断

(1)角膜横径大于 12 mm,角膜透明,眼前部较正常增大。

(2)眼压、眼底和视功能在正常范围。也可有近视或散光。

(三)治疗

无须治疗。

三、小角膜

(一)定义

小角膜是指角膜横径小于 10 mm 的一种发育异常性角膜病,为常染色体隐性或显性遗传。

(二)诊断

(1)角膜横径小于 10 mm,角膜扁平,前房较浅,眼球相对较小。

(2)视力差或弱视,或有高度远视。

(三)治疗

无须治疗。因易发闭角型青光眼,在该病易发年龄阶段可行激光虹膜周边切除术以预防该病。

第二节 角膜炎症

一、细菌性角膜溃疡

(一)定义

细菌性角膜溃疡是由细菌引起的严重的急性化脓性角膜炎症。

(二)临床表现

(1)发病较急,常在角膜外伤后 24～48 h 发病。

(2)有眼痛、畏光、流泪、眼睑痉挛等刺激症状。

(3)视力下降。

(4)分泌物多。

(5)睫状充血或混合充血。

(6)角膜出现局限性浑浊及溃疡,角膜穿孔。

(7)前房积脓。

(三)辅助检查

细菌学检查:角膜刮片检查,革兰染色或吉姆萨染色可找到细菌;结膜囊细菌培养及药物敏感试验。

(四)诊断

(1)急性发病,有外伤史或慢性泪囊炎病史。

(2)有眼痛等刺激症状。

(3)睫状充血或混合充血。

(4)角膜局灶性浑浊、溃疡,荧光素染色阳性,角膜穿孔。

(5)实验室检查可找到致病菌。

(五)治疗

1.治疗原则

结合临床特征与刮片检查结果,及早采用有效的抗生素治疗,尽可能使溃疡早日愈合。

2. 治疗方法

(1)急性期用高浓度的抗生素滴眼液频繁滴眼,如诺氟沙星、庆大霉素、妥布霉素等滴眼液。

(2)结膜下注射,如庆大霉素 2 万 U、头孢孟多 100 mg、头孢唑啉 100 mg,药液量为0.5 mL。如为铜绿假单胞菌感染,可用多黏菌素滴眼液结膜下注射。

(3)5%碘酊液灼烧角膜溃疡基底及边缘。

(4)有慢性泪囊炎者应及时治疗。

(5)重者为预防虹膜睫状体炎并发症,应用1%阿托品滴眼液散瞳。

(6)其他,热敷、口服维生素等。

二、真菌性角膜炎

(一)定义

真菌性角膜炎是由真菌侵犯角膜发生的严重的化脓性角膜溃疡,发病前常有植物性眼角膜外伤。眼局部皮质激素和广谱抗生素滥用也可诱发。夏、秋季节发病率高,常见于农民、老年体弱者以及近年有戴接触镜感染者。

(二)临床表现

(1)农作物引起的角膜外伤,病情进展缓慢,病程较长,抗生素治疗无效。

(2)畏光、流泪、眼睑痉挛刺激症状与溃疡相比较轻。

(3)视力下降。

(4)角膜病灶稍隆起,表面粗糙、干燥,病灶外周可有结节样灰白卫星灶,病灶周围可见灰白色免疫环。

(5)前房积脓,量多、黏稠,常不成液平面。

(三)辅助检查

1. 涂片法

在溃疡边缘刮取角膜坏死组织,涂在载玻片上,在显微镜下找真菌丝及孢子。

2. 涂片染色法

病灶组织可用吉姆萨染色、革兰染色或六胺银染色法等,在显微镜下找到被染色的真菌丝。

3. 真菌培养

用沙氏培养基培养。

(四)诊断

(1)农作物眼外伤史,发病慢,病程长,久治不愈。

(2)与溃疡相比,眼部刺激症状相对较轻。

(3)角膜病灶表面稍隆、干燥,可见卫星灶、免疫环。

(4)前房积脓黏稠,不成液平面。

(5)涂片和培养可找到真菌。

(五)治疗

1. 原则

及时有效地进行抗真菌治疗,溃疡愈合后应该用药半个月以上,以防复发。禁用皮质激素。

2.治疗方法

(1)抗真菌药物:常用药物有以下几种。①咪康唑:用 5％葡萄糖注射液配成 1％的溶液,滴眼,每小时 1 次。眼膏,每晚 1 次涂入结膜囊内。结膜下注射,每次 10 mg,每日或隔日 1 次。静脉滴注每次 400～600 mg,每日 1 次。②酮康唑:每日 200～400 mg,口服。③0.2％氟康唑溶液滴眼,每小时 1 次;0.2％氟康唑溶液 0.4 mL,结膜下注射,每日或隔日 1 次;2 mg/mL 静脉滴注,每次 100 mL,每日 1 次。④克霉唑:1％混悬液滴眼,每小时 1 次;1％～3％眼膏,每日 2～3 次;口服,1.0 g,每日 3 次。

(2)其他疗法:1％～2％碘化钾溶液滴眼,每日 3～4 次。2.5％～5％碘酊灼烧溃疡面:用 1％丁卡因溶液滴眼一次后,用毛笔样棉签蘸碘酊涂溃疡面,再滴一次丁卡因,立即用生理盐水冲洗,涂咪康唑眼膏,包盖。注意蘸碘酊不宜过多,以免烧伤健康角膜。1％阿托品溶液散瞳。

(3)手术疗法:抗真菌治疗病情不能控制、角膜穿孔者可行治疗性穿透性角膜移植术。

三、单纯疱疹性角膜炎

(一)定义

单纯疱疹性角膜炎是因单纯疱疹病毒(HSV)感染使角膜形成不同形状和不同深度的浑浊或溃疡的角膜炎症,是一种常见的致盲性眼病。其特征是反复发作,近些年发病率有上升的趋势。

(二)临床表现

(1)有眼病发作史,病程长,反复发作。

(2)单眼多见。

(3)眼红、疼痛、畏光、流泪。

(4)视力下降。

(5)眼睑皮肤疱疹。

(三)辅助检查

1.HSV 单克隆抗体诊断药盒

对角膜上皮刮片做病原学诊断,有较好的敏感性和特异性,可迅速出结果。

2.荧光素标记抗体染色技术

在被感染细胞内可找到特异的颗粒荧光染色,可区分 HSV-Ⅰ或 HSV-Ⅱ病毒。

3.细胞学检查

刮片 HE 染色,可见多核巨细胞、核内包涵体。

4.电镜检查

可找到病毒颗粒。

5.人外周血 T 细胞亚群测定

OKT_3、OKT_4、OKT_8、T_4/T_8 比值

单纯疱疹活动期 T_4 下降,T_8 升高,$T_4/T_8<1$,说明机体处于免疫抑制和免疫调节紊乱状态。

6. 血清学检查

血清中和抗体效价测定,对原发感染有意义。

7. 病毒分离

准备可靠,但需要一定设备条件和时间。

(四)诊断

(1)有热病史等复发诱因,自觉症状同其他型角膜炎。

(2)角膜病变呈树枝状、地图状溃疡及盘状深层浑浊等。

(3)病程长,反复发作。

(4)多为单眼发病,也可双眼发病。

(5)角膜知觉减退。

(五)治疗

1. 治疗原则

上皮性和溃疡型病变,需用抗病毒药物,禁用激素。因免疫反应引起的盘状角膜炎慎用激素,同时用抗病毒药物。

2. 治疗方法

(1)抗病毒药物:常用药物如下。①碘苷(疱疹净),0.1%滴眼液每1～2 h 1 次,或0.5%眼膏每日 5 次。②阿糖胞苷,结膜下注射 0.2%溶液,0.3～0.6 mL 隔日 1 次或每周 1～2 次。③安西他滨(环胞苷),0.05%滴眼液每1～2 h 1 次或用0.1%眼膏每日 2 次,也可结膜下注射1%溶液0.3 mL。④阿糖胞苷,3%眼膏每日 5 次。⑤阿昔洛韦,0.1%滴眼液每日 6 次,或3%眼膏每日 5 次。也可口服,200 mg,每日 5 次;静脉滴注,50 mg/kg,每日 1 次。⑥曲氟尿苷(三氟胸腺嘧啶核苷),1%～5%溶液,每日 4～6 次,1%眼膏,每日 1 次。⑦利巴韦林(病毒唑),0.5%溶液,每日 4～6 次。⑧更昔洛韦(丙氧鸟苷),0.1%～0.2%溶液,每小时 1 次;0.5%～1%眼膏,每日 2～5 次。

(2)干扰素:人血白细胞干扰素 8 万～16 万 U/mL 溶液滴眼,5 万～40 万 U 结膜下注射。

(3)聚肌胞:0.1%滴眼;结膜下注射 1 mg,每周 2 次;肌内注射 2 mg,隔日 1 次。

(4)左旋咪唑:口服 50 mg,每日 2 次,每周连服 3 d。

(5)皮质类固醇:尽量要低浓度,少次数,局部用药。并应递减用药,不可骤停。

(6)清创疗法:用湿棉棒擦去角膜病变区及其周围溶解组织;用棉签蘸碘酒涂布溃疡区,用生理盐水冲洗;用 1.5 mm 冷冻头,温度为(−80～−60)℃,冷冻角膜溃疡面,每点 3 s,反复 2～4 次。

(7)手术疗法:病情严重、溃疡或瘢痕大,视力在 0.1 以下者可行穿透性角膜移植术。

四、棘阿米巴角膜炎

(一)定义

棘阿米巴角膜炎是由棘阿米巴原虫感染引起的一种慢性、进行性、溃疡性角膜炎。通过污染的角膜接触镜、土壤和水源感染角膜而发生,病程数月。

(二)临床表现

发病初期有异物感、眼部剧痛、眼红、畏光、流泪,持续数周。

(三)辅助检查

(1)革兰染色和吉姆萨染色组织涂片可见棘阿米巴原虫。

(2)培养采用琼脂大肠杆菌干板,可使污染的接触镜和组织标本内的棘阿米巴原虫生长。

(3)做角膜刮片,必要时做角膜活检,用间接荧光素标记抗体染色或氟化钙白染色诊断。

(四)诊断

(1)病史,如佩戴角膜接触镜史等。

(2)发病初期有异物感、畏光、流泪、视力下降、眼痛剧烈等症状。

(3)角膜浸润,上皮浑浊,假树枝状或局部点状荧光素着色。

(4)角膜基质浸润及沿角膜神经的放射状浸润,形成放射状角膜神经炎。角膜知觉明显减退。

(5)基质形成炎症浸润环,环周有白色卫星灶,中央基质浑浊,颇似盘状角膜炎,常有前房积脓。

(五)治疗

1.药物治疗

(1)0.5%新霉素和普罗帕米滴眼液合用,每小时1次,晚间使用,1周以后逐渐减量,疗程4个月以上。

(2)克霉唑、咪康唑或酮康唑眼膏或滴眼液。

2.手术治疗

早期可行上皮清创。如病灶局限、药物治疗失败,可行穿透性角膜移植术。

五、基质性角膜炎

(一)定义

基质性角膜炎是位于角膜深层而不形成表面溃疡的非化脓性炎症。

(二)临床表现

(1)眼部疼痛、畏光、流泪、眼红等刺激症状显著。

(2)视力下降,严重者仅有光感。

(3)一般双眼发病。

(三)辅助检查

(1)梅毒血清学检查。快速血浆反应素试验(RPR)、荧光素螺旋体抗体吸附试验(FTA-ABS),或微量血清梅毒螺旋体试验(TPHA)。

(2)结核菌素试验(PPD)。

(3)当FFA-ABS或TPHA阴性或PPD阳性时,做X线胸片检查。

(4)进一步检查红细胞沉降率(ESR)、抗核抗体(ANA)、类风湿因子。

(四)诊断

(1)眼部疼痛、畏光、流泪等刺激症状显著,视力下降,一般双眼发病。

(2)角膜基质深层有细胞浸润及水肿,后弹力层有皱褶,外观呈毛玻璃状。

(3)新生血管在角膜板层间呈暗红色毛刷状,严重者波及全角膜。

(4)房水浑浊及有角膜后沉着物。

(5)结核引起的基质炎,基质浸润常为扇形、周边性、单侧性,且更为表浅。

(五)治疗

(1)局部可用皮质类固醇滴眼及球结膜下注射。

(2)1‰阿托品溶液滴眼,每日1次。

(3)病因治疗,如抗梅毒、抗结核和抗病毒治疗等。

(4)浓厚的角膜瘢痕,可行穿透性角膜移植术。

六、神经麻痹性角膜炎

(一)定义

神经麻痹性角膜炎是由于三叉神经周围性麻痹,导致角膜营养障碍的角膜炎症。

(二)临床表现

眼红、瞬目反应迟钝。

(三)辅助检查

荧光素染色裂隙灯检查。

(四)诊断

(1)结膜充血为早期表现。

(2)角膜知觉减退,瞬目反应迟钝,可伴同侧面额皮肤感觉减退等现象。

(3)角膜上皮有水肿脱落,基质层浸润浑浊,可形成溃疡。若继发感染,则出现前房积脓及角膜穿孔。

(五)治疗

(1)局部滴用抗生素滴眼液及眼膏,并用眼垫包眼。如有继发感染,则按感染性角膜溃疡处理。

(2)长期不愈者,可行睑裂缝合术,待6～12个月后再予打开,并可佩戴软性角膜接触镜。

七、暴露性角膜炎

(一)定义

暴露性角膜炎是由于角膜失去保护而暴露在空气中,引起干燥、上皮脱落而发生感染的角膜炎症。

(二)临床表现

眼部刺激征、烧灼感、单眼或双眼发红,常于晨起时加重。

(三)辅助检查

(1)荧光素染色裂隙灯检查。

(2)检查各种潜在的病因,如第Ⅶ对脑神经麻痹。

(四)诊断

(1)有以下病因的相应表现,如眼球突出、眼睑缺损、瘢痕性睑外翻、面神经麻痹、眼轮匝肌麻痹、上睑下垂矫正术后上睑滞留和睑闭合不全、深昏迷、深麻醉状态。

(2)角膜病变常始于暴露的部位,由浅部向深部发生,上皮干燥脱落,基质浸润浑浊,可形成溃疡。如有继发感染,病情急剧恶化,可引起前房积脓。

(五)治疗

(1)以治疗病因为主,如眼睑缺损修补术、睑植皮术等。若睑裂闭合不全,可酌情行睑裂缝合术,减轻或解除其闭合不全,或佩戴软性接触镜保护角膜上皮。

(2)频滴人工泪液及抗生素滴眼液,晚上用抗生素眼膏包盖。

(3)若有继发感染,则按感染性角膜溃疡处理。

八、蚕食性角膜溃疡

(一)定义

蚕食性角膜溃疡又称蚕蚀性角膜溃疡,是一种边缘性、慢性匐行性、浅层、疼痛性角膜溃疡,常发生于中老年人。

(二)临床表现

多发生于中老年人,有剧烈的眼痛、畏光、流泪及视力下降。

(三)诊断

(1)有明显的刺激症状和较重的眼部疼痛,视力减退。

(2)混合充血。溃疡始于角膜周边部,炎症浸润向中央角膜浅层基质层蚕食性缓慢进展,向角膜中央进展缘呈潜掘状。在溃疡进展的同时,原有的溃疡区逐渐由血管化组织填补。

(3)虹膜有炎症反应,后粘连。常并发白内障和继发性青光眼。

(四)治疗

目前尚缺乏特效治疗方法。治疗原则是对轻症患者首先采取积极的药物治疗,对疗效欠佳或重症患者采取手术治疗和药物治疗相结合。

(1)免疫抑制药与皮质激素联合系统用药。

(2)球结膜环切术。

(3)板层角膜移植术或穿透性角膜移植术。

九、浅层点状角膜病变

(一)定义

浅层点状角膜病变是一系列累及角膜上皮、上皮基底膜、前弹力层膜及其邻近的角膜浅层基质的点状病变。

(二)临床分型

临床分为三种类型,即点状上皮角膜炎、点状上皮糜烂和点状上皮下浸润。

(三)辅助检查

荧光素或虎红染色裂隙灯检查。

(四)诊断

1. 点状上皮角膜炎

在裂隙灯直照下呈灰白色点状浑浊,荧光素和虎红染色阳性。

2. 点状上皮下浸润

在裂隙灯下于前弹力层下方的最浅基质层有略带灰白或灰黄色点状浸润,愈合后留薄翳。

3. 点状上皮糜烂

为上皮单个或多个点状缺损。缺损区透明,其周围角膜上皮水肿。缺损修复后可见上皮有指纹或旋涡状浑浊。

(五)治疗

(1)病因治疗。

(2)抗炎、抗感染治疗。用含有微量皮质类固醇(0.001%地塞米松)的抗生素滴眼液滴眼。

(3)改善局部营养及环境,可用人工泪液、素高捷疗眼膏等。

(4)一般禁用热敷,以免局部充血,增强变态反应。

第三节　角膜软化症

角膜软化症为小儿常见眼病,由维生素 A 缺乏引起。多发生于婴幼儿,双眼常同时发生。食物中缺少维生素 A、喂养不当、吸收不良、慢性腹泻或患热性病如麻疹、肺炎时,容易发生本病,故又称"麻后眼""疳积眼"。

一、临床表现

(1)患儿消瘦,精神萎靡。

(2)早期症状主要是夜盲,表现为夜间视力不好,暗适应功能差。

(3)球结膜及角膜表面失去光泽,弹性减退。

(4)角膜上皮干燥而无光泽,出现灰白色浑浊,最后整个角膜软化坏死穿破。

二、诊断要点

(1)急性发热病中、后期的小儿或不合理的人工喂养儿如患消化不良症,腹泻数日后,有不愿睁眼的迹象,即预示本病的可能。但由于患儿此时身体衰弱,不愿活动,故常被忽略。

(2)营养不足的小儿,也常有维生素 A 缺乏症,因而出现夜盲。患儿睑裂部结膜可见结膜干燥斑。转动眼球时有皱纹,结膜变成带油脂状,不沾水,为典型的维生素 A 缺乏症的表现。若不注意,可随时发生角膜软化症。

(3)病初起时,角膜出现浑浊,多为双眼对称。1~2 d 内角膜溃烂,并有较多带腥味的胶浆状分泌物,严重者数天内即形成溃疡及穿破,故检查患者时不能用力开睑。此时,要先滴表面麻醉药后,再用提睑钩轻轻拉开眼睑检查,以免将眼内容物挤出。

三、预防

(1)合理喂养婴幼儿,提倡食品多样化。应补充多种维生素。

(2)对患有发热、腹泻等疾病的幼儿,应予以积极治疗,加强营养,不可采取"忌口"或饥饿方法。

四、治疗

1. 病因治疗

在积极治疗内科疾病,改善营养的同时,可口服维生素 AD、维生素 A、鱼肝油等。维生素 A,可肌内注射 7~10 d,每日不少于 2 万 U,维生素 A 口服每次 2.5 万 U,或维生素 A 滴剂,每日 15～60 滴,分 2～3 次服。每日 3 次,同时还要补充维生素 B,可用维生素 B_1、维生素 B_2 等。

2. 眼局部治疗

用鱼肝油滴眼,每日 3 次,并使用抗生素滴眼液或眼膏预防感染。同时要用扩瞳剂如 1‰ 阿托品眼膏散瞳,以防止虹膜粘连。

3. 角膜已穿孔者

若角膜已穿孔,应采取手术治疗。

第四节　角膜营养不良

角膜营养不良指与遗传有关的原发性病变,具有病理组织学特征的组织改变,与因食物摄入不足引起的营养不良无关。根据受侵犯角膜层次而分为角膜前部、实质部及后部角膜营养不良三类。

一、上皮基底膜营养不良

(一)定义

上皮基底膜营养不良是前部角膜营养不良类型中最常见的一种角膜病。常见于 40～70 岁,女性多见。

(二)临床表现

患者可出现反复性的上皮剥脱,眼部疼痛、刺激症状及暂时的视物模糊。

(三)诊断

(1)点状病变为上皮层内灰白色浑浊点,即微小囊肿及细小线条。

(2)地图状条纹较粗,为淡浑浊区。

(3)指纹状线条,为上皮层内半透明细条纹,呈同心弯曲排列,类似指纹。

(4)泡状小的透明圆疱,位于上皮内。

(5)角膜上皮糜烂时出现疼痛、畏光、流泪、视物模糊等症状。此类症状多发生在 30 岁以后。

(四)治疗

使用润舒滴眼液、素高捷疗眼膏、抗生素滴眼液等,或佩戴软性接触镜。

二、颗粒状角膜营养不良

(一)定义

颗粒状角膜营养不良是角膜基质营养不良的类型之一,为常染色体显性遗传,外显率为 97％。光镜下可见角膜实质浅或上皮层内颗粒为玻璃样物质,用 Masson 三色染色,沉着物呈亮红色。

(二)临床表现

病情进展缓慢,视力下降,为双侧性病变。常出现于 10 岁以前,但很少在中年以前出现症状,角膜糜烂少见。

(三)诊断

(1)双侧对称性角膜病变。

(2)病情进展缓慢,视力下降。

(3)裂隙灯下可见角膜中央部实质浅层有较多散在灰白小点组成的面包渣样浑浊,其间有透明角膜分隔,角膜周边不受侵犯。

(四)治疗

(1)视力好时,无须治疗。

(2)浑浊面积较大,视力明显下降时,可行角膜移植术。

(3)本病为规律的显性遗传病,外显率高。预防在于遗传咨询。

三、Fuchs 角膜内皮营养不良

(一)定义

Fuchs 角膜内皮营养不良是角膜后部营养不良的典型代表。有些患者为常染色体显性遗传。病理改变为角膜变薄,内皮细胞减少,后弹力层增厚,且有滴状赘疣位于其后,此为角膜小滴。实质层水肿,板层间隙加宽,胶原排列紊乱,角膜细胞增多。

(二)临床表现

眩光、视物模糊,觉醒时为甚,可以进展为严重眼痛。一般在 50 岁以前很少出现,症状稳定。为常染色体显性遗传。

(三)辅助检查

(1)眼压检测。

(2)角膜厚度检查确定中央角膜的厚度。

(四)诊断

(1)本病双眼发病,双侧常不对称,病情进展极缓慢,多见于绝经期妇女。50 岁以后症状逐渐加重。

(2)早期角膜中央部后面可见滴状赘疣。中期为内皮功能损害,实质层及上皮层水肿;上皮发生大疱,大疱破后则剧痛。晚期大疱性角膜病变病症状缓解,但角膜水肿增厚加重而使视力受损严重。

(五)治疗

(1)使用润舒滴眼液、角膜宁滴眼液、素高捷疗眼膏。可用高渗盐水(5%氯化钠)滴眼,减轻角膜水肿。

(2)晚期可行穿透性角膜移植术。

四、大疱性角膜病变

(一)定义

大疱性角膜病变是由于角膜内皮功能破坏,产生严重的角膜实质水肿、上皮下水肿,发生角膜上皮大疱、视力明显下降的角膜病。

(二)临床表现

视力下降、眼痛、流泪、畏光、眼红和异物感。

(三)辅助检查

(1)眼压检测。

(2)散瞳眼底检查。排除黄斑囊样水肿和玻璃体炎症。

(3)荧光素血管造影帮助诊断黄斑囊样水肿。

(四)诊断

(1)视力下降、眼痛、流泪、畏光和异物感。

(2)裂隙灯下可见角膜表层水疱,水疱大小不等,水疱破裂处荧光素着色。角膜基质浑浊。

(五)治疗

同 Fuchs 角膜内皮营养不良的治疗。

第五节　角膜变性

一、老年环

(一)定义

老年环是角膜周边部基质内的类脂质沉着,多见于老年人。如发生在青壮年,则称为青年环。

(二)临床表现

常见于老年人,黑色人种多见。超过 80 岁的老年人,几乎都有老年环。该环呈白色,约 1 mm 宽,与角膜缘之间有一透明角膜带分隔。绝大多数为双侧性。

(三)诊断

(1)年龄。

(2)角膜周边可见灰白色浑浊,先上下,后内外,最后形成环形,宽约 1 mm,外侧边界清楚,内侧边界稍模糊,与角膜缘之间有狭窄的透明带相隔。

(3)对视力无影响。

(四)治疗

角膜变性一般不需要治疗。

二、角膜带状变性

(一)定义

角膜带状变性是一种由于营养失调累及前弹力层的表浅角膜钙化变性。

(二)临床表现

视力下降、异物感、角膜上皮缺损等,有时伴有新生血管。

(三)辅助检查

(1)眼压检测、视神经检查。

(2)如果无眼前节疾病或长期青光眼体征,角膜带状变性不能够解释,可考虑检测血钙、球蛋白、血清镁、血脂、尿素氮、肌酐水平等,怀疑痛风时测定尿酸水平。

(四)诊断

角膜浑浊起始于角膜内外缘的睑裂部位,在前弹力层出现细点状灰白色钙质沉着,浑浊的周边侧边缘清楚,与角膜缘之间有约 1 mm 宽透明的正常角膜组织相间隔。浑浊由两侧逐渐向中央扩展,最后连成两端宽、中间窄的带状浑浊。对视力有明显影响。

(五)治疗

(1)轻症无须治疗,浑浊严重者可行板层角膜移植术。

(2)要在表面麻醉下刮去角膜上皮,用依地酸二钠(浓度为 0.5%～2%)清洗角膜,利用其螯合作用去除钙质。

第二章　白内障

第一节　概述

晶状体能将光线准确聚焦于视网膜,并通过调节作用看清远、近物体,这都是在晶状体保持高度透明性的基础上实现的。任何先天性或者后天性的因素,如遗传、代谢异常、外伤、辐射、中毒、营养障碍等引起晶状体透明度降低或者颜色改变所导致的光学质量下降的退行性改变称为白内障,颜色改变也称为白内障是美国眼科临床指南新增的定义。并不是晶状体的任何浑浊都会严重影响视力,世界卫生组织(WHO)从群体防盲治盲的角度出发,将晶状体浑浊且矫正视力低于 0.5 者称为临床意义的白内障。白内障是全球第一位的致盲眼病,在全球共 4 000 万~4 500 万盲人中,因白内障致盲者占 46%。随着全球人口的老龄化,白内障的发病率以及患病人数都在不断上升。我国目前就有白内障患者 670 多万,需要手术治疗,每年新增的白内障患者约 130 万。白内障的防治任重道远。

一、晶状体特性

可见光(波长 400~700 nm)透过晶状体到达眼内成像,而波长小于 400 nm 的紫外线则被角膜以及晶状体吸收,随着年龄增长,这一吸收率增大。晶状体内相对稳定的离子、水分和 pH 水平保证了晶状体的透明性,此外,晶状体蛋白的有序排列对晶状体的透明性也很重要。

1. 折射(屈光)

当光线从具有某一屈光指数的一种物质进入具有不同屈光指数的另一种物质时,光线变得弯曲,称为折射。角膜和晶状体的前表面是发生折射的主要部位,使外界平行光线能聚焦在视网膜成像。从晶状体皮质到核,屈光指数逐渐增大(从 1.386 到 1.41),这是由于从皮质到核,蛋白含量(主要是晶状体蛋白,约占 90%)逐渐增加。

2. 调节

晶状体具有改变其对光线的聚焦程度,以看清远近不同物体的作用,这一过程称为调节。调节是由晶状体和睫状体共同完成的。视远物时,睫状体内睫状肌松弛,悬韧带使晶状体囊保持张力,晶状体变得扁平,远处物体自然成像于视网膜中心凹;视近物时,睫状肌向前、向内收缩,悬韧带松弛,晶状体前表面曲度增加(后表面曲度不变),将光线聚焦于视网膜。晶状体的调节能力即调节幅度以屈光度(D)为单位,睫状体的调节能力以睫状肌屈光度为单位。

3. 年龄对晶状体的改变

晶状体的重量和体积在人的一生中都不停增加,在前 20 年尤其明显,这种改变是通过晶状体上皮细胞增殖、分化成纤维并向核挤压的结果。晶状体的重量从出生时的 65 mg,可增加到 1 岁时的 125 mg 和 90 岁时的 260 mg,而直径可由出生时的 5 mm 增加到 20 岁时的 9~10 mm。

随着年龄的增加,晶状体上皮细胞变得扁平,核也变得扁平,胞体内电子致密小体、空泡和细胞骨架成分多,而晶状体纤维细胞膜和细胞骨架蛋白的数量则因为降解的增加而下降,如 MIP 26 细胞膜上胆固醇、磷脂的比例随年龄的增加而增加,因而膜的流动性下降,这种变化在晶状体核中最为明显,与核密度的增加密切相关。

人的一生中晶状体的调节幅度随年龄增加而下降,10 岁时为 13～14 D,40 岁时为 6 D,60 岁时则降为 0。这种改变与晶状体囊膜弹性下降、晶状体核硬度增加、前囊膜的曲率半径减小使睫状肌对其曲率改变有限、非调节状态悬韧带张力减小、晶状体前表面至角膜的距离变小等因素有关。而晶状体厚度增加和前表面弯曲度的减小可以引起近视改变。

二、白内障的病因

白内障的发病机制较为复杂,是机体内外各种因素对晶状体长期综合作用的结果。晶状体处于眼内液体环境中,任何影响眼内环境的因素,如老化、遗传、代谢异常、外伤、辐射、中毒、局部营养障碍以及某些全身代谢性或免疫性疾病,都可以直接或间接破坏晶状体的组织结构、干扰其正常代谢而使晶状体浑浊。流行病学研究表明,紫外线照射、糖尿病、高血压、心血管疾病、外伤、过量饮酒及吸烟等均与白内障的形成有关。

三、白内障的分类

1. 按病因分类

按病因分为年龄相关性、外伤性、并发性、代谢性、中毒性、辐射性、发育性和后发性白内障等。

2. 按发病时间分类

按发病时间分为先天性和后天获得性白内障。

3. 按晶状体浑浊形态分类

按晶状体浑浊形态分为点状、冠状和绕核性白内障等。

4. 按晶状体浑浊部位分类

按晶状体浑浊部位分为皮质性、核性和囊膜下白内障等(图 2-1)。

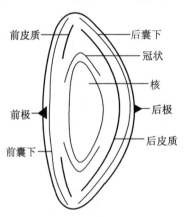

图 2-1　晶状体浑浊部位示意图

5. 按晶状体浑浊程度分类

按晶状体浑浊程度分为初发期、未成熟期、成熟期和过熟期。

四、白内障的临床表现

1. 症状

(1) 视力下降：这是白内障最明显也是最重要的症状。晶状体周边部的轻度浑浊可不影响视力，而在中央部的浑浊，虽然可能范围较小、程度较轻，但也可以严重影响视力。特别在强光下，瞳孔收缩，进入眼内的光线减少，此时视力反而不如弱光下。晶状体浑浊明显时，视力可下降到仅有光感。

(2) 对比敏感度下降：白内障患者在高空间频率上的对比敏感度下降尤为明显。

(3) 屈光改变：核性白内障因晶状体核屈光指数增加，晶状体屈光力增强，产生核性近视，原有的老视减轻。若晶状体内部浑浊程度不一，也可产生晶状体性散光。

(4) 单眼复视或多视：晶状体内浑浊或水隙形成，使晶状体各部分屈光力不均一，类似棱镜的作用，产生单眼复视或多视。

(5) 眩光：晶状体浑浊是进入眼内的光线散射所致。

(6) 色觉改变：浑浊晶状体对光谱中位于蓝光端的光线吸收增强，使患者对这些光的色觉敏感度下降。晶状体核颜色的改变也可使患眼产生相同的色觉改变。

(7) 视野缺损：晶状体浑浊使白内障患者视野产生不同程度的缺损。

2. 体征

晶状体浑浊可在肉眼、聚光灯或裂隙灯显微镜下观察并定量。不同类型的白内障具有其特征性的浑浊表现。当晶状体浑浊局限于周边部时，需散瞳后才能看到。

3. 晶状体浑浊分类

晶状体浑浊分类方法 II（LOCS II）是美国国立眼科研究所资助的一项分类方法，用于活体白内障分类以判断晶状体浑浊的范围和程度，广泛应用于白内障研究、流行病学调查和药物疗效评价等。其方法是将瞳孔充分散大，采用裂隙灯照相和后照法，区别晶状体浑浊的类型和范围，即核性（N）、皮质性（C）和后囊膜下（P）浑浊，记录相应的等级（表 2-1）。

表 2-1 LOCS II 晶状体浑浊分类标准

晶状体部位	浑浊情况	LOCS II
核（N）	透明，胚胎核清楚可见	N_0
	早期浑浊	N_1
	中等程度浑浊	N_2
	严重浑浊	N_3
皮质（C）	透明	C_0
	少量点状浑浊	C_{tr}
	点状浑浊扩大，瞳孔区内出现少量点状浑浊	C_1
	车轮状浑浊，超过两个象限	C_2
	车轮状浑浊扩大，瞳孔区约 50% 浑浊	C_3
	瞳孔区约 90% 浑浊	C_4
	浑浊超过 C_4	C_5
后囊膜下（P）	透明	P_0
	约 3% 浑浊	P_1
	约 30% 浑浊	P_2
	约 50% 浑浊	P_3
	浑浊超过 P_3	P_4

4. 晶状体核硬度分级

标准晶状体核硬度的准确评价对白内障超声乳化吸除术选择适应证和手术方式有重要意义。临床上,根据核的颜色进行分级,最常用的为 Emery 核硬度分级标准。该标准将核硬度分为以下 5 级:Ⅰ度,透明,无核,软性;Ⅱ度,核呈黄白色或黄色,软核;Ⅲ度,核呈深黄色,中等硬度核;Ⅳ度,核呈棕色或琥珀色,硬核;Ⅴ度,核呈棕褐色或黑色,极硬核。

五、白内障的治疗

(一)白内障药物治疗

多年来,人们对白内障的病因和发生机制进行了大量研究,针对不同的病因学说应用不同的药物治疗白内障。尽管目前在世界范围内有 40 多种抗白内障的药物在临床上广泛使用,但其疗效均不十分确切。

1. 辅助营养类药物

发生白内障的晶状体多有游离氨基酸、某些微量元素(如钙、镁、钾、硒等)以及多种维生素营养障碍。治疗药物包括一些无机盐配方、游离氨基酸配方和维生素 C、维生素 B 等。

2. 醌型学说相关药物

老年性白内障患者晶状体内色氨酸、酪氨酸等代谢异常,产生醌型物质,可氧化损伤晶状体蛋白巯基而使晶状体浑浊。吡诺克辛可阻止醌型物质的氧化作用。此类药物国产的有吡诺克辛滴眼液等。

3. 抗氧化损伤药物

抗氧化损伤药物包括谷胱甘肽等。

4. 醛糖还原酶抑制剂

醛糖还原酶抑制剂如苄达赖氨酸滴眼液,可用于治疗糖尿病性白内障和半乳糖血症白内障。

(二)白内障手术治疗

至今药物治疗尚不能有效阻止或逆转晶状体浑浊,因此,手术治疗仍然是各种白内障的主要治疗手段。

1. 手术适应证

既往认为白内障成熟期为手术最佳时期,现在由于手术技术及设备的进步,一般认为当视功能不再满足患者的需要,而且白内障手术有提供改善视力的可能时即可手术。白内障摘除也适用于晶状体浑浊妨碍眼后节疾病的最佳治疗,以及晶状体引起的炎症(晶状体溶解、晶状体过敏反应)、前房角关闭和药物不能控制的闭角型青光眼。视功能包括中心近视力、中心中间视力、中心远视力、周边视力、视觉搜索功能、双眼视力、深度觉、对比敏感度、色觉、适应能力和视觉处理速度。另外,医生在确定手术前,必须考虑以下问题:晶状体浑浊程度是否与患者视力下降程度相一致;晶状体浑浊是否继发于其他系统疾病或眼部疾病;若手术成功,患者是否可以获得理想的视力。

2. 联合手术和特殊情况

美国眼科临床指南对联合手术进行了一系列评估,并提出了相关适应证。

（1）白内障和青光眼手术：当患者既有白内障又有青光眼时，手术方式包括单独进行白内障摘除和人工晶状体植入术、眼外滤过术后进行白内障摘除和人工晶状体植入术、白内障手术后进行青光眼手术、白内障摘除和人工晶状体植入术联合眼外滤过术。决定何种手术方式取决于一系列因素，但是青光眼手术与白内障手术联合进行可以保护性地防止单独白内障手术后眼压升高，视力恢复更快，一次手术可以长期地控制青光眼。

（2）白内障和角膜手术：裂隙灯显微镜检查发现角膜微囊样水肿或者角膜基质增厚和（或）中央角膜厚度超过 $600~\mu m$ 和（或）通过镜面显微镜或显微照相获得的中央内皮细胞计数低于 $800/mm^2$ 都提示白内障术后角膜失代偿的可能性增加。在这些情况下，可以对患者施行白内障摘除、人工晶状体植入和穿透性角膜移植联合手术。

（3）白内障和玻璃体视网膜手术：一些白内障和玻璃体视网膜疾病同时发生的患者，如果玻璃体视网膜手术是必要的，可考虑同时行白内障手术和人工晶状体植入术。即使术前白内障没有降低视功能，仍要考虑摘除晶状体，因为玻璃体视网膜手术和（或）以眼内注气或硅油作为眼内填充物时，术后白内障常会进展。这种联合手术的优点在于仅行一次手术和麻醉，可降低费用、缩短术后恢复时间。如果需进行玻璃体视网膜手术，应该仔细考虑人工晶状体的大小、材料及形状。

3. 术前评估

以下评估和检查在白内障手术之前必须要做。

（1）患者病史（包括患者的视觉功能状态评估）。

（2）视力和屈光状态。

（3）外眼检查（眼睑、睫毛、泪器和眼眶）。

（4）眼位和眼球运动的检查。

（5）瞳孔功能的评估。

（6）眼压的测量。

（7）裂隙灯显微镜下检查眼前节。

（8）散瞳后检测晶状体、黄斑、周边部视网膜、视神经、玻璃体。

（9）对患者相关的精神状态和身体状态进行评估。

应告知患者，如果在最后一次检测和进行手术之间的时间里视觉症状发生了变化，应该和眼科医生联系。

4. 术前检查

（1）眼部检查：检查患者的视力、光感及光定位、红绿色觉；裂隙灯、检眼镜检查，记录角膜、虹膜、前房、视网膜情况以及晶状体浑浊程度，排除眼部活动性炎症等病变。

（2）特殊检查：眼压；角膜曲率以及眼轴长度测量，计算人工晶状体度数；角膜内皮细胞、眼部B超等检查。

（3）全身检查：对高血压、糖尿病患者控制血压、血糖水平；心、肺、肝、肾等脏器功能检查，确保可耐受手术，必要时请内科会诊。

（4）白内障术后视力预测：视力下降是白内障患者就医的主要原因，因此，白内障手术前进行术后视力预测是非常重要的。浑浊的晶状体遮挡了对视网膜的直接观察，因此，必须采取一些检查方法对视网膜和黄斑的功能进行评估。

1)光定位检查:是判断视网膜是否正常的一种简单有效的检查,其方法是要求患者向前直视,检查者在距患者约 25 cm 处的 9 个不同区域闪亮光源(一般为手电筒),要求患者指出光源的所在处,以观察患眼的光定位是否准确,当光定位不准确时,提示患眼的视网膜功能可能不正常。

2)视觉电生理检查:视觉电生理检查包括视网膜电图(ERG)检查和视觉诱发电位(VEP)检查。ERG 检查可反映视网膜视锥细胞功能、视杆细胞功能和混合功能,视网膜色素变性、视网膜循环障碍、视网膜脱离等患者 ERG 可见明显异常。VEP 是由大脑皮质枕区对视觉刺激发生的一簇电信号,代表视神经节细胞以上的视信息传递状况,一般认为可作为客观视力检查方法。黄斑病变、青光眼和视神经疾病的患者,VEP 可见明显异常。

3)激光干涉仪检查:激光干涉仪能够穿过浑浊的晶状体在视网膜上形成二维单色干涉条纹,可测出人眼视力的分离值,患者能够分辨出条纹的能力与黄斑视功能密切相关。检测出的视力大致与术后视力相当,但有时可有差异。视网膜视力在 0.03 以下或仅有红光感预示术后视力不佳。

4)内视性图像检查:在特殊条件下,眼也能看到眼本身的一些内部结构,临床上把这种在活体上看到的眼自身内部结构所形成的图像,称为内视性图像,又称内视现象。

浦肯野现象又称浦肯野血管影检查,是一种用于检查内视性图像的方法。检查时患眼向内注视,检查者在颞侧透过眼睑皮肤用一个小型光源做平行于角膜缘的上下移动。这时患者可以看到围绕中心注视区域周围的许多血管影和中心区域的许多小点,看到的小点越多,说明手术后患眼的视力越好。这种方法较为粗略,有一定的主观性。

5. 术前准备

术前冲洗结膜囊和泪道,散瞳剂扩大瞳孔。

6. 手术方法

1000 多年以前,中国及印度等国家就有针拨术治疗白内障的记载。近 200 多年来白内障的手术技术得到了快速的发展。尤其近几十年内,显微手术和人工晶状体植入技术的开展应用,使白内障手术有了质的飞跃,成为现代眼科学中发展最新、最快的领域之一。

(1)白内障针拨术:用器械将浑浊晶状体的悬韧带离断,使晶状体脱入玻璃体腔。因术后并发症较多,故除部分不发达地区仍有少数应用外,此术式已基本被淘汰。

(2)白内障囊内摘出术(ICCE):是将浑浊晶状体完整摘出的手术,曾经是白内障摘除的常用手术。手术操作简单,肉眼下可完成,手术设备及技巧要求不高。术后瞳孔区透明,不发生后发性白内障。但手术需在大切口下完成,玻璃体脱出发生率高,易造成玻璃体疝而引起青光眼、角膜内皮损伤、黄斑囊样水肿和视网膜脱离等并发症。在我国,不具备白内障囊外摘出术条件的地区和单位尚在应用此术式。

(3)白内障囊外摘出术(ECCE):是将浑浊的晶状体核和皮质摘出而保留后囊膜的术式,目前是我国的白内障主导手术。手术需在显微镜下完成,对术者手术技巧要求较高。因为完整保留了后囊膜,减少了对眼内结构的干扰和破坏,防止了玻璃体脱出及其引起的并发症,同时为顺利植入后房型人工晶状体创造了条件。术中保留的后囊膜术后易发生浑浊,形成后发性白内障。

（4）超声乳化白内障吸除术：是应用超声能量将浑浊晶状体核和皮质乳化后吸除、保留晶状体后囊的手术方法。超声乳化技术自 20 世纪 60 年代问世以来，发展迅速，配合折叠式人工晶状体的应用，技术趋于成熟。目前在美国，90％以上的白内障手术是通过超声乳化完成的，在我国也在日益推广。超声乳化技术将白内障手术切口缩小到 3 mm 甚至更小，术中植入折叠式人工晶状体，具有组织损伤小、切口不用缝合、手术时间短、视力恢复快、角膜散光小等优点，并可在表面麻醉下完成手术。

常规的超声乳化手术是指单手法超声乳化术或经典的双手配合劈核的超声乳化术。超声乳化头由钛金属乳化针头和软性硅胶套管组成，集灌注、乳化和抽吸功能于一体，左手在操作过程中不起作用或仅在劈核过程中起辅助作用。随着超声乳化技术的发展，近年来出现了微切口双手超声乳化术，该技术将白内障手术切口缩小至 1～1.2 mm，自微小主切口伸入无套管乳化针头完成晶状体核的超声乳化吸除，自侧切口伸入灌注式晶状体核劈开器，在提供眼内灌注液的同时辅助劈核、碎核及乳化抽吸。微切口双手超声乳化术的最大优点是进一步缩小了手术切口，大大减少了术后角膜散光。但微切口同时使进入前房灌注液体的量受到限制，易影响术中前房的稳定性。目前又出现一种微切口同轴超声乳化术，该术式在传统同轴超声乳化术的基础上，将主切口缩小至 2 mm 以下，不仅具备微切口手术的优点，且术中前房稳定、操控性好。

（5）激光乳化白内障吸除术：是新发展起来的一项手术技术，应用激光对浑浊的晶状体核和皮质进行切割，然后吸除。目前已有 Nd：YAG 激光、Nd：YLF 激光、Er：YAG 激光等激光乳化仪的研制，并已初步应用于临床。激光乳化白内障同样可以在小切口下完成，与超声乳化相比，还具有切口更小、对眼内组织损伤更少、更安全有效等优点。

（6）人工晶状体植入术：Ⅰ期（白内障摘除后立即进行）或Ⅱ期植入人工晶状体用于矫正无晶状体眼或屈光不正。人工晶状体按植入眼内的位置主要可分为前房型和后房型两种（图 2-2，图 2-3）；按其制造材料可分为硬质和软性（可折叠）两种，均为高分子聚合物，具有良好的光学物理性能和组织相容性。折叠式人工晶状体可通过 3 mm 左右的小切口植入眼内，通过"记忆"恢复形状，因此手术切口较植入硬质人工晶状体减小一半。可通过 1.6 mm 的微切口植入的人工晶状体也已问世。

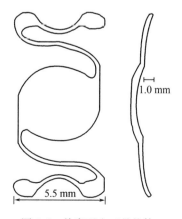

图 2-2 前房型人工晶状体

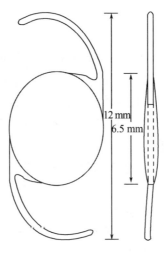

12 mm
6.5 mm

图 2-3 后房型人工晶状体

7. 手术并发症

白内障手术并发症可发生在术中或术后的任何阶段,术后第 1 天对患者进行仔细的检查是非常必要的,复查时间通常为术后 1 周、1 个月和 3 个月。近年来,随着显微手术的普遍开展和手术方式的改进,白内障手术的并发症已大大减少。

(1)术中并发症。

1)浅前房或无前房:在白内障囊外摘出术或超声乳化吸除术中,由于前房灌注量不足、切口过大而漏水、眼球受外力挤压或玻璃体内压升高,都可能使前房变浅甚至消失。前房变浅使眼内手术操作十分困难,极易损伤角膜内皮等眼内组织。

2)眼内组织损伤:因眼内前房空间有限,操作不慎易损伤眼内其他组织。角膜内皮可被器械、晶状体或人工晶状体进出眼内时直接损伤,也可因灌注过猛或灌注液成分不合适而损伤;器械或人工晶状体进入角膜基质层与后弹力层之间会导致角膜后弹力层脱离。这两种损伤均会引起角膜浑浊,严重者可导致大疱性角膜病变。虹膜损伤可引起前房积血。

3)出血:术中的前房积血常为切口处血液的渗入、虹膜根部离断等。视网膜血管也可能破裂出血引起玻璃体积血,可见于视网膜裂孔形成而使横越裂孔表面的血管断裂,或由于视网膜血管的异常或病变。暴发性出血主要是因为睫状后短动脉或睫状后长动脉、脉络膜静脉的破裂,大量而迅猛的出血可导致眼内容物包括虹膜、晶状体、玻璃体甚至视网膜和脉络膜脱出到眼外,这是白内障术中最严重的并发症。

4)后囊膜破裂:菲薄的后囊膜在术中易破裂。裂口大者易致玻璃体脱出,或晶状体核和(或)皮质经裂口坠入玻璃体腔。

(2)术后并发症。

1)出血:术后前房积血多发生于术后 1 周内,大多数来源于切口或虹膜血管出血。玻璃体积血常继发于糖尿病、视网膜裂孔或低眼压。迟发性脉络膜出血较少见。

2)眼压升高:白内障术后一般有短暂的眼压升高,24 h 可下降至正常。若眼压持续升高,则形成青光眼。眼压升高的原因包括出血、晶状体皮质残留、炎症反应、瞳孔阻滞、黏弹剂残留或术前已存在的青光眼。特殊情况下,由于房水向后倒流并阻滞于玻璃体内,虹膜隔前移导致前房角关闭,引起恶性青光眼(又称睫状环阻滞性青光眼)。

3)眼内炎:是白内障术后最严重的并发症,最常见的感染源为手术野和手术器械、术后滴眼液等。根据病原体的致病性不同及病程长短,眼内炎可呈现急性或慢性表现。一般的临床表现包括眼痛、视力下降、球结膜水肿、睫状充血、前房积脓和玻璃体浑浊等。

4)慢性葡萄膜炎:与毒力较低的细菌如丙酸痤疮杆菌、表皮葡萄球菌等感染或术前即存在的慢性葡萄膜炎有关。部分患者尚可由对人工晶状体的反应所致。

5)后囊膜浑浊:即后发性白内障,术后数月即可发生。

6)角膜散光:角巩膜缘的切开和缝合不可避免地使角膜的表面完整性受到破坏,引起散光。手术切口的位置、形态、长度、缝合的类型和缝线的松紧等都影响散光的大小。

7)视网膜光毒性损伤:手术显微镜强光的长时间照射会导致视网膜色素上皮细胞的光损伤。患者术后出现视力下降、中心暗点或旁中心暗点。

8)黄斑囊样水肿(CME):又称 Irvine-Gass 综合征。发病机制尚不确切,相关因素包括伴有前列腺素释放的炎症、玻璃体黄斑牵引、暂时性或长期的术后低眼压等。

(3)人工晶状体植入术后并发症。

1)瞳孔纤维蛋白渗出:术后的葡萄膜炎症反应致纤维蛋白渗出,沉积于人工晶状体表面,可引起视力下降、瞳孔阻滞,后者尚可致眼压升高。

2)人工晶状体位置异常:包括瞳孔夹持、瞳孔偏位等。

3)前房型人工晶状体植入后可因损伤前房角和角膜内皮引起继发性青光眼和角膜内皮失代偿。

4)人工晶状体屈光度误差:由于人工晶状体制造、术前患眼测量和计算中的误差或错误所致。

8. 无晶状体眼的屈光矫正

白内障摘除术后或晶状体脱位、先天缺如等致无晶状体眼,外界平行光线只能聚焦于角膜顶点后 31 mm,成为高度远视。矫正的方法包括以下几种。

(1)人工晶状体:这是目前为止矫正无晶状体眼的最佳方法,可应用于单眼或双眼。人工晶状体植入后可迅速恢复视力,具有物像放大倍率小、周边视野正常等优点。但通常用的人工晶状体无调节能力,不能适应人眼可同时视远、视近的要求。为了解决这一问题,许多新型的人工晶状体在不断实践和研究中。

1)多焦点人工晶状体:是近年来出现的新型人工晶状体,由于它的独特设计,入射光线通过后可以产生远、近两个或多个焦点,一个用于视远,一个用于视近,有效地解决了人工晶状体无调节力的问题。其不足之处是植入后对比敏感度有所下降,可以引起眩光、光晕、分辨力低等不适症状。

2)可调节性人工晶状体:是根据眼的生理性调节而设计的一类新型人工晶状体,它通过特殊设计的晶状体袢,依靠睫状肌收缩导致人工晶状体前移而获得一定的调节力。但其调节幅度较小,与理想的可调节人工晶状体还有较大差距。

3)注入式人工晶状体:其原理是尽量保留晶状体囊膜完整,将浑浊的晶状体从囊袋内去除后,注入透明的替代物,依照囊袋的形态固化成有弹性的晶状体形态,达到能为患者提供良好的远、近视力功能的目的。注入式人工晶状体最接近人体的生理自然,是人工晶状体研制的方向。

(2)眼镜:高度数($+11$ D$\sim+14$ D)的凸透镜是长期以来矫正无晶状体眼的主要方法,因其经济、简单，无须手术且易于更换，故仍有部分患者使用。凸透镜有 25%～30% 的放大率，用以矫正单侧的无晶状体眼时双眼物像不能融合而产生的复视；使用它来矫正双侧的无晶状体眼，会出现视物变形、视野变小、球面差等，不是最理想的矫正方法。

（3）角膜接触镜：物像放大率为 7%～12%，可用于单眼无晶状体眼，无环形暗点和球面差，周边视野正常。但对老年人和婴幼儿而言，取戴不便，且使用不当易造成角膜感染等。

（4）其他方法：人们尝试应用屈光性手术来矫正无晶状体眼，包括角膜镜片术、角膜磨削术和角膜表层镜片术等。因存在角膜植片来源和加工等问题，目前应用尚不多。

第二节　老年性白内障

老年性白内障是最常见的致盲眼病之一，是老年人失明的主要原因。50～60 岁老年性白内障的发病率为 60%～70%，70 岁以上者可达 80%，通常为双眼先后发病。老年性白内障所致盲是可治疗盲。目前许多学者将老年性白内障改称为年龄相关性白内障，认为白内障的成因与年龄相关，年轻人、中年人也可能罹患。

一、病因

（1）人体生理性老化。
（2）晶状体营养和代谢障碍。
（3）遗传因素。
（4）环境因素。

二、分类

根据白内障开始形成时的部位，将其分为三类。

1. 核性白内障
核性白内障是指老年人晶状体的浑浊从核心部位开始而形成的白内障。因浑浊晶状体的核较硬，故又称硬性白内障。由于其越近中心部位色调越浓，常呈棕色或深棕色，故对有些颜色很深的核性白内障又称黑内障。核性白内障约占老年性白内障的 20%。

2. 皮质性白内障
皮质性白内障是指从晶状体的前后及赤道部的皮质开始浑浊的一类白内障。其中从赤道部开始者多呈楔形尖端指向中心的放射状浑浊，称为楔状白内障。后囊前后皮质浑浊者，又称皮质囊下型。老年性核周围点状浑浊者，称为点状白内障。皮质性白内障核多较小，质地较软者，又称软性白内障。皮质性白内障是老年性白内障的主要类型，约占 70%。

3. 后囊下白内障
后囊下白内障是以晶状体囊膜下皮质浅层的盘状浑浊为特点的一种老年性白内障，通常合并核或皮质的浑浊。

三、临床表现

1. 症状
无痛性、渐进性视力下降。早期可以没有任何症状。浑浊位于晶状体中轴光路并且密度较高者,则影响视力,出现逐渐加重的视力下降。晶状体核屈光指数改变导致核性近视、视物疲劳、视物变形、眩光感或单眼复视。

2. 体征

视力下降,白内障严重时视力逐渐丧失至眼前手动或光感。裂隙灯检查见水隙和褶隙,是老年性白内障皮质内的早期表现。逐渐地,晶状体出现以下异常。

(1)晶状体周边皮质楔形浑浊。前、后皮质浑浊,皮质全层不均匀浑浊或均匀灰白色浑浊(皮质性白内障)。

(2)晶状体核出现黄色、棕色或深棕色反光(核性白内障)。

(3)晶状体后囊前灰白色浑浊(后囊下型白内障)。

(4)以上情况混合出现。

皮质型白内障通常分为四期,但在临床上各期的界限有时很难严格划分。各期的主要特点如下。

1)初发期:表现为周边部首先浑浊,呈楔形,逐渐发展,成为车辐状浑浊。在浑浊累及瞳孔区之前,一般不影响视力。

2)膨胀期:浑浊逐渐加重的同时,晶状体体积增大。致使虹膜向前移位,虹膜投影阳性,前房变浅。此期容易引发青光眼。

3)成熟期:晶状体皮质全部浑浊,呈乳白色均质状。水分的减少使其体积膨胀现象消失。虹膜投影呈阴性,视力降至光感或手动。

4)过熟期:晶状体纤维分解溶化成为糜粥样液体,水分进一步减少,体积缩小,囊膜皱缩,可有钙化斑,核下沉,有时患眼出现视力增进现象,称为莫干白内障。偶有囊膜破裂,皮质溢出,核脱于前房或玻璃体,使瞳孔区透明,视力明显好转,但这种情况多会引起晶状体溶解性青光眼或晶状体过敏性眼内炎。

四、辅助检查

由于白内障的手术治疗与眼的各部分都有密切关系,而晶状体浑浊影响玻璃体、视网膜、视神经等部位的检查。

1. 裂隙灯检查

直接检查眼前节,对晶状体位置、浑浊程度做直观的评估。

2. 前节超声显微镜(UBM)

了解前房、房角、晶状体状况及其与周围组织结构的关系。

3. 散瞳检查眼底

当晶状体过于浑浊影响观察时,可行 B 超检查除外眼内占位病变、视网膜玻璃体病变。

4. 测量眼压

了解眼内压情况。

五、诊断

白内障的诊断在有裂隙灯检查后比较容易确定,需要鉴别的是是否仅与年龄因素相关。部分白内障是由于长期视网膜脱离、眼内炎症、高眼压、眼内肿瘤、外伤等因素造成的。需要与以下疾病相鉴别。

1. Fuchs 综合征

又称虹膜异色虹膜睫状体炎。临床上以虹膜异色、并发性白内障、高眼压和慢性色素膜炎症为特点。多数医生认为，白内障手术对本病有较好的治疗效果。

2. 剥脱综合征

许多老年人在患白内障的同时，出现瞳孔缘白色鳞屑、晶状体表面白色鳞屑或膜样物，伴或不伴有眼压升高。此时需进一步检查前房角、UBM 确定晶状体位置是否正常等，在设计白内障手术时综合考虑制订手术方案。

3. 外伤性白内障

有些不明显的外伤，或全身性创伤时被忽略的眼部损伤，晶状体会随时间的推移逐渐浑浊，被诊断为老年性白内障。这类患者可能会伴有晶状体半脱位或晶状体内异物，尤其当术前没有考虑到这些可能的外伤因素时，会给手术带来困难。所以，诊断前要详细询问病史。

4. 先天进展性白内障

晶状体浑浊很规律、对称，符合先天白内障的某些特点，当患者年龄低于 50 岁时，可以考虑仅作为病因诊断，无特殊治疗。

六、治疗

1. 药物治疗

目前治疗白内障的药物种类比较多，如吡诺克辛类或中药类等，大多数的功能为抗衰老，不能治疗白内障。

2. 手术治疗

白内障摘除加人工晶状体植入仍然是唯一有效的治疗手段，术后患者视功能恢复好。手术效果长期、稳定。

白内障术后应定期随诊，分别为术后第 1 天、第 1 周、第 1 个月及第 3 个月时。医生应当在随诊期间为患者检查并指导用药，关注眼压变化、眼内炎症转归；同时关注老年患者长期用药后眼表状况；指导患者重新验光配镜。当出现后囊浑浊影响视力时，建议患者接受 YAG 激光后囊切开术。

白内障如放弃手术治疗，可造成患眼失明；白内障过熟期，可能诱发眼内炎症；白内障可能诱发青光眼。

第三节　先天性白内障

先天性白内障是在胚胎发育过程中形成的不同程度、不同形态的晶状体浑浊。出生前即已存在，少数患者于出生后逐渐加重。新生儿中先天性白内障的发病率约为 4%，新生儿盲中 30% 由先天性白内障所致。

一、病因

导致先天性白内障的主要因素有两大类：遗传；妊娠期母体营养或代谢障碍、病毒性感染（风疹、麻疹、水痘等）、药物中毒等。例如，母体在妊娠 2 个月感染风疹，子女中风疹性白内障的发病率可高达 100%，妊娠 3 个月感染者发病率可达 50%。

二、分类

先天性白内障分类方法较复杂,根据临床白内障的形态分类,是目前临床上较为常用的分类方法,根据白内障类型及特点,临床上将白内障分为以下几种。

1. 前囊性和后囊性白内障

浑浊位于中央区前囊下或后囊下。大多数浑浊不发展。后囊性较前囊性对视力的影响明显(眼光学系统节点位于晶状体后囊中央)。

2. 极性白内障

(1)前极性白内障:浑浊位于前极部囊下,多呈灰白色斑点,范围较小,多为静止,对视力影响不大。

(2)后极性白内障:可能与玻璃体动脉退化晚或退化不全有关,晶状体后囊常与残存的玻璃体动脉相连。晶状体浑浊位于后极略偏鼻侧,圆形斑点状,浑浊周围可有半环状灰白浑浊环围绕。对视力造成不同程度的影响。

3. 核性白内障

又称中心性白内障,是指发生在晶状体胚胎核的浑浊。因其位于晶状体的核心部位,呈灰白粉尘样浑浊,故又称先天性中心性粉状白内障,双眼多为对称,常有家族遗传史。

4. 绕核性白内障

浑浊发生在胎儿核和婴儿核,呈带状绕核分布,又称带状白内障或板层白内障,是最常见的先天性白内障类型。多为双侧,浑浊不发展。带状浑浊实际由致密的浑浊小点组成。浑浊部位和大小与胎儿期发病的早晚和持续的时间有关,发病越早浑浊越近核心,持续时间越长范围越大。这些差别,决定了对视力影响的程度。随着年龄的增长,新生的纤维将浑浊挤向深层,在分层呈同心圆排列的层间,有透明带相隔。最外层浑浊呈弓形跨越核的赤道部,故又称骑子。当进行散瞳检查时,由于暴露出浑浊周围的透明部分,所以患者可能出现视力增进的现象。这种患儿其母体妊娠期多数伴有手足抽搐、低钙血症和高磷血症等病史,患儿常有佝偻病、牙齿迟生长和指甲脆弱等表现,因此一般认为晶状体浑浊的发生,与胎儿宫内发育不良有关。

5. 冠状白内障

浑浊发生在婴儿核至皮质深层,是一种较多见的先天性白内障,浑浊呈水滴状,环形排列于晶状体周边部。可合并点状浑浊。因晶状体中心部位透明、多不影响视力。冠状白内障常于幼儿或青春期出现。多为静止型,如随年龄的增长浑浊加重,则浑浊会逐渐向晶状体中央部位发展,从而影响视力。因不散瞳孔不易看到,故临床上常被漏诊。

6. 点状白内障

浑浊呈细小点片状,位于晶状体皮质深层,以周边部多见。呈蓝色或灰白色,不影响视力,多于20岁以前偶然发现。无须治疗。

7. 其他先天性白内障

有些类型的先天性白内障临床上很少见到。

1)珊瑚状白内障:浑浊位于晶状体中轴部位,呈杆状、管状和斑点状,可有彩色结晶,形似焰火,五彩缤纷。

2)裂纹状白内障:浑浊位于成人核深层,形如精细多彩的花边。不发展,不影响视力,故无须治疗。

3)缝性白内障:为晶状体前缝部位出现的浑浊,可位于胎儿核至成人核不等,从出生第3个月至20岁以前出现。不发展,不影响视力。

4)完全性白内障:晶状体呈白色或蓝白色均匀一致的浑浊,质地软嫩。因严重影响视力,患眼会形成弱视。

三、临床表现

1. 症状

因晶状体浑浊的程度、范围、位置等不同,可有不同的症状。轻者可无任何症状,仅在眼科检查中偶被发现(如点状浑浊)。因患儿大多不会自己表达,症状多数由家长或抚养者代诉。典型的症状为患儿出生后"眼神"呆滞,不能追光,不能固视。可能出现瞳孔区发白、斜视、眼球颤动等。

2. 体征

晶状体浑浊,通过散瞳、裂隙灯检查通常可以确诊,注意晶状体浑浊的类型与程度。应当注意患儿是否伴有佝偻病、牙齿发育迟缓、指甲脆弱等表现。

四、诊断

白内障的诊断在有裂隙灯检查后比较容易确定,需要与以下疾病相鉴别。

1. 视网膜母细胞瘤

可以表现为瞳孔区发白(白瞳症),裸眼观察类似于白内障,但仔细观察可以发现,晶状体大致透明,玻璃体浑浊、有灰白色浮游物,视网膜脱离或肿瘤充满玻璃体。

2. 先天性玻璃体动脉残留

除晶状体浑浊外,玻璃体动脉残留并与晶状体后囊相连。

3. Coats 病

瞳孔区发白,裂隙灯或检眼镜检查可以观察到视网膜增殖性病变,B超可以显示后节病变。

五、治疗

不影响视力者,无须治疗。本病药物治疗无效。散大瞳孔后视力能增进者,可行增视性部分虹膜切除术。明显影响视力者,为防止形成弱视,应尽早考虑手术。对于患儿,白内障手术治疗一定要考虑儿童视力发育的特殊性,合理选择对视力发育影响小、能够尽可能接近生理、最大限度保证双眼视力发育的治疗方式。

先天性白内障手术效果并不理想,术后视力能达0.3以上者仅为40%左右,0.1以下者可达25%,6%~10%的患眼有可能完全失明。对于有视力残留的患儿,手术还只是治疗的开始,手术后的视力训练、视力康复应当引起足够的重视。

第四节 代谢性白内障

一、糖尿病性白内障

糖尿病性白内障主要见于较重的糖尿病患者,临床上比较少见,以1型糖尿病者为主,当血糖极度升高,房水中糖的含量明显增高,扩散渗透入晶状体,在晶状体内葡萄糖还原酶的作用下,将进入的葡萄糖还原为山梨醇,后者在晶状体内积聚,造成晶状体呈高渗状态,吸收前房水分,纤维肿胀,失去透明性。

(一)临床表现

1. 症状

双侧发病,视物模糊,视力很快丧失,伴发高血糖的其他症状。

2. 体征

患者多数较为年轻,临床常见为内分泌科住院患者。裂隙灯检查早期为囊膜下小水疱、水隙、皮质内小点片状灰白色浑浊,囊膜高度紧张,晶状体超常膨胀,进而皮质完全浑浊。白内障的形成、发展直至成熟历时甚短。可于数日达到晶状体完全浑浊,很少超过数周。

(二)辅助检查

辅助检查主要是内科相关检查,此时患者可能全身状况较差,建议眼科检查时综合考虑全身情况。

(三)诊断

糖尿病性白内障的诊断多无困难。但应与其他类型的白内障相鉴别,特别是糖尿病患者的老年性白内障。糖尿病可使患年龄相关性白内障提早约10年,但两者的性质有所不同。另外,还应将糖尿病所致屈光状态的改变对视力的影响与糖尿病性白内障视力下降相鉴别。前者为糖尿病性屈光度波动,是糖尿病的症状之一,后者为晶状体浑浊的视力下降。

(四)治疗

首先控制血糖,预防治疗全身并发症。仔细观察晶状体浑浊的变化。在许多情况下,随着血糖的控制,晶状体浑浊可能消失或减轻。如果患者视力恢复,可以暂时不予眼科处理,或适当使用局部治疗白内障类药物。高血糖被矫正,晶状体浑浊仍然影响视力者,可以考虑白内障摘除。部分患者在血糖控制满意后,晶状体浑浊可能消失或减轻。

二、手足搐搦性白内障

手足搐搦性白内障为血清钙过低而引起的白内障。可发生于甲状旁腺摘除后或婴幼儿患软骨病或青壮年妇女在妊娠期、产后和哺乳期缺钙等状况。根据血钙降低和血磷、血钾升高的特点。推测白内障的发生和形成与钙离子代谢紊乱有关。治疗方面应补充维生素D及钙,并应与肾功能不全所致的低钙性搐搦相鉴别。

(一)临床表现

1. 症状

低钙病史,如手足搐搦,甲状旁腺功能不良,甲状腺手术后、妊娠期出现手足搐搦,严重的骨软化等伴有双眼视力逐渐下降。

2.体征

白内障的典型形态特点:皮质内点片状浑浊或条状浑浊,浑浊与囊膜之间有透明带,晶状体内可看到红、绿或蓝色结晶。当患者有年龄相关晶状体浑浊时,上述特点可能不典型,患者晶状体灰白色全层浑浊。

(二)辅助检查

血钙、血磷、甲状旁腺功能。

(三)治疗

如需要眼科手术治疗,术前一定矫正低钙血症。在内分泌科治疗原发病。其他眼科治疗、随诊等同老年性白内障。

第五节　中毒性白内障

临床上,局部或全身用药以及毒性物质诱发产生的白内障已有诸多报道,但尚未取得大样本的临床流行病学调查资料的支持。中毒性白内障发病主要与个体对于药物及毒物的敏感性有关,其中临床最常见的有糖皮质激素和抗胆碱酯酶类缩瞳剂相关的白内障。

一、临床表现

1.症状

双眼视力减退。中毒性白内障的特征是双眼受累。发生时间距中毒时间较长,可达数月至数年,一旦发生,进展颇为迅速。同时具有药物及毒性物质引起的其他全身性改变,如激素性青光眼、骨质疏松等。

(1)糖皮质激素长期全身或局部应用,可导致晶状体浑浊。晶状体浑浊一旦形成,大多数患者减量或停药不能使其消退。白内障的发生与用药剂量和持续时间有关,用药剂量越大、时间越长,白内障的发生率越高。

(2)缩瞳剂:青光眼患者长期应用毛果芸香碱等抗胆碱酯酶类缩瞳剂,可促进晶状体浑浊的发生和发展。有研究显示,使用毛果芸香碱超过22个月的青光眼患者,约10%会诱发不同程度的晶状体浑浊。

2.体征

糖皮质激素引起的白内障特征:最初在后囊膜下出现微细点状或条纹状浑浊,裂隙灯下检查可见点彩样反光,间有囊泡样改变;此时如不停药,浑浊将进一步扩大加重,最终形成典型的淡棕褐色盘状浑浊。

缩瞳剂引起的白内障特征:早期可见前囊膜下产生微细囊泡,可有彩色反光,逐渐形成后囊膜下浑浊及晶状体核浑浊。

二、诊断

中毒性白内障主要根据药物和毒物的接触史,以及临床表现进行诊断。必要时可开展相应的辅助检查。

(1)有药物或毒物的接触史,多为双侧发病。

(2)因浑浊轻微多无自觉症状或稍有视力障碍,偶有闪光感。

（3）先发生于晶状体后囊下，呈不规则局限性浑浊，有时带有色彩。

（4）若病情进一步发展，浑浊向皮质及沿后囊向周边皮质发展，但多不需要行手术。

（5）及时停止用药，浑浊有消散的可能。

三、鉴别诊断

根据临床表现和辅助检查不难诊断，需与葡萄膜炎、高度近视、视网膜脱离和视网膜色素变性等眼部病变并发晶状体浑浊进行鉴别。

四、治疗

中毒性白内障一经诊断，应尽可能停药或逐步减量，远离并避免接触毒物。

1. 药物治疗

可应用一些常规治疗白内障的药物，也可试用阿司匹林。体外试验显示，阿司匹林可抑制糖皮质激素-晶状体蛋白复合物的形成。

2. 手术治疗

若晶状体浑浊导致明显的视力减退，可进行白内障手术。白内障发展明显影响视功能时需接受手术治疗，如放弃手术治疗，可造成患眼失明。白内障过熟期，可能诱发眼内炎和青光眼。接受白内障手术者需遵医嘱进行术后随访，尤其是术后 1 个月内。

第六节　继发性白内障

许多眼病可导致晶状体代谢异常形成晶状体浑浊，此种由于其他眼病如眼外伤、色素膜炎、玻璃体手术等形成的晶状体浑浊称为继发性白内障。

一、外伤性白内障

各种类型眼外伤导致晶状体直接或间接损伤产生的晶状体浑浊均称为外伤性白内障。眼外伤多见于儿童、男性青壮年。根据眼外伤的类型可分为眼球钝挫伤、爆炸伤和穿通伤。

（一）临床表现

1. 症状

外伤性白内障的临床表现与眼外伤的类型及其程度有关。如果瞳孔区的晶状体损伤，视力减退很快发生，位于虹膜后的晶状体外伤，发生视力下降的时间就较慢；囊膜广泛破坏造成晶状体皮质外溢，除造成严重的视力障碍外，还伴有眼前节明显炎症成继发性青光眼。此外，对于外伤性白内障患者，必须高度注意有无眼内异物。

2. 体征

（1）眼球钝挫伤所致的白内障：可因拳击、球类或其他物体撞击眼球所致。钝挫伤所致的白内障有不同的临床表现，受伤后不一定立即出现晶状体浑浊。主要分为以下 5 类。

1）Vosshis 环状浑浊：正前方的冲击性外力可将瞳孔缘虹膜色素环印迹在晶状体前囊表面形成 1 mm 宽的色素环，并可见对应的晶状体环状浑浊。这些浑浊和色素斑可在数日后逐渐消失，但也可长期存在。

2）玫瑰花样白内障：晶状体受到外力打击后，其纤维和缝的结构被破坏，液体向缝间和板层间移动形成放射状浑浊,如玫瑰花样。此型白内障可在伤后数小时或数周内发生,部分患者的浑浊可以吸收,部分患者受伤后数年才发生,多为永久性。年轻患者局部的晶状体浑浊可保持多年不变,直至50岁以后浑浊加重,视力逐渐减退。

3)点状白内障:许多细小浑浊点位于上皮下,一般在受伤后经过一段时间才出现,很少进展,对视力影响不大。在轻症病例中,囊下上皮细胞可保持正常活性,随着新纤维的形成,浑浊区可被逐渐挤向深层,呈现部分消退的静止状态。

4)绕核性白内障:因晶状体囊膜完整性受到影响,渗透性改变,引起浅层皮质浑浊。

5)全白内障:眼部受到较严重的挫伤能使晶状体囊膜破裂,房水进入皮质内,晶状体可在短时间内完全浑浊,经过一段时间后,皮质可以吸收。

眼球钝挫伤后除了外伤性白内障,在大多数情况下可合并外伤性虹膜睫状体炎,出现瞳孔后粘连,严重病例还可出现虹膜膨隆导致继发性青光眼。还可同时伴有前房积血、前房角后退、晶状体脱位或移位、眼压升高以及眼底改变,加重视力障碍。

(2)眼球穿通伤所致的白内障:成人的眼球穿通伤多见于车工和钳工,有金属异物穿进眼球;儿童的穿通伤性白内障多见于刀剪和玩具刺伤。白内障可为局限性浑浊,可静止不再发展;但多数情况下穿通伤造成晶状体囊膜破裂,房水进入皮质引起晶状体浑浊,可同时伴发虹膜睫状体炎、继发性青光眼及眼内炎。

对于眼球穿通伤患者,一方面要注意机械性急性损伤的直接后果,另一方面要注意是否合并眼内异物。异物本身的理化特性可造成晶状体的慢性损伤,尤其是具有氧化特性的金属异物,最常见的是铁、铜质异物,如在眼内长期存留则会形成晶状体铁锈沉着症和晶状体铜锈沉着症,前者晶状体浑浊呈黄色,后者晶状体浑浊形态多呈葵花样。

(3)爆炸伤所致的白内障:矿工因采矿时的爆炸、儿童眼部的爆竹伤,均可造成类似于穿通伤或钝挫伤所致的晶状体浑浊,一般情况下眼组织的损害均较严重。

(二)辅助检查
影像学检查,包括B超、CT、MRI。

(三)诊断
外伤性白内障的诊断主要依据眼部外伤史及晶状体损伤的形态学特征。

(四)治疗
1.药物治疗
局限性浑浊对视力影响不大者,可以观察或试用临床常规的白内障药物,合并眼内炎症者可用皮质类固醇、非甾体类抗炎药,眼压升高者可用降眼压药物。

2.手术治疗
晶状体皮质突入前房造成严重的色素膜炎症、眼压升高不能控制或皮质与角膜接触者,应及时行白内障手术。根据眼外伤的损伤程度决定是否一期植入人工晶状体。

无论是已行白内障手术者或未行白内障手术者均需定期复查,密切关注眼外伤后可能出现的眼部损伤,如视网膜脱离等。

二、眼内炎所致白内障

眼内炎所致白内障称为并发性白内障,是指由于眼部炎症导致晶状体的营养或代谢障碍而发生的晶状体浑浊。最常见于色素膜炎以及青光眼、角膜炎引起的虹膜睫状体炎,也可见于视网膜色素变性、高度近视等。

(一)临床表现

1. 症状

出现与眼部原发病不对等的视物模糊、视力下降。部分病例主诉在阳光下视物模糊加重。

2. 体征

原发病以眼后段病变为主的早期晶状体浑浊一般发生在后囊下,表现为细小颗粒状灰黄色浑浊,并有较多空泡形成,逐渐由视轴区向周边扩展,形成放射状菊花样浑浊(也有形容为锅巴样浑浊),也可见囊膜机化及晶状体钙化。由虹膜睫状体炎所致者,其晶状体浑浊多从前囊或前皮质开始。

(二)辅助检查

并发性白内障往往瞳孔不能充分散大,影响对整个晶状体浑浊状况的判断,必要时可行检查以了解晶状体周边及悬韧带的情况。晶状体浑浊严重者需行B超检查。

(三)诊断

根据临床表现和辅助检查一般不难诊断,主要根据眼部的色素膜炎等病史与其他类型白内障进行鉴别。

(四)治疗

治疗原发病。有眼部炎症等病变者应进行长期随访,一旦发现晶状体浑浊应及时治疗。

1. 药物治疗

晶状体浑浊轻者保守处理,积极控制炎症,如有眼压升高应行降眼压治疗。

2. 手术治疗

晶状体浑浊严重导致明显的视力下降时应考虑手术治疗。一般在色素膜炎活动期不能进行白内障手术,需等炎症消退后进行,并在手术前后加强炎症的控制。

三、玻璃体填充物所致白内障

玻璃体切除术后白内障是玻璃体手术后的常见并发症,尤其是联合玻璃体腔被气体或硅油填充者,其发生率可达100%。白内障的发生机制与玻璃体切除后玻璃体腔被气体或硅油填充从而导致晶状体的代谢异常有关,此外,晶状体失去玻璃体的支撑和营养、玻璃体手术中灌注液和器械的扰动、视网膜光凝或冷凝、气体或硅油与晶状体的长期接触均可能影响晶状体的代谢。玻璃体手术后炎症反应和高眼压也是晶状体浑浊的危险因素,因此,术后应积极控制炎症、降低眼压。总体而言,手术创伤引起的晶状体浑浊以前囊和后皮质为主,气体造成者出现于手术后短期内,一般为可逆性,玻璃体切除术后缓慢形成的白内障以核性浑浊为主。

(一)临床表现

1. 症状

玻璃体手术后出现术眼视物模糊、视力下降。由于患者原有玻璃体视网膜病变的不同,有些患者因视网膜尤其是黄斑部病变严重,玻璃体手术后视力低下,自己无明显的视力下降的主诉,往往在术后的眼科随访中发现晶状体浑浊。

2. 体征

晶状体浑浊可发生在皮质、后囊膜下和晶状体核,其中以核浑浊最为常见。在玻璃体手术后短时间内发生的后皮质局限或全皮质浑浊需高度警惕后囊损伤的可能。此外,玻璃体手术原发病如眼外伤等也需注意是否存在晶状体悬韧带的损伤。

(二)辅助检查

瞳孔不能散大充分暴露晶状体者或有眼外伤史应行 UBM 检查以了解晶状体周边及悬韧带的情况。晶状体浑浊严重者需行 B 超检查。

(三)诊断

根据临床表现及辅助检查不难诊断,主要根据玻璃体手术史与其他类型白内障进行鉴别。

(四)治疗

1. 药物治疗

晶状体浑浊轻者保守处理,积极控制炎症,如有眼压升高应行降眼压治疗。

2. 手术治疗

晶状体浑浊严重导致视力下降或影响对视网膜病变的观察和治疗时应行白内障手术。硅油填充者若视网膜复位稳定应早日取出硅油,可一期或二期行白内障摘除术;无硅油填充者择期行白内障摘除术,术中需注意后房压低的现象,适当降低灌注瓶高度以减轻灌注偏离综合征现象,部分病例如小瞳孔、可疑晶状体损伤应在白内障手术时预置玻璃体腔液体灌注以稳定后房压。玻璃体视网膜手术后应进行长期随访,一旦发现晶状体浑浊应及时治疗。

四、后发性白内障

后发性白内障(PCO)是指白内障囊外摘除术或外伤性白内障皮质吸收后形成的晶状体后囊膜浑浊,浑浊明显时可影响视力,有的甚至形成机化膜严重影响视力。其发生机制是晶状体赤道部及前囊下的晶状体上皮细胞增生、移行至后囊膜使后囊膜浑浊。据统计,囊外白内障摘除术后 3~6 个月,后囊膜浑浊发生率高达 30%~60%。随着现代白内障手术技术和人工晶状体材料及设计的改进,后发性白内障的发生率明显下降,发生的时间明显延迟。总体来说,白内障患者手术年龄越小,后发性白内障的发生率越高,儿童期白内障术后 PCO 的发生率高达 100%。此外,发生 PCO 的高危因素包括全身性疾病,如糖尿病、免疫性疾病和一些眼部合并症如色素膜炎、高度近视、晶状体囊膜剥脱等。

(一)临床表现

1. 症状

白内障术后视物模糊、视力下降,可出现在术后的任何时间,短则数月,长则数十年。视力下降的程度取决于视轴区后囊膜浑浊的程度。

2. 体征

散大瞳孔后在裂隙灯显微镜下可见后囊膜浑浊。根据浑浊的特点可分为四种类型。

(1)上皮型:为晶状体上皮细胞增殖堆积,形态类似珍珠故又名 Elschnig 珍珠小体。

(2)纤维型:表现为后囊表面灰白机化、厚薄不一。

(3)梅氏环:为赤道部囊袋内的环形晶状体皮质增生,多见于儿童及青少年时期行白内障囊外手术者。

(4)液态后发障:为晶状体上皮细胞增殖、退化、破裂导致封闭的囊袋内胶体渗透压升高、囊袋内液体积聚所致。随着前囊连续环形撕囊联合囊袋内人工晶状体植入术的普及,液态后发障的发生率明显升高。

(二)诊断

白内障术后视力再次下降且具有典型的形态学特征,可与其他类型白内障相鉴别。

(三)治疗

后囊膜浑浊轻者可不予处理。后囊膜浑浊明显影响视力时可行 YAG 激光中央区后囊膜切开术;后囊膜机化增厚激光不能切开者可行手术切除中央区后囊联合前部玻璃体切除术;合并明显玻璃体浑浊者联合玻璃体切除及中央区后囊切除;Soemmerring 环一般不影响中心视力,如果影响视轴区或造成人工晶状体偏位可行手术去除;液态后发障可行 YAG 激光后囊切开使囊袋内浑浊的液体释放到玻璃体腔内。白内障摘除术后应定期随访。当出现视力下降时及时就诊。

第三章　青光眼

第一节　概述

一、青光眼的概念

青光眼是一组以视神经萎缩和视野缺损为共同特征的疾病。病理性眼压增高是其主要危险因素。病理性高眼压、视神经萎缩、视野缺损及视力下降是本病的主要特征。

二、眼压及其影响因素

（1）眼球内容物作用于眼球壁的压力即称为眼内压（惯称为眼压），维持正常视功能的眼压称为正常眼压。我国正常人眼压值在 1.3～2.8 kPa（10～21 mmHg）。正常人和青光眼患者的眼压分布有一定的重叠，所以了解和掌握正常眼压与病理眼压，对青光眼的诊断和治疗有着重要意义。

（2）影响眼压的因素主要是房水生成率及房水排出率，二者处于动态平衡状态，是保持正常眼压的重要因素。如果这种动态平衡失调，将出现病理性眼压。

（3）房水的循环途径：房水由睫状突产生后，首先进入后房，经瞳孔入前房，再通过前房角的小梁网，经 Schlemm 管及集液管、房水静脉，最后进入巩膜表层的睫状前静脉。这是房水循环的主要途径。少量房水可能通过虹膜或脉络膜上腔吸收，如果房水通道任何部位受阻，将导致眼压升高。

三、青光眼的检查

青光眼的检查主要有前房深度检查、前房角检查、眼压检查、眼底检查和视野检查等。

（一）前房深度检查

前房深度包括前房轴深和前房周边深度两个概念，轴深即角膜中心后面与瞳孔区晶状体前囊表面间的垂直距离，正常前房轴部深度为 2.5～3 mm。周边深度是指角膜周边后壁与虹膜表面之间的距离，其宽窄因人而异。前房深度随年龄的增长而逐渐变浅。

（1）手电筒照射估计法：将手电筒光在外眦处与虹膜平行方向照向内眦，如鼻侧虹膜全被照亮，为深前层；如鼻侧虹膜仅被照亮 1 mm 或更少，则为浅前房。

（2）角膜厚度比较法：用于检查前房周边深度，测量时以角膜厚度（CT）与周边深度之比作为标准。常用的有国内陆道平测量法、Van Herick 测量法和 Kessler 测量法。测量时裂隙灯与显微镜的夹角为 35°～45°，于 6 点钟角膜缘处做窄光带光学切面，估计该处最周边前房深度与角膜厚度之比。正常周边前房深度为≥1 角膜厚度（1CT）。

（3）Haag-Streit900 型裂隙灯检查法：用 Haag-Streit900 型裂隙灯厚度测量器测量 2～3 次，取平均值。

（4）超声波测量法、眼前节分析系统检查法也在临床上应用。

(二)前房角检查

1. 前房角的解剖结构

前房角是由角巩膜缘内面与睫状体和虹膜所形成的夹角,是眼内房水排出的主要途径,是维持正常眼压的重要解剖部位。在前房角镜下前房角的解剖标志由前向后依次如下。

(1)Schwalbe线:为一灰白色略凸起的细线,位于角膜后弹力膜的终端。

(2)小梁网:从Schwalbe线向后方延伸到巩膜突的组织,宽约0.5 mm,因网上沉积的色素量不一致而呈浅褐色,后2/3为小梁的滤过功能部分,Schlemm管位于其内,在房角镜对眼球加压时,可见Schlemm管被倒流的血液充盈。

(3)巩膜突:紧接于小梁网之后的一条细的突出的白线。

(4)睫状体带:为棕黑色带,位于巩膜突与虹膜根部之间。

(5)虹膜末卷:虹膜的最周边处,构成房角后壁。

2. 前房角镜检查的操作方法

(1)于患者结膜囊内滴表面麻醉药1~2次。如角膜上皮水肿浑浊(如闭角型青光眼急性发作期)可滴消毒甘油或50%葡萄糖注射液2~3次,恢复角膜透明后再检查。

(2)将清洗后的前房角镜倒置,在房角镜的凹面内放适量生理盐水、甲基纤维素、抗生素眼液或黏弹剂。

(3)患者坐在裂隙灯显微镜前,将头部固定在托架上。

(4)检查者以一手的示指和拇指分开眼睑,另一手持充满充填液的前房角镜靠近眼部,倾斜前房角镜,使其同眼球的6点钟部位接触,紧靠下睑缘或利用镜边将下睑缘向后推,然后对着角膜面快速向前上方翻转,以免充填液溢出气泡进入。

(5)裂隙光线聚焦在房角镜中的倾斜镜面上,通过房角镜的顺时针或逆时针旋转结合裂隙灯的移动,就可看到整个360°的房角。

(6)先静态下观察房角,即令患者向正前方注视,房角镜位于角膜中央,不偏斜也不对眼球加压,此时所见的为前房角的宽度,如为窄角,则令患眼转动使房角镜倾斜或对眼球加压,以便能看到更多的前房角结构,并鉴别有无周边前粘连。如仍看不到功能性小梁部分,则将光带改成裂隙投照在所能见到的房角的最顶部,观察来自房角前壁的光线和来自后壁的光线在此处是错开的还是相交的(光带相交表示房角真性关闭),从动态所见可决定房角的开闭状态。

(7)观察完后取下前房角镜,用水冲洗干净,棉球擦干后放入镜盒中。

3. 前房角形态的记录方法

按Scheie分类法,根据所见到的房角结构范围分为以下5类。

(1)宽角(W):静态能看到所有的房角结构。

(2)窄角Ⅰ(N_1):静态下看不见睫状体带。

(3)窄角Ⅱ(N_2):静态下看不见巩膜突。

(4)窄角Ⅲ(N_3):静态下看不见小梁网的后半部。

(5)窄角Ⅳ(N_4):静态下仅见Schwalbe线,但光带错开。

N_3和N_4是发生闭角型青光眼的高危因素。

(三)眼压检查

1. 眼压指测法

本方法用于不允许用眼压计测量者或无法使用接触式眼压计测量者(如圆锥角膜),仅需粗略了解眼压者以及对表面麻醉剂过敏者。

令患者双眼向下看,检查者以双示指尖放在被查眼上眼睑睑板上缘处,通过眼睑双示指尖交替轻力触压眼球反复多次,以手指感受到的眼球波动感来估测眼压的高低。

眼压正常记录为 Tn,如眼压轻、中、重不同程度升高,分别记录 T+1、T+2、T+3,若眼压轻、中、重不同程度下降,则分别记录为 T-1、T-2、T-3。

2. Schiotz 眼压计测量法

除外眼急性炎症、眼球穿通伤及角膜表面不平整外,本方法适用于一切需测眼压者。

检查前持眼压计将脚板平放在眼压计盒中的测试盘,调整指针于刻度"0"处,并用75%乙醇溶液消毒眼压计的脚板,用棉球擦干后备用,或用乙醇灯火焰消毒眼压计的脚板,并晾凉后备用,防止灼烧角膜。

(1)患者平卧于检查床上,结膜囊内滴表面麻醉药1~2次。

(2)令患者注视正上方目标(通常以患者自己举起的手指为调试目标),使角膜处于水平位置。

(3)检查者以左手的示指和拇指轻轻分开被检眼的眼睑并固定在上、下眶缘上,右手持眼压计垂直将脚板搁置于角膜中央,眼压计整个重量落在角膜上,可见压针移动不受阻碍,指针随眼球搏动而波动,读出指针所指的刻度。

(4)如刻度≤3,移动眼压计,换上 7.5 mg 或 10 mg 砝码,重复测压 1 次,记下刻度。

(5)查 1955 年 Schiotz 校正换算表,得出眼压数值,如用了两种不同重量砝码测压,应查压力与眼球壁硬度表。

(6)使用后从压针上取下砝码,压针管柱的腔壁及压针用蒸馏水冲洗,脱脂棉擦干,再重新装好备用。

3. 压平式眼压计测量法

压平式眼压计测量法以 Goldmann 压平眼压计为常用。当测压头压平角膜产生 3.06 mm 直径的压平面时使用到眼上的力(转盘上的读数)乘以 10 即等于以毫米汞柱(mmHg)为单位的眼压数值。由于这种方法几乎不引起房水移位,测出的眼压数值和静止时相比无显著差异,是目前公认的较准确的眼压测量法。

4. 非接触性眼压计测量法

测量时眼压计不直接接触角膜,仪器内气流脉冲吹向角膜,使 3.6 mm 直径的角膜变平,以压平所需的时间计算机自动计算其眼压值。压力的增加与时间呈线性关系,由压力监视系统及时确定角膜压平的出现,再经过一特殊用途数字的计算机和综合以上的活动处理数据,最后以数字形式显出眼压的数值。

5. 测量 24 h 眼压

一天 24 h 中,人的眼压都是有波动的,大多数人眼压清晨起床前最高,起床活动后逐渐降低。眼压日差(高低间差距)应在 0.7 kPa(5 mmHg)以内,如>1.1 kPa(8 mmHg),为病理范围。开角型青光眼患者的眼压日差常>1.1 kPa(8 mmHg)。特别是在青光眼早期,眼压不是持续升高,而日差的变化常在病理范围,因而测 24 h 眼压有助于查出眼压高峰,在慢性开角型青光眼的诊断中常须测量 24 h 眼压。另外,可以根据一天中眼压的峰值,决定和调整青光眼用药的时间和次数,并了解用药后眼压是否都能控制到正常范围。

测量 24 h 眼压的方法:用 Schiotz 眼压计测量眼压。每 4 h 测量 1 次眼压,最重要的是清晨 6 时起床时的眼压。

全国青光眼学组规定 24 h 眼压测定的时间为上午 5:00、7:00、10:00,下午 2:00、6:00、10:00。

6. 电眼压描记应用

(1)辅助青光眼诊断。

(2)有助于正常眼压性青光眼与缺血性视盘病的监测。

(3)诊断分泌过多性青光眼。

(4)决定青光眼的手术方式。

电眼压描记的检查方法如下。①患者平卧于检查床上,被检眼滴表面麻醉药 2 次。②用 Schiotz 眼压计测量眼压,以决定行眼压描记采用的砝码重量[眼压<2.7 kPa(20 mmHg),采用 5.5 g 砝码,眼压于 2.7~3.9 kPa(2~29 mmHg),采用 7.5 g 砝码,>4.0 kPa(30 mmHg),采用 10.0 g 砝码]。③被检眼上开睑器:眼向正上方注视目标。④打开描记开关。⑤按照 Schiotz 眼压计测量眼压的方法将测压头放在角膜上,记录 P_0,计时 4 min。在此时间,被检者的眼及检查者的手均应尽量不动,保持平稳。⑥4 min 后记下 P_t,撤除测压头,关掉描记开关。读出记录图纸上的 P_0、P_t、C 值,P_0/C 及 F 值。⑦休息 15 min 后可测另一眼。

若没有电眼压描记仪,可用 Schiotz 眼压计放在角膜上 4 min,记录 P_0 与 P_t 即可根据简化眼压描记换算表,得出房水流畅系数、房水流量和压畅比。

我国眼科学会青光眼学组(1990 年)规定眼压描记数据的正常及病理范围:房水流畅系数(C)[μL/(min·kPa)]:正常值为 0.19~0.65,病理值为≤0.12。房水流量(F)(μL/min):正常值为 1.838±0.05。压畅比(P_0/C):正常值≤100,病理值>120。

眼压描记的临床意义如下。①提供房水流畅度的临床数据,但有其局限性。②作为青光眼手术方式选择的依据之一,如闭角型青光眼药物治疗后,眼压正常,前房角开放达 2/3 以上,C 值≥0.18,可做激光虹膜切除术或周边虹膜切除术。③作为青光眼预后的指标之一。如 P_0/C 是估计开角型青光眼预后的较好指标,如能保持 P_0/C<100,治愈率可达 90%,P_0/C>120,治愈率则大大降低。④可作为青光眼发病机制探讨的一种方法,以及用于药物作用机制的研究,有一定的价值。

(四)眼底检查

青光眼的眼底检查对于诊断、病情程度的判断、治疗效果的评估等具有十分重要的意义。可利用眼底镜、眼底照相机联合计算机图像处理技术、光学相干层析(OCT)等技术,对视神经、视网膜进行观察和分析,了解视神经有无损害,特别是杯/盘比(C/D)的改变、盘缘改变、视网膜神经纤维层有无变薄和缺损等,是青光眼临床不可缺少的检查。

(五)视野检查

1. 动态视野检查法

(1)面对面视野检查法:这是一种粗略估计视野的方法,简单易行,检查者视野必须正常才能进行。

(2)弓形视野检查法:主要检查受检眼的周边视野。

(3)Goldmann 视野计检查法:Goldmann 视野计是半球状投影视野计,其弧度半径为 30 cm,视标大小及亮度均可调,检查结果比较准确。

（4）平面视野屏检查法：用于检查中央30°视野，能发现中央30°范围内近90%的各种视野缺损。

2.静态视野检查

（1）半自动的 Goldmann 视野计。

（2）全自动视野计：如 Humphrey 视野分析仪、Octopus 视野分析仪等计算机自动控制的投射型视野计，灵敏度高，能早期发现视野改变，有定量的指标，有利于随访视野的变化，提高早期青光眼视野检出率，指导青光眼的诊断与治疗，被认为是诊断青光眼最有效的检查方法。

四、青光眼激发试验

对可疑青光眼的患者，针对不同类型青光眼的发病机制，用人为的方法，激发其眼压升高称为青光眼激发试验，它是青光眼早期诊断和排除青光眼的重要检查方法之一。

检查前应先测眼压及24 h眼压曲线，并观察房角，根据房角情况采取不同的激发试验。

（一）闭角型青光眼

暗室试验、俯卧试验、暗室加俯卧试验、读书试验及散瞳试验（应酌情慎重考虑），其中以暗室加俯卧试验较为常用。

（二）开角型青光眼

饮水试验、眼压描记试验、葡萄糖静脉注射试验、妥拉苏林试验、压迫试验、皮质类固醇反应等，现已较少应用。

（三）青光眼激发试验的临床意义

1.暗室试验

（1）正常值：试验前后眼压相差≤0.7 kPa(5 mmHg)。

（2）病理值：相差≥1.1 kPa(8 mmHg)，提示闭角型青光眼(＋)。

2.暗室加俯卧试验

病理值：试验前后眼压相差≥1.1 kPa(8 mmHg)，提示闭角型青光眼(＋)。比单纯暗室试验阳性率高，在临床较为常用。

3.饮水试验

（1）正常值：饮水前后相差≤0.7 kPa(5 mmHg)。

（2）病理值：≥1.1 kPa(8 mmHg)，提示开角型青光眼(＋)。

五、青光眼分类

临床上根据房角形态、发病原因、发病机制及发病年龄等因素，一般将青光眼分为以下4种类型。

（一）原发性青光眼

（1）开角型青光眼：①原发性开角型青光眼；②正常眼压性青光眼。

（2）闭角型青光眼：①急性闭角型青光眼；②慢性闭角型青光眼。

（二）继发性青光眼

继发性青光眼是由于其他眼病或某些全身病引起的眼部改变，影响房水排出，导致眼压升高的一类青光眼。

(三)混合型青光眼

混合型青光眼即同时具有两种或两种以上原发性青光眼、继发性青光眼或原发与继发性青光眼合并存在者。

(四)先天性青光眼

(1)婴幼儿型青光眼。

(2)青少年型青光眼。

(3)先天性青光眼合并其他先天异常。

第二节　原发性青光眼

原发性青光眼指没有与其他眼病有确切联系的青光眼,为双侧性疾患,但可不同时发病。本病与遗传有关,多见于女性,发病年龄多在40岁以上。据统计,1949年前因青光眼而失明者占盲人的4.9%,1959年则为7.5%,1964年上升到19.62%。这是由于沙眼和其他感染性眼病的致盲率不断下降,致使青光眼成为主要致盲眼病之一。1987年全国抽样调查显示,双眼盲中由青光眼致盲者占8.8%,位居主要致盲眼病第四位。原发性青光眼有两个基本类型,即闭角型青光眼及开角型青光眼。

一、原发性急性闭角型青光眼

原发性急性闭角型青光眼(acute primary angle-closure glaucoma,APACG)是指由于房角关闭引起眼压急性升高的一类青光眼。因其发作时常出现眼前部充血,曾称充血性青光眼。此病为中老年性疾患,好发于40岁以上妇女,尤以50~70岁多见,男女发病之比约为1:4。虽为双侧性疾患,但常一眼先发病,双眼同时发病者较少,APACG与遗传有关。本病的发作与季节有一定关系,冬季较夏季多,可能与冬季光线较暗而使瞳孔开大有关。目前对发病机制的研究认为,本病属于一种因某些身心和环境因素导致敏感人群房角急性关闭,进而导致眼压升高的一类青光眼;基本病因与房角状态相关,故称为原发性急性闭角型青光眼更恰当。其发病与前房深度有肯定的关系,瞳孔阻滞是这类青光眼发生的主要机制。对本类青光眼进行早期干预,不但可阻止病情进展,甚至有些患者可预防其发病。

根据本病的临床表现,将APACG分为6期,即临床前期、前驱期、急性期、缓解期、慢性期、绝对期。其中急性期不但症状明显,而且急性高眼压对眼球的破坏性强,为眼科急重症,应及时治疗,否则可在短时间内致永久失明。解除瞳孔阻滞,扩大房水引流途径,降低眼压是主要治疗目标。目前所采用的主要治疗手段仍以手术为主,如虹膜周边切除术(激光或手术)、小梁切除术、小梁切开术、睫状体光凝术、深层巩膜咬切术等。

(一)病因与病理

(1)原发性急性闭角型青光眼的基本病因与眼前节的解剖结构尤其是房角状态有关。由于虹膜周边部机械性地堵塞了房角,阻断了房水的出路而使眼压升高。小梁和Schlemm管等房水排出系统一般正常。另外,情绪激动、精神创伤、过度劳累、药物散瞳,或长时间在暗环境工作及近距离阅读、气候变化、季节更替等都可能导致其急性发作。由于睫状体局部肿胀充血,将虹膜根部挤向房角,引起房角关闭,导致眼压急剧升高。

(2)原发性急性闭角型青光眼患者的眼前节较小,前房浅,房角窄,晶状体前后径相对较大而角膜直径小于正常值,屈光状态以远视居多。由于虹膜与晶状体接触面大,特别是晶状体随年龄的增加而变厚,进一步引起晶状体虹膜隔向前移位,形成一种生理性瞳孔阻滞。房水流经瞳孔区的阻力相对增大,使后房压力大,推挤虹膜向前,且虹膜根部拥向周边与房角入口处黏附,房水外流受阻,导致眼压升高。眼压升高可引起眼球的病理组织学改变。早期和急性期阶段,主要表现为循环障碍和组织水肿,如角膜水肿,虹膜睫状体充血、水肿、渗出、视网膜血管扩张、充血或出血等。病程晚期和慢性期阶段,表现为组织变性和萎缩,如角膜变性所引起的大疱性角膜病变和血管翳、虹膜睫状体萎缩及色素脱失,以及典型的青光眼视乳头凹陷等。

(二)临床表现

原发性急性闭角型青光眼有典型的临床症状和体征,发病急,患者反应强烈,短时间内对眼部的损害重,并可导致不可逆性损害,是眼科常见的急症。根据急性闭角型青光眼的临床经过及疾病转归,可将其分为临床前期、前驱期、急性发作期、间歇期、慢性期、绝对期。但是,个体病情临床表现可以有很大差别,从毫无症状到剧烈疼痛、视力丧失、呕吐等,尤其对仅有临床主诉而缺乏阳性体征的个体,有必要适当地选择激发试验,仔细检查房角,密切观察24 h眼压变化,以免误诊或漏诊。

1. 症状

(1)临床前期:即出现临床表现之前的阶段,凡一眼曾有急性发作,另一眼无发作史和临床表现,但具有浅前房和窄房角的解剖特征,目前没有青光眼发作史,但激发试验阳性者均属临床前期。

(2)前驱期:此期的眼压升高足以出现临床症状,但没有急性发作期剧烈,症状较急性发作期轻,如中度眼球胀痛、一过性黑矇、虹视,并伴有轻度同侧偏头痛、鼻根和眼眶部酸痛和恶心,经休息和改善光照强度等,症状可自行缓解。发作持续时间一般短暂而间隔时间较长,通常在1~2 h或数小时后,症状可完全消退。多次发作后则持续时间逐渐延长,而间隔时间缩短,症状逐渐加重而至急性发作期。

(3)急性发作期:是急性闭角型青光眼的危重阶段,起病急,患者有剧烈眼胀痛及同侧头痛。虹视,视力极度下降,严重者仅见眼前指数,甚至只存光感,常伴有恶心、呕吐,有时可伴有发热、寒战、便秘以及腹泻等,全身衰竭,电解质紊乱,并常因此被误诊为脑血管疾病、心血管疾病或消化系统疾病。

(4)间歇期:指青光眼急性发作后,经药物治疗或自行缓解,房角重新开放,眼压和房水流畅系数恢复正常,视力恢复至原有水平或稍低,病情暂时缓解,眼压不需药物即可维持在正常范围。

(5)慢性期:急性发作期未经及时、恰当的治疗或反复发作后房角关闭已形成组织粘连,范围达1/3以上,房水引流减少,则可迁延为慢性期。此期患者自觉症状减轻甚至消退。

(6)绝对期:是所有青光眼晚期的最终结局,视力完全丧失,无光感,临床自觉症状轻重不一,有些人已耐受了高眼压,可无症状或轻度眼胀头痛。

2. 体征

(1)眼前节充血,眼睑水肿:球结膜呈睫状充血或混合性充血,浅层巩膜充血,并有球结膜水肿。充血水肿越明显,疼痛也越严重。

(2)角膜水肿:如果眼压升高至 5.3 kPa(40 mmHg)以上,即可出现角膜水肿,以角膜上皮水肿最为常见,角膜上皮呈哈气样浑浊,裂隙灯显微镜检查上皮呈颗粒样反光。角膜后壁有棕色沉着物,一旦眼压下降,水肿则消失。但如角膜内皮失代偿后,则水肿持续存在。重度急性发作患者可以有角膜基质水肿并增厚。绝对期,角膜上皮轻度水肿,有时可反复出现大疱或上皮剥脱而有明显疼痛等刺激症状,角膜也可发生带状浑浊。

(3)前房浅:由于角膜水肿和虹膜膨隆,前房变得更浅;由于静脉充血,一些蛋白质溢出到房水,导致房水闪光及浮游物,这是常见的眼部体征,但较虹膜睫状体炎轻微。偶有渗出甚至积脓,极易导致瞳孔和房角粘连。

(4)虹膜萎缩、后粘连及周边虹膜前粘连:虹膜水肿,隐窝消失。在高眼压状态下,供给虹膜的动脉可能发生局部循环障碍,致使局部缺血,发生节段性虹膜基质萎缩,有时上皮层也萎缩,通常发生于上方虹膜,其他部位也可出现,接近瞳孔缘的萎缩较明显;如高眼压持续时间长,可使局限的 1~2 条放射状虹膜血管闭锁,造成相应区域的虹膜缺血性梗塞而出现扇形虹膜萎缩。由于急性发作期晶状体前囊同虹膜接触面比较密切,加上虹膜充血及蛋白渗出,可能会出现轻度虹膜后粘连,但一般不太严重。虹膜水肿及角膜等有助于周边虹膜前粘连的形成,这一类患者在眼压下降后,房角仍然闭塞不再开放。

(5)瞳孔散大:眼压升高超过动脉灌注压水平可导致瞳孔括约肌麻痹或部分括约肌萎缩,结果使瞳孔散大,这是青光眼与虹膜睫状体炎的重要鉴别点之一。瞳孔中度散大呈竖椭圆形或形态不规则,与虹膜萎缩的部位以及是否有瞳孔后粘连有关;另一原因是由于括约肌缺血,瞳孔常呈固定状态,对光反射及集合反射均消失,且对缩瞳剂不敏感。

(6)晶状体改变:严重急性闭角型青光眼可以引起晶状体改变,检查瞳孔区的晶状体前囊下可出现灰白色点状、条状和斑块状浑浊,称为青光眼斑。这些斑点浑浊不出现于晶状体后皮质及被虹膜遮盖的晶状体前面。青光眼斑的发生,被认为是高眼压造成的营养障碍的结果。这种浑浊有些可被吸收,有些则持续存在,以后被新的晶状体纤维覆盖,从青光眼斑在晶状体内的深度,可以估计急性发作以后所经过的时间。因此青光眼斑对急性闭角型青光眼的诊断特别是回顾性诊断有一定价值。

(7)眼底:在急性发作期眼压急骤升高,可直接造成对视神经的损害,视乳头充血、轻度水肿,有动脉搏动,视网膜静脉扩张,偶见小片状视网膜出血;有时可发生视网膜中央静脉阻塞;急性高眼压可造成视神经纤维及视网膜节细胞以及光感受器的损害。当病情发展到一定阶段时,将遗留下不可逆性严重损害,视乳头出现病理性凹陷和萎缩。

(8)眼压:急性发作期眼压突然升高,常在 5.3 kPa(40 mmHg)以上,甚至超过 13.3 kPa(100 mmHg)。

(9)房角:前房角镜下可见虹膜周边部与小梁紧相黏附,房角关闭,如急性发作持续时间不长,眼压下降后房角尚可重新开放,或有局限性粘连,小梁上有色素沉着;如持续时间长,则形成永久性房角粘连。

(10)视野:急性期多为非特异性的向心性或上方视野缩窄,也可见到生理盲点扩大和中心视野缺损、视神经纤维束损害性视野缺损等。随着眼压的正常化,视野也可以恢复正常。有些人留下永久的色觉减退、视敏度降低或固定缺损。

3.并发症和后遗症

当眼压升高,尤其是急性高眼压时,眼的各个组织均可发生病理改变和功能损害,如眼睑、球结膜充血水肿;角膜水肿、角膜失代偿、带状角膜变性;虹膜萎缩、粘连及虹膜睫状体炎;房角粘连闭锁;晶状体浑浊;眼底出血、动静脉阻塞;视神经损害等等。如不给予及时处理,其后果往往是严重而永久性的。

(三)辅助检查

1.激发试验

闭角型青光眼发病机制主要是瞳孔阻滞和虹膜根部阻塞房角,房水不能与小梁网接触,因此可以针对性地利用这些原理人为造成眼压升高,对可疑青光眼提前作出诊断。凡具有浅前房、窄房角而眼压正常,并有发作性虹视、眼胀、视力一过性下降、头痛、眼眶或鼻根部酸胀以及青光眼家族史者,可考虑做激发试验。对于闭角型青光眼,激发试验的主要机制有:①增加瞳孔阻滞力;②虹膜根部堆积阻塞房角。目前常用闭角型青光眼的激发试验主要有暗室试验、俯卧试验、散瞳试验等。结果分析:试验前后眼压升高≥1.1 kPa(8 mmHg),或试验后眼压≥4.0 kPa(30 mmHg)为阳性,试验前后眼压升高<0.8 kPa(6 mmHg)为阴性。试验前后配合眼压描记及房角镜检查,如果 C 值(房水流畅系数)下降 25%~30%,房角关闭,即使眼压不高也是阳性。激发试验仅是人为诱发高眼压的手段,阴性并不能排除将来发生闭角型青光眼的可能性,阳性也不是都会发生急性房角关闭;但不能否认激发试验对诊断和治疗的意义,需结合临床及其他检查做综合考虑。

2.前房角镜检查

使用特定的房角镜对房角宽窄及开放或关闭情况进行检查,是诊断本病及进行本病与其他类型的青光眼相鉴别的关键因素之一。

3.超声生物显微镜检查

超声生物显微镜(UBM)对于精确检查周边房角宽度及关闭情况、晶状体膨胀及瞳孔阻滞情况等很有帮助,也可检查并评价抗青光眼手术的效果。

4.B超

B超可测定前房深度、晶状体厚度,并明确晶状体位置。

5.视觉诱发电位

视觉诱发电位(VEP)可用于客观检查和判断青光眼患者视神经损害程度。

(四)诊断与鉴别诊断

1.诊断要点

(1)中老年人,好发于 40 岁以上人群,女性多见。

(2)眼痛、眼胀、同侧偏头痛;虹视、雾视;常伴有恶心、呕吐、发热、寒战、便秘等症状。

(3)视力下降,甚者仅存光感。

(4)眼压升高。

(5)瞳孔散大,光反应消失;眼部充血,呈睫状充血或混合充血;角膜水肿,呈雾状或毛玻璃状;前房变浅及房角闭塞;虹膜节段性萎缩;晶状体改变,晶状体前囊下出现青光眼斑。

2.鉴别诊断

(1)急性虹膜睫状体炎:急性闭角型青光眼急性发作时前房浅,瞳孔散大呈竖椭圆形,眼压明显升高,角膜上皮明显水肿,后壁没有或仅有少量沉着物,自觉症状如眼痛、头痛剧烈,视力突然明显下降。急性虹膜睫状体炎前房深度正常,前房闪光明显阳性、有浮游物,瞳孔缩小,虹膜有后粘连,眼压正常或偏低或稍高,角膜后壁有较多灰白色沉着物,疼痛较轻,视力逐渐减退。

(2)急性结膜炎:急性结膜炎临床表现为眼部灼痛、畏光、流泪,有分泌物,常呈黏性;严重者伴有耳前淋巴结肿大,以及病毒性上呼吸道感染症状。眼部检查显示,视力正常,或偶有一过性虹视;球结膜充血,角膜浅层点状浸润;前房深浅正常,房水闪光阴性;瞳孔正常大小,眼压正常。

(3)消化道及脑血管疾病:因急性闭角型青光眼急性发作期常伴有剧烈头痛、恶心、呕吐、脉搏加快、体温升高等症状,常被误诊为消化系统或脑血管疾患,而忽略了眼部的检查,常因此而延误青光眼的治疗,造成严重后果甚至失明。故应详细询问病史并进行眼部检查,尤其是眼压检查,以避免这一情况的发生。

(4)继发性青光眼:除急性闭角型青光眼外,眼前段炎症所致的青光眼,眼内出血所致的血影细胞性青光眼,晶状体膨胀、晶状体溶解性、晶状体半脱位所致的青光眼,新生血管性青光眼等均可引起眼压急性升高,甚至遗留下高眼压造成的眼部损害体征。与上述疾病进行鉴别,其中最重要的是做对侧眼的检查,对于原发性急性闭角型青光眼而言,双眼具有同样的解剖特征。如果发现对侧眼不具有同样特征,则应做进一步检查,作出鉴别诊断。对眼部病史及全身情况详细追查也十分重要,具体鉴别详见后述各疾病。

(5)恶性青光眼:由于本病与原发性恶性青光眼临床表现及眼部解剖体征有许多类似情况,易误诊,因为两病的处理原则不同,所以两者的鉴别诊断是非常重要的。恶性青光眼也具有眼前段狭小的特征,但往往和本病相比眼前段更狭小,晶状体厚度更厚,眼轴更短,晶状体相对位置更靠前。前房变浅和本病不同,虹膜表现为和晶状体前面一致性向前隆起,最为重要的是用缩瞳剂治疗后病情恶化。

(五)治疗

急性闭角型青光眼治疗的目的:解除瞳孔阻滞及其他房角关闭的诱因;重新开放房角;降低眼压,防止再次发作;预防或终止视神经进一步的损害。为达到此目的,在治疗急性闭角型青光眼时需要遵循以下原则。①急性闭角型青光眼属眼科急诊范畴,应紧急给予恰当处理,以免造成视功能不可逆的损害。②未经适当而有效的药物治疗前,高眼压情况下切勿实施手术,否则会产生严重并发症。③眼压控制后,切忌突然停药,应逐渐减药。可先停全身用药,以后再停局部用药。④停药后 48 h 以上,1/2 以上房角开放,眼压恢复正常范围者,选择周边虹膜切除术是一种有效的治疗方法;虽经用药使眼压下降,但不能降至正常范围,房角开放不到 1/2 者,不必停药,应及时施行滤过性手术。⑤对侧眼如果合并浅前房、窄房角者应滴用缩瞳剂并及早行预防性周边虹膜切除术或激光治疗,以免激发其发作。

1.原发性急性闭角型青光眼临床前期、前驱期、间歇期的治疗

可以首选 YAG 激光虹膜打孔术或周边虹膜切除术。

2.急性发作期的治疗

(1)高渗剂:高渗溶液可以升高血液渗透压,使眼内脱水,从而降低眼压。特别是使玻璃体脱水,晶状体后移,前房加深,房角开放。给药 15 min 后眼压可下降,30~60 min 后眼压下降显著,效果持续 5~6 h,重复给药一般不短于 6 h。高渗剂具有降低颅内压的作用,故可致头痛,静脉给药者,应卧床休息。所有高渗剂可使体内钾离子丢失,故对于心肾功能不全者应慎用或禁用高渗剂。如甘露醇,常用 20％甘露醇 250～400 mL,静脉滴注,45 min 内滴注完毕;甘油,用生理盐水将甘油配制成 50％溶液,男性 120 mL,女性 100 mL,顿服,糖尿病患者禁用。

(2)碳酸酐酶抑制剂:这类药物可降低眼压,对急性闭角型青光眼非常有效。常用有乙酰唑胺(醋氮酰胺),成人口服一般首次药量为 500 mg,以后每次 250 mg,每 6～8 h 1 次。

(3)辅助药物治疗:便秘者给予硫酸镁 30 g 溶于 60 mL 水中,口服,既能起到通便作用又有降眼压作用。如患者烦躁不安而失眠,可给予苯巴比妥 30 mg,口服。对于呕吐者给予氯丙嗪 12.5～25 mg,每日 2～3 次。

3. 局部治疗

(1)缩瞳剂:缩瞳剂的作用是收缩瞳孔,将周边拥塞于小梁网的虹膜展平,是治疗急性闭角型青光眼的重要手段。急性闭角型青光眼发作越重、时间越长,使用缩瞳剂就越要频繁。临床多用 1％～2％毛果云香碱滴眼液,每 5 min 1 次,瞳孔开始缩小后改为每 15 min 1 次,直至发作缓解后改为每日 4 次。

(2)肾上腺皮质激素:急性闭角型青光眼发作时常引起明显的虹膜睫状体炎性反应,可造成虹膜肿胀、瞳孔后粘连和房角粘连。采用肾上腺皮质激素滴眼,能促使炎症尽快消退、缩短病程,减少并发症。如泼尼松龙滴眼液或地塞米松滴眼液,每日 3～4 次,滴眼。

(3)β受体阻滞剂:目前,β受体阻滞剂有很多种,以局部滴眼液为主。如马来酸噻吗洛尔、美开朗滴眼液等。本类药与乙酰唑胺、毛果云香碱等联合应用能产生协同作用。降压原理主要是减少房水生成。0.25％～0.5％马来酸噻吗洛尔滴眼液,每日 1～2 次,滴眼;或 1％～2％卡替洛尔滴眼液,每日 1～2 次,滴眼。其他如左布诺洛尔滴眼液、倍他洛尔滴眼液等新一代β受体阻滞剂,在维持马来酸噻吗洛尔降压作用的同时减少了一些不良反应。

以上用药后 2 h,若眼压下降,必须检查视力及测量眼压,以判断视功能的损害程度及制订下一步的治疗方案。若眼压下降至正常,可逐渐减少毛果云香碱和乙酰唑胺的用量及次数,至停药或仅用低浓度药物眼压仍能维持正常,再根据前房角开放情况选择药物、激光或手术治疗;若药物治疗或减药不能维持眼压则需尽早手术。

4. 慢性期的治疗

在用以上药物控制不理想时,应尽早做青光眼外引流手术。

5. 绝对期的治疗

以解除痛苦为主要治疗目的。不可长期口服降眼压药物,以免损害肾脏功能。控制眼压可采取如下方法。

(1)药物治疗:以局部用药为主,如拉坦前列腺素、贝美前列腺素等滴眼液。

(2)球后注射药物:如氯丙嗪、无水乙醇等。

(3)手术治疗:对于疼痛难忍者,主要采取睫状体破坏性手术治疗,如二极管睫状体光凝或睫状体冷冻术。

(4)外滤过术、引流管植入术等,原则上不做眼内手术。

6. 激光治疗

青光眼的各种传统手术均可逐渐为激光治疗所取代或大幅度的减少,凡具有行周边虹膜切除术指征的急性闭角型青光眼均可采用激光虹膜穿孔术治疗。由于中国人虹膜色泽深,组织结构不同于欧美人,所以常采用氩激光联合 Nd:YAG 激光。当周边前房极浅、不易行激光周边虹膜切除术时,先采用氩激光行虹膜成形术加深周边前房,再行激光周边虹膜切除术;但如术后周边前房无加深、房角未增宽,可再行激光虹膜成形术,加深周边前房。

7. 手术治疗

(1)周边虹膜切除术:在前房角处的虹膜周边部切除一小块虹膜组织。手术原理是:沟通前后房,解除房水在眼内流动的阻力,使后房房水直接经过虹膜缺损区进入前房;再从开放的前房角小梁网房水引流系统外流,解除了瞳孔阻滞及其伴随的周边虹膜阻塞前房角的病理状况,使前后房压力平衡,虹膜变平,房角加宽,房水流入小梁的阻力消失。

适应证如下。①原发性急性闭角型青光眼临床前期、前驱期和间歇期。②急性发作后全部或大部分房角开放,眼底视神经乳头和视野无损害。③眼压正常或单用缩瞳剂(1‰毛果云香碱滴眼液)每日 2～3 次能够控制在 2.8 kPa(21 mmHg)以下的患眼。④未发作眼。⑤激光虹膜穿孔失败或激光孔反复被堵塞。⑥周边角膜浑浊,不利于行激光周边虹膜切除术。⑦由于身体其他原因不能配合激光手术者。

(2)滤过性手术:常指眼外滤过性手术,即使房水通过角膜缘滤口流入结膜及 Tenon 囊下间隙,大部分被周围组织吸收,小部分透过结膜与泪膜融合,或被切口周围的血管淋巴管吸收。手术目的是建立新的房水外排途径,使眼压降至正常水平。一般房水的生成率与排出率为动态平衡才能维持正常眼压。由于房水外流发生阻力,眼压增高发生青光眼。为解除因房水通过小梁网到 Schlemm 管排出途中发生组织结构的变化产生阻力影响房水外流,需采用滤过性手术,如小梁切除术、深层巩膜咬切术。

适应证如下。①原发性急性闭角型青光眼及解除瞳孔阻滞后加局部用药病情不能控制者。②部分继发性青光眼。③原发性开角型青光眼,局部用药病情不能控制或青少年青光眼。④先天性青光眼,在做小梁切开术时同时做小梁切除或小梁切开术后眼压不降再做小梁切除。⑤某些特殊类型青光眼。

(3)睫状体冷冻术:是治疗难治性青光眼的一种睫状体破坏性手术之一。手术目的是通过冷冻的低温效果,间接破坏睫状上皮细胞及其血管系统,以减少房水生成,使眼压降低,缓解疼痛。因此只在视功能已全部或基本全部丧失者才能施以本式式。

适应证如下。①绝对期青光眼。②滤过性手术后眼压不能控制的难治性青光眼,如重症眼外伤后继发青光眼、新生血管性青光眼、葡萄膜炎晚期青光眼、视网膜玻璃体手术后继发青光眼、再无条件做其他手术的青光眼。③其他类型的青光眼,如手术易发生眼球穿孔者。

(六)预防

(1)进行广泛宣传,提高人们对青光眼疾病知识的了解及认识,以便及时就诊。

(2)凡出现看灯光时有彩色的虹视圈、眼胀、视物模糊或视力减退,伴同侧头痛者,应立即到医院检查,及时诊治。

(3)本病常与情志忧郁或情志过激有关,故应力戒暴悖忿怒,要心胸开阔,恬静平和,保持精神愉快,减少诱发因素。

(4)避免在暗室内停留过久,避免阅读时间过长。

(5)禁食辛辣,勿暴饮暴食,保持大便通畅。

(6)凡一眼曾有急性发作,另眼虽无发作史,但具有浅前房和窄房角等解剖特点者,应局部使用缩瞳剂或行激光虹膜切除术,预防急性发作。

(七)治疗参考

青光眼是一种伴有视乳头损害和特征性视野缺损的神经病变。随着对青光眼病理机制研究的深入,尤其对青光眼性视功能丧失认识的不断深入,临床工作者已认识到青光眼视功能损害是多因素的,而非单一眼压升高因素所致。因此,青光眼的视神经保护的研究,成为青光眼领域研究的热点之一。

1. 灯盏细辛

由灯盏细辛制成的益脉康片、美尔瑞片、青光康片是一类安全、无毒副作用的中草药,治疗晚期青光眼能够有效改善患者的视野,可作为视神经保护剂应用于治疗眼压已控制的青光眼。研究发现,美尔瑞片对眼压控制后的青光眼具有视神经保护作用,有助于扩大/保持视野。有学者认为,灯盏细辛治疗眼压已控制的青光眼患者视野改善,不是通过改变血液流变学途径,而很可能是与其扩张血管、降低血管阻力、增加血流量、改善视乳头微循环有关。视神经轴浆流的阻滞可能与高眼压造成的视网膜神经节细胞(RGCS)损伤有关。灯盏细辛注射液对大鼠高眼压状态造成的 RGCS 细胞色素氧化酶活性的改变具有恢复作用。

2. 川芎嗪

川芎嗪能够抑制血小板聚集,促进血小板解聚,降低血小板活性,具有良好的抗栓效应,对微循环障碍及体内血栓等具有较好的治疗作用。研究发现,川芎嗪对慢性高眼压下视网膜节细胞和双极细胞有保护作用。

3. 银杏叶

银杏叶提取物由多种成分组成。其中的黄酮醇类物质具有抗氧化、抑制自由基产生、清除自由基、对抗细胞膜脂质过氧化等作用,能够保护细胞膜结构和内脂的完整性,对缺血再灌注、光毒作用、炎症等引起的视网膜结构和功能的损害具有保护作用。宋愈等用银杏叶片和安慰剂对 50 例(89 眼)慢性青光眼抗青光眼术后眼压已控制者进行治疗,应用彩色多普勒成像技术观测血流动力学的变化,结果显示,使用银杏叶片 3 个月后,其收缩期峰值血流速度(PSV)、舒张末期血流速度(EDV)明显增加,阻力指数(RI)明显降低。

4. 激光周边虹膜成形术

一项长期研究表明,激光周边虹膜成形术对解除虹膜切开术后残留的房角关闭非常有效。周少博等对 26 只治疗眼随访平均 6 年以上,87%一次治疗获得成功,剩余的 3 只眼分别在 5~9 年内房角关闭,经一次重复治疗后无再复发,无一只眼需要滤过性手术。

二、原发性慢性闭角型青光眼

原发性慢性闭角型青光眼是一类由目前尚不完全清楚的原因而导致房角突然或进行性关闭,周边虹膜阻塞小梁网而使房水排出受阻,眼压急剧升高或进行性升高的青光眼。在我国,慢性闭角型青光眼占原发性闭角型青光眼总数的 50%以上。发病年龄较急性闭角型青光眼早,最小年龄可为 17 岁;30 岁以下发病者占 6%,30 岁以上发病者占 94%;男女比例约为 1:1;双眼发病者占 85.2%,单眼发病者占 14.8%。此型的特点是发作时眼前部没有充血,自觉症状不明显,甚至在偶尔查体中发现严重视功能损害甚至失明,它是我国最常见的不可逆性致盲眼病。根据房角的形态可分为两型,即虹膜膨隆型、虹膜高褶型。

(一)病因与病理

(1)原发性慢性闭角型青光眼的解剖特征:眼轴较短,前房浅,角膜曲率半径小,晶状体曲率半径小,晶状体厚,晶状体相对位置靠前。当前房深度小于 2.5 mm 时,瞳孔括约肌接触的晶状体前表面的区域处于虹膜根部附着点之前,这时可增加瞳孔阻滞的发生。

(2)房角结构:房角的宽度及房角隐窝深度与闭角型青光眼的发生密切相关,闭角型青光眼患者的房角窄而浅,特别是上方和鼻侧象限房角表现更窄、更浅。这种房角结构为这类青光眼提供了房角关闭的另一解剖基础,由于虹膜结构异常(周边虹膜肥厚、虹膜根部前移)及睫状体位置异常,周边虹膜挤压小梁网堵塞房角,导致眼压升高。此类型即使做了虹膜周边切除,也不能防止青光眼再发作。

(3)有学者认为,闭角型青光眼是眼科典型的身心疾病,患者虹膜自主神经功能不平衡,交感神经紧张性高,副交感神经紧张性低。一些研究发现,在虹膜及睫状体处还可能有前列腺素、缓激肽、血浆心钠素受体,并发现闭角型青光眼的发生可能和它们之间有一定的联系。

根据上述病因研究结果,无论哪种因素、哪种途径,最终都会影响眼前段血管,使其发生舒缩功能障碍、毛细血管扩张、睫状体水肿、房水产生增加、后房压力增加、虹膜膨隆,结果使具有窄房角特征的眼引起房角关闭,导致闭角型青光眼的发生。

(二)临床表现

约 2/3 的慢性闭角型青光眼患者有反复发作的病史。发作时表现为眼部不适、黑蒙及虹视,伴有头痛或头昏。冬季较夏季多见。常因情绪紧张、疲劳、阅读时间过久、看电影、失眠等诱因发作。有些妇女在月经期前后或月经期有规律性的发病。所有患者经过充分休息和睡眠后可使自觉症状消失,眼压恢复正常。但是晚期患者症状不能完全缓解。随疾病的发展发作间隔时间越来越短,发作时间越来越长。约 1/3 的患者无任何自觉症状,偶尔发现患眼已失明或视力严重障碍,易误诊为原发性开角型青光眼。

1. 症状

(1)虹膜膨隆型:此型患者常有小发作,发作时症状轻微,仅有轻度眼胀、视物稍模糊及头痛,但常有虹视。早期患者的发作持续时间短而间隔时间较长,随病情发展,间隔时间逐渐缩短。

(2)虹膜高褶型:此型较少见,约占闭角型青光眼的 6%。患者多无自觉症状,有时有虹视,偶尔可有充血性发作。

2. 体征

(1)眼前节:发作时球结膜无充血,角膜透明或上皮轻微水肿,周边前房极浅,前房轴深基本正常,虹膜稍有膨隆,瞳孔正常或轻度散大,对光反射存在或略迟钝。

(2)眼底:早期视乳头完全正常,到了发展期或者晚期,出现程度不等的视乳头病理性凹陷及视神经萎缩。

(3)眼压:眼压升高是发作性的。早期的慢性闭角型青光眼患者,在两次发作之间,眼压是正常的,24 h 眼压差也在正常范围内。但随病情发展,由于反复发作后,房角逐渐发生粘连,前房角的持续闭塞,使基础眼压逐渐升高,房水流畅系数下降,在间歇期眼压也不能恢复至正常水平,眼压一般在 5.3~6.7 kPa(40~50 mmHg)。

(4)前房角:眼压升高时,房角表现为多个象限内不同程度的关闭,关闭区和开放区分界清楚。另外,有部分慢性闭角型青光眼,房角开放区和关闭区之间呈逐渐过渡性分界。这种房角形态的慢性闭角型青光眼多表现为无任何症状。

(5)超声生物显微镜(UBM)检查:周边虹膜肥厚,睫状体位置偏前。

(6)视野检查:慢性闭角型青光眼早期如果未能得到及时有效的治疗,眼压持续性增高、房角粘连性关闭,会出现视乳头萎缩及视杯扩大、视神经纤维丢失,还可出现相应的视野损害。

3. 并发症和后遗症

慢性闭角型青光眼,如果失去早期治疗的机会,可造成严重的视功能损害、房角粘连性关闭、视神经萎缩等。

(三)辅助检查

1. 暗室试验

其优点是比较安全,不需特殊设备,方法简单易行。试验前需停用各种抗青光眼药48 h,被检查者在绝对暗室内 1～2 h,保持清醒状态。试验后在暗光(或红光)下迅速测量眼压,眼压升高 1.1 kPa(8 mmHg)者为阳性。

2. 俯卧试验

嘱患者俯卧于床上,前额靠在手背或稳固的枕头上,在清醒状态下闭眼俯卧 1 h,俯卧后若眼压上升 1.1 kPa(8 mmHg)则为阳性。

3. 暗室超声生物显微镜房角镜检查

此项激发试验和暗室试验相同,但不同之处为此技术可对自然状态下的房角及周边虹膜、睫状体的变化进行实时观察记录,采用这一技术进行暗室试验可使诊断的特异性提高到100%,敏感性提高到 68.2%。

(四)诊断与鉴别诊断

1. 诊断要点

(1)患者眼部具备以下特征:眼轴较短,前房浅,角膜曲率半径小,晶状体曲率半径小,晶状体厚,晶状体相对位置靠前,远视眼。

(2)反复发作出现虹视、眼痛、头痛、恶心症状,或无自觉症状。

(3)眼压升高。

(4)房角窄,高眼压状态下房角关闭。

(5)进展期至晚期可见视盘病理性凹陷及视野损害。

(6)眼前节无急性高眼压造成的缺血性损害体征。

2. 鉴别诊断

(1)急性闭角型青光眼伴瞳孔阻滞:前房中轴深度浅,整个虹膜膨隆;而本病前房周边极浅,前房轴深基本正常,虹膜稍有膨隆。

(2)窄角性开角型青光眼:高眼压下房角的检查是至关重要的,如果在高眼压时检查房角是关闭的则可诊断为慢性闭角型青光眼;如果高眼压时房角虽然窄,但完全开放则为开角型青光眼。

(3)恶性青光眼/房水流向异常综合征:白内障或青光眼术后整个前房极浅,伴眼压升高。

(五)治疗

(1)慢性闭角型青光眼,应早期手术治疗,可行虹膜周边切除术或 Nd:YAG 激光虹膜打孔术。手术方式的选择与急性闭角型青光眼相同。

(2)激光虹膜周边切除术 1 周后,如虹膜周切口通畅,应用托吡卡胺散瞳后眼压升高,则可确诊为高褶虹膜综合征。对此型患者应做虹膜周边切除术,大多数可以治愈,少数术后仍有发作者,可长期应用 0.5%～1% 毛果芸香碱滴眼液,每日 3～4 次。应慎用散瞳剂,必要时,可用肾上腺素类药物而不用睫状肌麻痹剂。

(3)对侧眼的治疗应行虹膜周边切除术或 Nd:YAG 激光虹膜打孔术。

(4)对进展期及晚期慢性闭角型青光眼房角关闭,用药后眼压不能控制、视功能进行性损害时,应尽早施行青光眼滤过性手术。

(5)手术治疗参见"原发性急性闭角型青光眼"的相关内容。

(六)预防

原发性慢性闭角型青光眼的发病与某些环境因素和身心因素导致敏感人群房角急性关闭,进而导致眼压升高有关,基本病因与房角状态相关。因此,预防的关键在于:避免情志过激及情志抑郁,保持心情舒畅;避免情绪紧张、过度疲劳、长时间阅读,或近距离工作、看电影以及失眠等诱发因素。

(七)治疗参考

(1)近几年来选择性激光小梁成形术(SLT)用于开角型青光眼,可改善眼压 0.7～0.9 kPa (5～7 mmHg),加用局部降眼压药使适应证范围扩大,部分病例免除手术之忧,部分不再用局部降眼压药。联合激光治疗对眼压适应证范围内的慢性闭角型青光眼有降眼压作用,对于高龄患者而又拒绝手术的患者而言又多了一条治疗途径。在激光设备完善的医疗单位,联合激光周边虹膜切除,增加一次虹膜透切的成功率,并能使其切孔维持足够大,远期不易闭合。周边虹膜成形增宽房角,使 SLT 有可能操作。因慢性闭角型青光眼患者的小梁有不同程度损害,SLT 选择性地击射小梁网的色素细胞,作用于小梁网细胞内靶生色团,没有直接破坏小梁组织,使小梁组织中巨噬细胞增多,参与清除小梁带残留代谢物质,刺激健康小梁形成,使慢性闭角型青光眼过程中损伤的小梁组织得以一定程度的修复,达到降低眼内压的作用。SLT 降低眼内压幅度有限,因而要根据眼压、房角开放程度选择适应证。

(2)韩霞等观察白内障的疗效以及术后房角形态的改变。观察 36 例,对其手术前后的视力、眼压、视野、中央前房深度、房角形态进行对照 3～7 个月。结果显示,术后视力较术前明显提高,中央前房深度均加深,眼压明显降低;术后 3 个月房角镜和 UBM 检查未发现房角再次粘连,术后 6 个月复查视野无缩小,说明白内障超声乳化房角分离术可有效治疗合并白内障的慢性闭角型青光眼。

三、原发性开角型青光眼

原发性开角型青光眼是一种慢性进行性前部视神经病变,伴有典型的视神经凹陷、萎缩及视野缺损。眼压升高时房角是开放的,大多为宽角,少数为窄角,但并不是所有患者眼压均高于正常。眼压升高是主要的危险因素,但并非是原发性开角型青光眼所有损害的原因,本病可能并非是一种孤立的眼病,存在有共同的导致视网膜神经节细胞和视神经损害的病理因素。

原发性开角型青光眼发病隐蔽,病情进展极为缓慢,常无自觉症状,故不易早期发现,多为常规眼部检查或健康普查时被发现。本病具有遗传因素,随年龄增长发病率增高,老年人和中年人多见,但也可发生于年轻人。欧美的多数研究中,40 岁以上人群患病率为 0.5%～1.0%。在美国,原发性开角型青光眼占青光眼患者的 60%～70%。国内研究发现,原发性开角型青光眼的患病率为 0.11%,原发性闭角型青光眼的患病率为 0.41%,与原发性开角型青光眼患病率之比为3.7∶1。两性间的患病率无明显差异,但有报道称男性多于女性,为双眼发病。

(一)病因与病理

原发性开角型青光眼眼压升高是由于房水排出通道的病变,使房水排出阻力增加,阻力主要位于小梁网的内皮网。近年来的研究倾向于小梁细胞的形态和功能异常,使房水排出阻力增加而导致眼压升高。有学者认为血管神经和大脑中枢对眼压的失调也可使房水排出阻力增加。

病理检查可见小梁变性、硬化和内皮细胞增生,Schlemm管和外集液管阻塞。电镜检查发现,小梁的基底膜增厚并有玻璃样变性,使小梁板变厚达正常人的2倍,因而使小梁孔变小。有学者发现小梁细胞外基质,如黏多糖、胶原蛋白、弹性蛋白、非胶原糖蛋白等成分及含量的改变使小梁网网眼狭窄和塌陷;小梁细胞内的细胞骨架,如微丝、微管、中等纤维等含量和成分异常,使小梁细胞的收缩性下降,小梁细胞间网眼变小,而使房水流出受阻从而导致眼压升高。

(二)临床表现

1. 症状

原发性开角型青光眼为双眼患病,发病隐蔽,进展极为缓慢,故不易被察觉。早期常无任何症状,当病变进展到一定程度时,可有轻度眼胀、视力疲劳和头痛。中心视力一般不受影响,晚期双眼视野严重受损呈管型,出现行动不便和夜盲等症状。有些晚期患者有虹视或视物模糊,最后视力完全丧失。

2. 体征

(1)眼前节:发病早期球结膜无充血,角膜透明,前房深度正常。晚期角膜上皮可轻微水肿,瞳孔稍开大,对光反射迟钝,虹膜纹理疏松,晶状体浑浊。

(2)眼压升高:测量眼压是检查青光眼的简单而重要的方法之一。眼压正常范围为1.3~2.8 kPa(10~21 mmHg)。开角型青光眼的眼压波动幅度大,眼压水平升高,多数患者眼压在2.9~5.3 kPa(22~40 mmHg),有些病例可明显高于此值。正常眼压在一日内有波动,因此,不能仅凭几次眼压测量来确定患者的眼压状况,应做眼压日曲线检查,即测量24 h眼压情况。中华眼科学会青光眼学组暂定测量时间为:上午5时、7时、10时,下午2时、6时、10时。眼压日差小于0.7 kPa(5 mmHg)为正常,大于1.1 kPa(8 mmHg)者或双眼眼压差大于0.7 kPa(5 mmHg)时为病理性。

(3)房水流畅系数(C值)降低:开角型青光眼房水流畅系数下降,可作为参考。

(4)房角镜检查:原发性开角型青光眼在高眼压下前房角是开放的。高龄者因晶状体增厚,也可出现浅前房和窄房角,但在高眼压下房角镜检查,前房角是开放的且无房角粘连和闭合。

(5)眼底检查:视乳头的青光眼性凹陷萎缩是诊断本病的可靠体征之一。视网膜神经纤维层萎缩可直接反映青光眼所致的轴索丢失,可发生于视野缺损以前。原发性开角型青光眼,早期视乳头可无明显变化。如果视乳头凹陷扩大,垂直径大于水平径,杯盘比大于0.6(非特异性指标),两眼杯盘比相差大于0.2,盘沿宽窄不均,或有切迹,盘缘神经纤维层线状出血,神经纤维层缺损,均应考虑为青光眼性损害。青光眼晚期视乳头颜色苍白,凹陷大而深,边缘呈悬垂状,盘沿几乎消失,视网膜血管移向鼻侧,并由凹陷边缘呈屈膝状爬出。

(6)典型视野缺损:早期视野缺损主要表现有孤立的旁中心暗点,鼻侧阶梯状暗点(不超过水平子午线)或与生理盲点相连的弓形暗点。随着病情的发展,出现环形暗点、鼻侧视野缺损及向心性视野缺损,晚期为典型的管状视野或只有颞侧岛状视野。

(7)荧光血管造影:原发性开角型青光眼患者眼部荧光血管造影显示视盘普遍性弱荧光。在视盘的上下极近边缘处可有局限性、绝对性充盈缺损,常与视野缺损的部位和严重程度相一致。

(8)视觉电生理检查:视觉电生理检查也应用于青光眼视功能的检测,因为青光眼是一种损害视网膜神经节细胞及视神经的疾病,所以主要是视觉诱发电位检查,尤其是图形视觉诱发电位,其典型青光眼性改变为潜伏期延长和振幅降低。

(9)其他检查:用于青光眼视功能损害评价的主观视功能检查。除视野外,尚有色觉分辨力和对比敏感度。青光眼早期可选择性损害蓝-黄视觉,这些改变可发生在视野缺损以前,早期表现为高频部色觉障碍,与视野缺损程度相关。青光眼患者的对比敏感度也有改变,早期表现为高频部分的空间对比敏感度下降,部分为低频空间对比敏感度下降,晚期为全频率下降。

3. 并发症和后遗症

视盘损害和视网膜神经纤维萎缩是本病最严重的后果,与其预后直接相关。

(三)辅助检查

需要时做遗传学及基因学检查。

(四)诊断与鉴别诊断

1. 诊断要点

原发性开角型青光眼的诊断标准采用全国青光眼学组提出的标准。

(1)眼压>2.8 kPa(21 mmHg)。

(2)前房角开放。

(3)青光眼性视乳头损害和(或)视网膜神经纤维层缺损。

(4)青光眼性视野缺损。

具有以上4项或具有(1)、(4)项与(2)项或(3)项者才能诊断为原发性开角型青光眼,激发试验阳性不作为诊断依据。

2. 鉴别诊断

(1)青光眼睫状体炎综合征:临床特点为眼压升高,伴有轻度睫状体炎症。多见于青年或中年患者,角膜上皮有轻度水肿,后壁有大小不等的灰白色沉着物。眼压升高时房角仍开放。预后较好,一般数天到2周内眼压可恢复正常,角膜后壁的灰白色沉着物消失,但易复发。

(2)高眼压症:临床特点为无症状性持续性眼压升高,一般大于2.9 kPa(22 mmHg),房角镜检查见前房角结构正常,无视乳头改变及视野缺损,神经纤维层正常。

(3)视神经周围脉络膜萎缩环:视野缺损保持稳定或与眼压无关的进展,视乳头很少出现杯状凹陷,检查时常发现脉络膜萎缩环。

(4)生理性大视杯:C/D大,上方或下方盘沿宽度比颞侧或鼻侧宽,无盘沿切迹,无视野缺损,眼压正常。

(五)治疗

原发性开角型青光眼治疗的目的是控制疾病的发展或延缓其进展,尽可能降低眼压,阻止或延缓视神经损害,使患者在存活期能保持好的视功能;如果视神经损害已经很严重,降低眼压幅度应更大。降低眼压应达到目标眼压,约为引起青光眼性损害临界眼压的30%。因为患者的视神经对压力的耐受力不同,因而不可能规定一种眼压水平可保持病情稳定。一般认为,眼压越高,可能发生进行性损害的危险越大,因此应加强治疗,进一步降低眼压。目标眼压还取决于疾病的严重程度和进展速度。

原发性开角型青光眼的治疗方法有药物治疗、手术治疗、中医辨证治疗,对于多数患者,药物治疗是一线治疗方法。如果青光眼视功能损害程度严重且速度快,药物不能控制眼压时,应选择手术治疗。

1. 全身治疗

全身性碳酸酐酶抑制剂:甲酰唑胺25～50 mg,每日2～3次,口服;乙酰唑胺125～250 mg,每日2～4次,或500 mg,每日2次。此药不良反应有抑郁、嗜睡,以及其他精神症状、疲劳、恶心、感觉异常、性欲低下、肾结石、电解质紊乱。血液系统不良反应有再生障碍性贫血,少见,但很严重。因为现在已有多种新的抗青光眼局部药物可选择,所以已不长期应用全身碳酸酐酶抑制剂作为开角型青光眼的治疗。

2. 局部治疗

(1)β肾上腺素能受体阻滞剂:0.25%～0.5%左布诺洛尔或噻吗洛尔滴眼液,每日2次;1%～2%卡替洛尔,每日2次。此药不影响瞳孔调节,降低眼压的作用可维持12～24 h,降低眼压的机制是减少房水的生成。因可产生心动过缓、血压下降、晕厥、支气管痉挛、哮喘血管收缩等不良反应,故有如下疾病的患者要慎用或禁用,如慢性阻塞性肺疾病、心脏传导阻滞、充血性心力衰竭、哮喘等。0.25%～0.5%贝他洛尔,每日2次,此药为选择性β受体阻滞剂,选择性阻断β_1受体而不阻断β_2受体,故减少发生支气管痉挛的危险,不影响血管调节,很少导致肺部并发症,但对心率仍有影响,用药前后要监测心率。

(2)肾上腺素能神经药物:此类药物的优点是每日只需1～2次,对调节没有明显影响,但可产生局部过敏反应,特别是在无晶状体眼或假晶状体眼易引起黄斑病变,其发生率约为20%,但停药后可自愈。

1)0.2%酒石酸溴莫尼定:为β_1肾上腺素能受体兴奋剂,具有高度β受体选择性,降眼压机制是减少房水生成及增加巩膜-葡萄膜外流。临床应用0.2%阿法根,每日2～3次,降低眼压效果与噻吗心安相似,优于贝他洛尔,无心、肺不良反应。有视神经保护作用,可作为一线药物。

2)前列腺素类药物:拉坦前列素滴眼液为新一类抗青光眼药物,是青光眼药物治疗的又一重大进展。其降低眼压机制是增加巩膜-葡萄膜外流,而不影响房水生成,对眼前节组织营养有益。优点:具有显著的降低眼压作用,可持续至少24 h,每晚1次可持续恒定降低眼压,为最有效的局部用药,无全身不良反应,可作为一线用药。局部不良反应有结膜充血、虹膜黑色素增加、刺痛、睫毛变粗变长和黄斑囊样水肿。

3)肾上腺素类药物:0.1%地匹福林,每日2次,或0.5%～2%盐酸肾上腺素,每日2次。其降低眼压机制是增加房水排出。此药降压程度轻,很少有全身不良反应,局部不良反应有眼红,无晶状体眼患者可导致黄斑囊样水肿。

4)局部碳酸酐酶抑制剂:2%多佐胺或1%布林佐胺,每日3次,如与β受体阻滞剂联合应用有协同作用,可每日2次。如哮喘、心脏病等不能耐受β受体阻滞剂者用此药安全。不影响瞳孔大小。常见不良反应有烧灼感、干涩和局部过敏。长期应用不伴全身应用碳酸酐酶抑制剂的不良反应。

5)缩瞳剂:1%~2%毛果芸香碱,每日4次。一般从低浓度1%开始,根据眼压需要升到高浓度。此药的降眼压效果好,局部和全身不良反应小,其缺点为作用时间短,用药次数多,年轻人可引起波动性睫状肌痉挛和近视,老年人患白内障者可因瞳孔缩小而视力下降。

6)激光治疗:氩激光小梁成形术可作为开角型青光眼在进行滤过手术以前的治疗方法,这种治疗可使70%~80%的患者眼压下降,但其降低眼压幅度较小,且效果不持久,每年有5%~10%的患者眼压还会升高。

3.手术治疗

对原发性开角型青光眼,当药物治疗或氩激光小梁成形术不能将眼压控制到理想水平时,则应积极采用手术治疗。多数研究结果表明,小梁切除术比药物治疗及氩激光小梁成形术眼压控制成功率高,早期手术者很少发生视野损害的进展。

(1)小梁切除术:是一种滤过性手术,与全层滤过手术的区别是在小梁切除的外面有一板层巩膜瓣覆盖,从而使房水外流时增加一定阻力,使术后并发症,如低眼压浅前房或无前房、眼内炎、滤过泡炎症等发生率大为减少。

适应证参见原发性急性闭角型青光眼。

(2)非穿透性小梁手术:是一种非穿透性滤过手术,通过一自然的薄膜小梁狄氏膜作为滤过层,术中在使房水通畅外渗的同时有一些阻力使眼压逐步降低,也保持了眼球的完整性,避免或减少术后并发症的发生,不易发生白内障。本手术的目的就是针对有病理改变的小梁网,因为开角型青光眼的房水外流阻力在于Schlemm管内壁和近管组织小梁网,且此手术并发症少。

适应证如下。①开角型青光眼。②高度近视青光眼,因本手术是逐步缓慢降低术中的眼压,对此类患者更为安全。③色素性青光眼,本病病因是色素影响房水外流,本手术可重新建立小梁网滤过机制。④葡萄膜炎继发青光眼,如炎症控制、持续高眼压、无广泛虹膜前粘连者。⑤窄角青光眼,如有白内障,做联合手术时可选择本手术。

(六)预防

(1)对有眼胀、头痛、不明原因的视力下降及视力疲劳的患者,应进行各项必要的排除青光眼的检查。

(2)对可疑者应长期观察,定期随访检查眼压、眼底、视野变化,预防的关键在于早期诊断,及时治疗。

(3)对开角型青光眼伴有高血压的患者,血压不宜降得过低,否则会使睫状动脉灌注压降低,视功能在短期内迅速恶化。

(4)调情志,避风寒,防止便秘、暴饮暴食,有助于减轻症状,缓解病情。

第三节 继发性青光眼

继发性青光眼是因某些眼病和全身病破坏或干扰了房水生成、正常循环及房水排出受阻而引起眼压升高所致的青光眼。发病占全部青光眼的 20%～40%,多为单眼发病,因原发眼病的不同,临床表现亦不同,应根据原发眼病进行治疗,同时用药物控制眼压,必要时进行手术治疗,以积极保护视功能。本节重点介绍几种常见的继发性青光眼。

一、糖皮质激素性青光眼

糖皮质激素性青光眼是由于全身或眼局部使用糖皮质激素而引起的一种开角型青光眼。近年来有逐步增多的趋势,在临床上,不断发现因使用糖皮质激素而发生青光眼的患者,常见的用药途径有眼局部表面给药和眼周组织内给药,如球后、球旁、球结膜下及玻璃体腔内注射。局部用药较全身用药引起眼压升高多见。地塞米松、倍他米松、强的松龙、曲安奈德局部用药较易引起眼压升高,而氟甲松龙、可的松较少发生。四氢氟羟泼尼松龙和羟甲基孕酮不引起眼压升高。

糖皮质激素引起的眼压升高是可逆的,停药后可恢复正常,约 20% 可发生青光眼性视野改变,停药后可消失;若被忽视则易发展为开角型青光眼,导致永久性的视乳头和视野损害。其临床表现与开角型青光眼相似,但有自愈倾向。

(一)病因与病理

本病病因主要为医源性滥用糖皮质激素,多与眼局部应用皮质类固醇制剂有关,也可见于全身用药者。患者全身或眼局部使用糖皮质激素后没有随诊监测眼压及眼底的变化等。

糖皮质激素性青光眼的病理改变及发病机制:有学者通过电子显微镜观察,发现小梁网的板层增厚,小梁细胞之间的间隙窄,小梁细胞明显减少,细胞的功能不活跃,细胞外间隙有纤维物质堆积。小梁细胞存在高浓度的特异性皮质类固醇受体,导致小梁细胞功能和细胞外基质的病理改变,使小梁细胞吞噬、清除房水中的碎屑功能障碍,造成房水中的碎屑沉积于小梁网,使房水流出道被阻塞引起眼内压升高而发生青光眼。糖皮质激素性青光眼的发病机制还有遗传学说,推测人类可能存在(常染色体)显性遗传的激素敏感基因,对闭角型青光眼的眼压反应是由遗传基因决定的。还有葡胺多糖(GAG)学说,认为 GAG 可堆积于角膜组织,阻碍房水的流出,导致眼内压升高。

糖皮质激素性青光眼易感人群有高度近视、糖尿病、原发性开角型青光眼、类风湿性关节炎患者。

(二)临床表现

糖皮质激素性青光眼大多具有类似原发性开角型青光眼的临床表现,包括高眼压、青光眼杯、视网膜神经纤维层缺损和视野缺损。多数易感者常在眼表面滴用皮质类固醇后 2～6 周内出现眼压升高,也可发生在数年内,大多数患者的眼压是逐步上升的,其发生时间及程度与所用糖皮质激素药物的时间长短以及药物的种类与剂型等相关,还与个体反应、存在的其他眼病和全身性疾病有关。临床上多见于春季卡他性结膜炎和近视眼手术后的皮质类固醇治疗。引发潜在眼压升高最常见的糖皮质激素是倍他米松、地塞米松和泼尼松龙,而氟甲松龙、甲羟孕酮则很少引起眼压升高。

1. 症状

一般无自觉症状。

2. 体征

(1)眼压升高,一般在局部应用糖皮质激素 2～4 周后出现,也见于其他方式长期大量使用糖皮质激素者,如鼻吸入、球结膜下注射、外用皮肤药膏等。

(2)停止使用糖皮质激素后眼压会降到用糖皮质激素前的水平,但如眼压仍持续升高,可能因房水排出通道受损所致。

(3)眼底视盘凹陷增大,青光眼杯。

(4)视野缺损。

(5)前房角为开角。

3. 并发症和后遗症

长期使用糖皮质激素可出现以下眼部并发症:眼睑皮肤萎缩、上睑下垂、瞳孔散大、后囊下型白内障、眼部感染、伤口愈合迟缓、角膜溃疡。其中后囊下型白内障最为常见。

(三)实验室及其他检查

(1)眼压测量:眼压呈较慢上升趋势,与使用糖皮质激素时间长短和用量相关。

(2)房角镜检查:房角为开角。还要注意有无前房角新生血管及 Schlemm 管充血、房角色素、虹膜周边前粘连等。

(3)全自动视野检查。

(4)立体视盘照相。

(四)诊断与鉴别诊断

1. 诊断要点

(1)有明确的长期眼局部或全身使用糖皮质激素药物史,尤其是局部应用者。

(2)存在糖皮质激素性青光眼的高危因素。

(3)眼压升高,停用糖皮质激素后数天至数周眼压逐渐恢复正常。

(4)有特征性晶状体后囊下浑浊。

(5)典型的青光眼视功能损害,其损害程度与使用糖皮质激素药物病史基本一致。

(6)无其他继发性青光眼的证据,如葡萄膜炎继发青光眼、房角后退性青光眼、色素性青光眼。

2. 分型

临床上有多种分类方法,现一般采用以下分类方案。

Ⅰ型:眼局部用药>3个月;具有类似原发性开角型青光眼的临床表现;视神经损害程度和用药时间基本相称;可伴有或不伴有后囊下型白内障;停药后眼压可恢复正常。

Ⅱ型:同Ⅰ型,停药后眼压下降但不能恢复到正常水平,大多数伴有后囊下型白内障。

Ⅲ型:用药持续时间和视功能损害不相称,即用药时间短,视功能损害重。

双眼同时用药,同样用药时间及剂量的情况下,双眼视功能损害明显不相称;停药后眼压不下降,甚至进行性升高。

采用此种分类在Ⅰ、Ⅱ型中基本上排除了原发性开角型青光眼,仅在Ⅲ型的病例中部分病例可能合并原发性开角型青光眼。此种分类对指导糖皮质激素青光眼的治疗具有意义。

3. 鉴别诊断

除了在上述诊断分型中提到的和原发性开角型青光眼的鉴别要点外,应和以下情况作出鉴别。

(1)炎症性开角型青光眼:由于炎症也可导致眼压升高,又需用糖皮质激素治疗,糖皮质激素可通过抑制炎症使房水生成增多及通过诱发青光眼的途径导致眼压升高,易与本病混涸。在使用糖皮质激素治疗后炎症反应消失,但眼压仍高,则提示为糖皮质激素性青光眼。

(2)外伤性房角后退、剥脱综合征、色素播散综合征:都有发生青光眼的可能,同时也都有对糖皮质激素高敏感性的可能,如果上述病例眼压升高应首先确定是否使用糖皮质激素,如果有用药史应停药观察眼压再作出诊断。

(五)治疗

最重要的是早期诊断,并及时处理糖皮质激素性青光眼。采用糖皮质激素治疗的所有患者,均需定期测量眼压,关键在于预防。如若发现眼压升高,应改用非甾体类抗炎药,尽量用较少引起眼压升高的糖皮质激素类药物,或改用对眼压影响较小的类固醇激素如 0.05% 氟米龙、1% 甲羟松,停用长效作用的皮质类固醇激素,如地塞米松或泼尼松龙滴眼液。

1. 药物治疗

(1)停用糖皮质激素或减少应用次数(激素不能突然中断,而应逐渐减量),多数病例眼压会逐渐下降,如小梁功能正常,则可完全恢复。如小梁功能部分损害,则需加用降眼压药物治疗,部分患者可经长期的药物治疗逐步恢复小梁的房水引流功能。

(2)减少糖皮质激素的浓度或剂量。

(3)抗青光眼药物治疗包括:高渗剂,20% 甘露醇 250 mL,静脉滴注,30 min 内滴完,但心、肾功能不全者慎用;或口服 50% 甘油盐水 120 mL,糖尿病患者禁用。碳酸酐酶抑制剂,如甲酰唑胺,25~50 mg,每日 2~3 次;或乙酰唑胺 250 mg,每日 3 次。

(4)局部治疗包括:选用对眼压影响较小的糖皮质激素滴眼液,如氟甲松龙、羧甲孕酮;应用非甾体类抗炎药,如双氯芬酸钠滴眼液;局部降眼压滴眼液,如布林唑胺滴眼液,每日 2 次,滴眼;或 0.3% 美替洛尔滴眼液,每日 1 次,滴眼。

2. 手术治疗

主要采取各种滤过性手术:房水由睫状体上皮细胞分泌后进入后房,极大部分经瞳孔流到前房,由前房角经小梁网到 Schlemm 管,再到集液管进入房水静脉排出眼球,小部分经虹膜睫状体间隙到脉络膜上腔。一般房水的生成率与排出率为动态平衡,以维持正常眼压。由于房水外流发生阻力,继而眼压升高导致青光眼。滤过性手术原理为解除小梁网到 Schlemm 管的排出途径产生的阻力,建立新的房水外排途径,使眼压降至正常水平。

对于病程长,停用皮质类固醇后使用抗青光眼药物仍不能控制眼压的糖皮质激素性青光眼,特别是伴有视功能严重损害者,以及原发病不能停用糖皮质激素药物治疗的患者,适用于滤过性手术。手术后为了控制炎症反应,防止滤道的瘢痕形成,仍可局部滴皮质类固醇,或结膜下注射,但需密切观察眼压情况。

(六)预防

首先注意不要滥用皮质类固醇药物,特别是对原发性开角型青光眼患者及其子女、高度近视眼以及对皮质类固醇呈高敏反应者,更应慎重。对于病情需要者,在使用皮质类固醇的同时,注意观察眼压,并选用对眼压影响较小的皮质类固醇药物,以防止发生皮质类固醇性青光眼。

二、青光眼睫状体炎综合征

青光眼睫状体炎综合征是以单眼发生青光眼,伴有睫状体炎为临床特征的眼部综合征(简称青-睫综合征),也称 Posner-Schlossman 综合征。多见于 20~50 岁的中青年人,50 岁以上罕见,60 岁以上者更罕见,男性多于女性。发病特点为单眼反复发作的睫状体炎,伴有眼压升高;发作时眼部轻微疼痛、虹视,视力可有轻度下降;有些发作可全无症状。本病有自限倾向。

(一)病因与病理

青-睫综合征眼压升高的原因:一般认为与房水生成增加合并房水流畅系数降低有关,也有主张是因房水排出障碍导致眼压升高。近年来,综合国外一些研究资料,从前列腺素(PG)的生物效应阐明本综合征的发病机制,动物实验证明 PG 可诱发眼压升高,可能与 PG 的血管扩张作用导致血-房水屏障通透性增加和超滤性眼压升高有关。应用能直接拮抗 PG 生物效应,保护血-房水屏障的磷酸聚根皮素,可以遏止眼压升高,说明 PG 可诱发眼压升高。另外,有学者对 PG 浓度进行了研究,特别是前列腺素 E(PGE),在青-睫综合征发作时房水中浓度显著增高,病情缓解后,又恢复到正常,由此可以证明 PG 是诱发青-睫综合征发作的介质。由于房水中 PG 增加,也可能通过它对去甲肾上腺素产生双重抑制效应,从而使小梁网失去正常调节,导致房水流畅系数降低,造成眼压升高。

临床上还观察到青-睫综合征与免疫功能异常、病毒感染、劳累、精神紧张有关。

(二)临床表现

1.症状

本病起病急,单眼发病,可反复发作,少数病例为双眼发病,但不同时发作,多在 2 周左右自行缓解。

发作时眼部轻微疼痛,视力轻度下降,虹视。

2.体征

(1)发作性眼压升高,多在 5.3～8.0 kPa(40～60 mmHg)。

(2)发作时眼部不充血或轻度睫状充血。

(3)角膜上皮水肿,角膜内皮见灰色羊脂状角膜后沉着物(KP),也可见细小灰白色 KP。

(4)前房水轻微浑浊。

(5)患者反复发作,但无虹膜后粘连及虹膜周边前粘连,前房角开放。

(6)发作期间瞳孔可稍大,但从不发生后粘连。

(7)玻璃体无炎症细胞。

(8)发作间歇期,房水流畅系数及眼压均恢复正常,激发试验为阴性。

(9)视野与视乳头正常,若与原发性开角型青光眼并存时可出现视神经及视野改变。

(10)发作期为数小时到数周。

3.并发症和后遗症

部分反复发作病例,可呈原发性开角型青光眼的表现,即使在间歇期眼压也升高,导致视神经萎缩及视野损害。

(三)辅助检查

1.房水前列腺素检测

发作时房水前列腺素 E_1、E_{2a} 含量明显增高,缓解期降至正常。

2.血免疫功能检测

检测血清免疫球蛋白的含量及淋巴细胞转化率,以观察其与免疫性疾病的关系。

3. 其他检查

(1)房角镜检查:房角为开角,无周围前粘连。

(2)视神经及视野评估:眼底检查发现视盘无青光眼损害改变;视野检查发现,本病急性发作时可能出现血管暗影扩大。

(3)青光眼激发试验为阴性。

(四)诊断与鉴别诊断

1. 诊断要点

(1)多见于中青年患者,多为单眼反复发作。

(2)眼压升高,多在 5.3~8.0 kPa(40~60 mmHg)。

(3)发作性视物模糊、眼球胀痛、虹视。

(4)结膜无充血或轻度睫状充血。

(5)角膜上皮水肿,后壁可见灰白色羊脂状 KP。

(6)房水轻度浑浊,但无虹膜后粘连。

(7)高眼压时房角开放,无粘连。

(8)眼压描计:发作时 C 值下降,F 值在正常范围或升高;缓解期 C 值、F 值均正常。

2. 鉴别诊断

(1)本病应与炎症性开角型青光眼相鉴别。后者双眼发病、疼痛、睫状充血、房水浑浊明显、虹膜周边前粘连。

(2)本病应与新生血管型青光眼相鉴别。后者虹膜和房角可见新生血管。

(3)本病应与急性闭角型青光眼相鉴别。后者患眼胀痛、混合性充血、角膜水肿、前房浅、房角关闭,另一眼房角为窄角。

(4)本病应与色素性青光眼相鉴别。后者散瞳或运动后见急性眼压升高,前房可见色素细胞,角膜后壁见垂直三角形色素细胞沉着,房角为开角,房角镜下见小梁网有色素沉着。

(五)治疗

青-睫综合征属一种自限性疾病,局部使用糖皮质激素可以控制炎症,但不应长期使用,以避免发生糖皮质激素性青光眼。在发作期眼压升高时,可口服碳酸酐酶抑制剂,局部使用肾上腺素、α肾上腺素能促效剂、β肾上腺受体阻滞剂,可使眼压下降。

1. 药物治疗

(1)消炎痛:可以抑制 PG 的生物合成,能阻断花生四烯酸合成 PGE$_2$,是有效的治疗药物。每次 25~50 mg,每日 3 次,餐后服。

(2)碳酸酐酶抑制剂:如甲酰唑胺 25~50 mg,每日 2~3 次;或乙酰唑胺 250 mg,每日 3 次。

(3)高渗剂:20%甘露醇 250 mL,静脉滴注,30 min 滴完。

(4)氟灭酸:是治疗偏头痛的有效药物,它不仅能抑制 PG 的生物合成,并且可直接对抗 PG 的生物效应,故比消炎痛的疗效更好,每次 200~400 mg,每日 3 次,口服。

2. 局部治疗

(1)局部应用糖皮质激素滴眼液:于本病发作时滴眼,可以稳定细胞膜,抑制 PG 的释放,减少血-房水屏障的通透性,如 1%醋酸泼尼松龙或妥布霉素地塞米松眼膏,每日 4 次,滴眼;双氯芬酸钠滴眼液,每日 4 次,滴眼。

(2)β受体阻滞剂滴眼液:可以作用于肾上腺素能受体而降低眼压,如 0.25%噻吗洛尔、卡替洛尔、左布诺洛尔、0.25%倍他洛尔,每日 2 次,滴眼。

3. 手术治疗

青-睫综合征一般不宜手术治疗,因手术不能阻止其复发,应严密观察。如有严重复发或与原发性或继发性开角型青光眼同时存在引起进行性视神经及视野损伤时,应考虑滤过性手术治疗,参见开角型青光眼。

(六)预防

(1)防止情绪过激或情绪抑郁,心胸要开阔,减少诱发因素。

(2)若确诊为本病,应积极治疗原发病,降低眼压,保护视功能。

(3)注意休息,避免劳累,锻炼身体,增强体质。

(4)调节饮食,防止便秘。

三、新生血管性青光眼

新生血管性青光眼(NVG)是由一系列缺血原因引起的新生血管膜长入房角组织结构及虹膜导致的青光眼。多伴有眼底血管性病变、顽固性眼压升高。发病初期房角为开角,但被血管膜覆盖,纤维血管膜最后收缩,引起虹膜周边前粘连和继发性闭角型青光眼。本病极顽固,患者异常疼痛,常很快导致失明。

(一)病因与病理

新生血管性青光眼的病因多由于眼部缺血性疾病引起,据文献报道,41 种疾病能够引起新生血管性青光眼,而在其病因的疾病谱中,糖尿病性视网膜病变(DR)和视网膜中央静脉阻塞(CRVO)占绝大多数;在其他各种病因中,颈动脉阻塞性疾病多见。对上述疾病通过眼底荧光血管造影可见视网膜毛细血管无灌注,即视网膜缺氧;而毛细血管无灌注的程度越重,新生血管形成的机会越大。当视网膜缺血、缺氧时,可产生一种有毒的代谢产物-血管形成因子或血管刺激因子,然后向前扩散,刺激虹膜产生新生血管。

当眼球前或后节缺氧时视网膜及虹膜均有新生纤维血管膜形成,且都是由间质细胞分化而来。这些新生血管开始于瞳孔缘,以后遍及整个虹膜面,并越过睫状体面及巩膜嵴而达小梁网。小梁网被纤维血管膜阻塞影响房水排出,特别是当纤维组织收缩时,房角即开始出现虹膜周边前粘连以至于房角完全闭塞,导致眼压增高。

(二)临床表现

新生血管性青光眼的临床表现具有特征性,易于诊断。

1. 症状

发作时出现剧烈的眼胀、偏头痛、眼红、畏光、视力明显下降至数指或手动,甚至失明,也可无任何不适。

2. 体征

(1)眼压升高,可高达 6.7 kPa(50 mmHg)以上。

(2)结膜中度到重度充血。

(3)裂隙灯检查可见角膜水肿,前房闪光阳性,瞳孔散大,虹膜表面密布新生血管,纹理不清,瞳孔缘色素层外翻。

(4)眼底检查可见青光眼视杯及原发病的相应表现,视网膜血管性病变,如出血、渗出及新生血管形成;或因出血而眼底无法窥入。

(5)视野检查可见视野缺损。

(6)NVG 前期可见瞳孔缘或小梁网出现微小新生血管丛,外观类似血管球,无青光眼体征。

(7)青光眼房角开放期,可见 NVG 前期体征及眼压升高。

(8)青光眼房角关闭期可见虹膜表面新生血管,遮挡原来虹膜的表面结构。小梁网上新生血管膜形成,导致房角部分或全部关闭,引起闭角型青光眼。

3. 并发症和后遗症

本病未经早期诊断并及时、有效治疗或病情较重者,视力、视野难以恢复,最终丧失视功能。

(三)辅助检查

1. 实验室检查

针对病因进行相应检查,如血生化全项、血液流变学检查,其结果异常者,内科做相应治疗,对控制本病有一定意义。

2. 其他检查

(1)房角镜检查:了解房角新生血管范围、多少,以及房角关闭程度。

(2)眼底荧光血管造影(FFA)检查:了解视网膜异常情况,并为视网膜激光治疗做准备。

(3)眼部 B 超检查:排除眼内占位性病变及视网膜脱离,了解玻璃体浑浊情况。

(四)诊断与鉴别诊断

1. 诊断要点

(1)有原发病史。

(2)典型的临床症状,患眼疼痛、眼红、畏光、视力下降,伴头痛。

(3)眼压升高,可高达 8.0 kPa(60 mmHg)以上。

(4)结膜中度到重度充血。

(5)角膜水肿、前房闪光轻微、早期前房正常、晚期前房变浅,甚至房角关闭。

(6)虹膜有新生血管,瞳孔缘色素外翻、瞳孔固定、散大。

(7)视力、视野明显损害。

2. 鉴别诊断

(1)本病应与原发性急性闭角型青光眼相鉴别。后者虹膜无新生血管、双眼前房浅、房角窄。参见原发性急性闭角型青光眼。

(2)本病应与急性虹膜睫状体炎相鉴别。后者眼压升高、前房可见大量炎症细胞、虹膜血管充血扩张,但无新生血管及瞳孔缘色素外翻,瞳孔缩小,房角为开角。

(五)治疗

早期应针对本病的原发病因进行积极的预防性治疗。常见于视网膜中央静脉阻塞(缺血型)、糖尿病性视网膜病变,只要视网膜可见度允许,均应进行眼底血管造影,应尽早予以全视网膜光凝(PRP)治疗。现已发现 PRP 治疗以后,视网膜色素上皮产生一种尿激酶抑制剂,与尿激酶纤溶酶原激活剂产生竞争性抑制作用,从而抑制新生血管形成。

对已发作的新生血管性青光眼患者应积极给予药物治疗,降低眼压,缓解疼痛;中医辨证施治;如经保守治疗无效者,则积极采取手术治疗。

1. 药物治疗

治疗以降低眼压为主。

(1)碳酸酐酶抑制剂:甲酰唑胺 25~50 mg,每日 2~3 次;或乙酰唑胺 250 mg,每日 3 次。

(2)高渗剂:20%甘露醇 250~500 mL,静脉滴注,每日 1~2 次;或 50%甘油盐水 120 mL,顿服,糖尿病患者禁用。

2. 局部治疗

(1)β受体阻滞剂:0.5%噻吗洛尔、左布诺洛尔或倍他洛尔,每日 2 次,滴眼。

(2)肾上腺素能受体激动剂:0.2%酒石酸溴莫尼定,每日 2 次,滴眼。

(3)前列腺素药物:拉坦前列素滴眼液、贝美前列素滴眼液或曲伏前列素滴眼液,每日 1 次,每次 1 滴,睡前滴用。

(4)局部应用糖皮质激素:1%醋酸泼尼松龙滴眼液,每日 3~4 次。

(5)睫状肌麻痹剂:1%阿托品,每次 1 滴,每日 3 次。对房角已关闭者,阿托品可通过脉络膜途径增加房水外流,降低眼内压,减轻疼痛。

注意:缩瞳剂,如毛果芸香碱应禁用,一是因存在广泛的粘连性房角关闭从而对房水外流无效,二是可引起炎症和充血。如地匹福林,一般无效。

3. 全视网膜光凝

如因视网膜缺血导致虹膜新生血管,NVG 进入晚期,存在粘连性房角关闭,仍需进行 PRP 或周边视网膜冷冻治疗,以消除形成新生血管的刺激因素,防止进一步的房角关闭,增加滤过性手术的成功机会。

4. 手术治疗

(1)滤过性手术:手术原理参见原发性急性闭角型青光眼。适用于新生血管性青光眼、虹膜新生血管较少者。

(2)睫状体扁平部造瘘术:于睫状体扁平部深层巩膜做约 2 mm×2 mm 的切口(即造瘘),一并切除其下的睫状体组织,并行玻璃体次全切除;造瘘口上的浅层巩膜瓣不缝合。手术相对简单,不容易出血,术后恢复快,降眼压效果理想;术后虹膜新生血管可以很快萎缩。适用于青光眼绝对期、新生血管性青光眼等药物降压无效者。

(3)房水引流物植入术:对于继发性青光眼,如新生血管性青光眼、葡萄膜炎性青光眼施行滤过性手术,由于滤过泡区的纤维增生,难以建立有效的滤过通道导致手术失败,其成功率为 11%~52%。而新生血管性青光眼,主要是由于纤维血管膜可以长入滤过口,直接导致滤过泡失败。另外,新生血管造成血-房水屏障的破坏和伴随的血浆蛋白渗漏,更刺激成纤维细胞的增生和细胞外间质诸如胶原蛋白和多糖成分的合成,手术区组织纤维化形成瘢痕,阻碍了房水引流和扩散,难以形成功能性滤泡,手术最终失败。近年来逐渐成熟的房水引流物植入术,即在前房与结膜-筋膜下安置人工引流装置,以建立房水外引流通道而降低眼压,效果良好。

手术适应证:因房水引流物的安置需要特殊的手术技术,术中及术后可能会出现严重的并发症,所以房水引流物植入术仅适用于对常规滤过性手术效果差的难治性青光眼。①各种原因所致的新生血管性青光眼:视网膜中央静脉或动脉阻塞、糖尿病性视网膜病变、慢性葡萄膜炎、视网膜静脉周围炎、颈动脉栓塞性疾病等所致的新生血管性青光眼。②其他类型的继发性青光眼:虹膜角膜内皮综合征、外伤性青光眼(房角后退及上皮内生继发性青光眼)等。

(4)睫状体冷冻术:是治疗难治性青光眼的一种睫状体破坏性手术。通过冷冻的低温效果,间接破坏睫状上皮细胞及其血管系统,以减少房水生成,从而降低眼压。

手术适应证:视功能完全丧失的绝对期青光眼,为保留眼球、缓解疼痛者。局部及全身用药无效,且疼痛明显者。抗青光眼手术无效或滤过手术难以建立有效通道的难治性青光眼,包括新生血管性青光眼等,以及再无条件做其他手术的青光眼。

(5)睫状体光凝术:是一种破坏性手术,通过激光直接破坏睫状体或间接引起葡萄膜炎而使房水生成减少,以降低眼压。

手术适应证:各种临床上难以控制的晚期青光眼,如新生血管性青光眼。因可发生诸多并发症,故仅在多次滤过手术失败或不宜行滤过性手术时才采用。

(六)预防

(1)全视网膜光凝是预防虹膜红变和新生血管性青光眼的有效措施,使已形成的新生血管消退,可防止新生血管性青光眼的发生。

(2)对于发生青光眼的高危人群,应特别注意,要积极控制及治疗原发病并监测眼压及视功能。

(3)对青光眼患者详细介绍青光眼的知识,使其积极配合治疗,以便保存有用视功能。

(4)避免情绪激动,如忧愁、生气、恐惧,保持精神愉快。

(5)勿暴饮暴食,勿晚睡,劳逸结合,保持大便通畅。

(七)治疗参考

(1)NVG的治疗较棘手,目前临床多倾向于治疗视网膜缺血和控制眼压,或为预防并发症而采用辅助疗法的综合治疗方案,而Hamard、Baudouin、Sivak等则强调治疗原发病。报道1例患者通过动脉支架扩张颈内动脉,改善了眼动脉的血液供应,使眼部缺血缓解,新生血管消失,眼压下降,视网膜供血改善,视力明显提高,NVG得以治愈。近几年有对由颈动脉狭窄引起的眼缺血综合征患者,采用颈动脉内膜剥离术来治疗,通过彩色多普勒血流显像进行长期监测,发现患者的眼动脉收缩峰速度升高,眼动脉反流控制,虹膜新生血管和NVG消退,大多数患者视力有不同程度的提高,随访中没有复发病例。而部分学者则认为必须合并有神经症状者才能采用颈动脉内膜剥离术,这可能与该手术的危险性有关。也有文献报道,颈动脉内膜手术可使睫状体循环增加、眼压升高、黄斑水肿。因此,这种手术方法还需要进一步探讨。

(2)有学者对新生血管性青光眼分阶段考虑个体差异,采用不同波长的激光治疗,经12个月的观察,效果较好。

方法:青光眼前期激光治疗,Nd:YAG 532 倍频激光器进行全视网膜光凝,光斑大小为$300\sim500\ \mu m$;曝光时间为0.3 s,功率为$0.3\sim0.5$ W。青光眼期激光治疗:810 nm半导体红外线激光仪带手柄光导纤维,光束直径为$600\ \mu m$,功率为$1.5\sim2.25$ W,照射时间设定为2 s。激光光凝头位于睫状体冠部,即距角巩膜缘后约1 mm,光线入射角度与视轴垂直。

结果:23例新生血管性青光眼前期患者经532 nm激光治疗后,对其中18例患者随访12个月,治疗后眼压为2.1 ± 0.3 kPa(15.73 ± 2.46 mmHg),与随访时比较差异无统计学意义($P>0.05$),其中视力提高$1\sim2$行者6只眼,视力无变化7只眼,未出现眼部并发症。35例新生血管性青光眼期患者术后2周至随访期内的平均眼压为3.6 ± 0.4 kPa(27.25 ± 3.15 mmHg),与术前相比,差异有统计学意义($P<0.001$)。术后经治疗除 1 只眼前房反复出血外,其余均好转。术后 12 个月,1 只眼眼压下降至 0.7 kPa(5 mmHg),14 只眼眼压下降至 3.3~4.0 kPa(25~30 mmHg),12 只眼眼压为 4.0~4.7 kPa(30~35 mmHg),8 只眼眼压为 4.7~5.3 kPa(35~40 mmHg),但自觉症状明显改善,未发现结膜烧灼斑、脉络膜脱离及交感性眼炎。

四、眼钝挫伤房角后退性青光眼

眼钝挫伤引起睫状体表面的外伤性撕裂,称为前房角劈裂或房角后退,可导致继发性青光眼,是眼前节挫伤最常见的合并症。可在损伤后立即发生,也可迟至数月、数年才表现出来;眼压升高可以是暂时性的,也可是持续性的,可是轻度的,也可是显著的,依据眼部钝挫伤的程度和眼压升高的原因而不同。根据文献报道,在眼前节挫伤者,不同程度的房角后退和小梁损伤的发生率可达 60%~94%。眼挫伤中多数为 30 岁以下的年轻人,儿童发生率为 27%~48%,男性多见。

(一)病因与病理

本病损伤原因多为体育运动、交通、生产事故等。通常认为,挫伤是由于钝性物体平行运动作用于眼部,物体的冲击使角膜和前部巩膜向后移位、眼球前后压缩、外力向眼内传递,使眼球赤道扩张。由于虹膜、前房角、晶状体及其悬韧带、玻璃体不能对抗急骤的冲击力量,因此使这些组织突然扩张和撕裂。

房角后退主要表现在睫状体的环行肌和纵行肌两者之间发生撕裂和分离,因环行肌与虹膜相连,环行肌挛缩将引起虹膜根部后退,而纵行肌仍附着在原位的巩膜突,所以房角加深,同时,发生小梁组织的损害炎症、变性吸收等病变。早期因小梁组织水肿、炎症介质释放和组织碎片阻塞等,使眼压升高。伤后数月到数年发生的慢性眼压升高,多见于房角后退范围≥180°的患眼,为小梁组织损伤后产生的瘢痕修复阻碍了房水外流,导致眼压升高。

(二)临床表现

1. 症状

患眼有外伤史,可发生在外伤后 1 年以内,或 10 年以上甚至更长时间才发生青光眼,起病常无任何症状。晚期可见受伤眼视力下降、视野损害、眼痛等。

2. 体征

(1)患眼周边前房加深,或不同象限前房深度不同;虹膜不平,房角镜下见特征性改变:虹膜根部离断且后退,睫状体带明显变宽。

(2)眼部外伤的体征:瞳孔括约肌撕裂、外伤性白内障。

(3)眼压升高。

3. 并发症和后遗症

如未经及时有效治疗则造成视功能的严重损伤。

(三)辅助检查

(1)前房角镜检查:直接发现房角后退,并对房角后退分级。

Ⅰ度:浅层撕裂,睫状体表面色素膜小梁撕裂,睫状体带于巩膜突裸露。

Ⅱ度:中度撕裂,睫状肌撕裂,房角深而宽,睫状体带宽度为正常的 1~3 倍,后退范围超过 180°。

Ⅲ度:重度撕裂,睫状肌内有深裂隙,其尖端不能窥见。

（2）超声生物显微镜(UBM)检查：可发现房角后退病变。

(四)诊断与鉴别诊断

1.诊断要点

（1）询问病史、眼外伤史，对诊断有重要价值。

（2）眼压升高。

（3）做前房角镜检查，可见房角后退特征。

（4）眼部其他病变：瞳孔括约肌裂伤、虹膜异色、小梁色素增多、虹膜根部离断、晶状体不全脱位、外伤性视网膜脉络膜炎等，应考虑伴有房角后退的可能。

2.鉴别诊断

本病应与原发性开角型青光眼相鉴别。后者患者无眼外伤史，房角结构无睫状体带变宽。

(五)治疗

眼钝挫伤房角后退性青光眼的治疗原则是，早期主要用糖皮质类固醇激素和降眼压药物治疗及中药辨证施治，后期选择滤过性手术治疗。

1.药物治疗

（1）糖皮质激素：强的松 1～1.2 mg/(kg·d)，采取早晨顿服的给药方式，用药1～2周，眼部炎症减轻时应逐渐减量，再以维持量巩固疗效至停药。

（2）降低眼压：高渗剂，如20%甘露醇250～400 mL，静脉滴注，每日2次；或碳酸酐酶抑制剂，如乙酰唑胺250 mg，口服，每6 h 1次。

2.局部治疗

（1）碳酸酐酶抑制剂：1%布林唑胺等，每日3次。

（2）盐酸卡替洛尔滴眼液，每日2次。

（3）睫状肌麻痹剂：1%阿托品滴眼液，每日1～2次，滴眼。

（4）因缩瞳剂可减少脉络膜巩膜的房水流出而导致眼压升高，应避免使用。

3.手术治疗

滤过性手术效果较好。参见原发性急性闭角型青光眼等章节。

(六)预防

加强安全意识，防止眼部外伤是预防本病发生的最佳措施。

五、白内障膨胀期青光眼

白内障膨胀期所致的青光眼是指老年性白内障的膨胀期或晶状体外伤后浑浊肿胀时所致的一种继发性闭角型青光眼。本病常见于小眼球浅前房的老年患者，也可见于外伤性白内障。老年性白内障膨胀期所致的青光眼多为单眼发病。

(一)病因病理

白内障膨胀期所致的青光眼患者因眼前节较小，前房浅，房角较窄，随着年龄增长，晶状体前后径逐渐增加，晶状体膨胀，体积增大、变厚，使晶状体虹膜隔前移，前房变浅，房角变窄，虹膜瞳孔缘与晶状体之间的间隙越来越窄，房水经过瞳孔区时阻力增加；如在暗环境停留过久或情绪异常、药物等作用，使瞳孔中度散大，而发生完全性瞳孔阻滞，导致后房压力升高，将膨隆的周边部虹膜向前推，使周边部虹膜紧贴于小梁面，发生房角阻滞引起眼压升高。

(二)临床表现

患者有老年性白内障或外伤性白内障病史。在老年性白内障者有长期视力减退病史。

1. 症状

白内障膨胀期青光眼的临床表现与原发性急性闭角型青光眼合并白内障相似。

(1)患侧眼剧烈胀痛,伴同侧头痛、恶心、呕吐。

(2)视功能进一步下降。

2. 体征

(1)眼压升高。

(2)球结膜混合性充血。

(3)角膜水肿,前房极浅,瞳孔散大。

(4)晶状体浑浊、肿胀。

3. 并发症和后遗症

本病如未经早期诊断和及时有效的治疗或病情较重者,视力、视野难以恢复,最终丧失视功能。

(三)辅助检查

(1)前房角镜检查:可见不同程度的房角闭塞,如高眼压持续时间较长,可导致永久性房角粘连。

(2)UBM 检查:可较精细地了解房角及晶状体与虹膜睫状体间隙的狭窄情况。

(四)诊断与鉴别诊断

1. 诊断要点

(1)外伤性者有明确的眼外伤史。老年性白内障膨胀期所致者,有长期视力缓慢减退病史。

(2)球结膜混合性充血,角膜水肿,前房浅,瞳孔散大,晶状体浑浊、肿胀兼有水裂。

(3)眼压升高,一般高于 4.0 kPa(30 mmHg)。

(4)患侧头部剧烈胀痛,伴有恶心、呕吐。

(5)前房角镜检查可见程度不同的房角闭塞。

2. 鉴别诊断

本病应与原发性急性闭角型青光眼鉴别。二者的临床表现相类似,而原发性急性闭角型青光眼无外伤性白内障或老年性白内障病史,眼部检查晶状体无明显肿胀及浑浊。

(五)治疗

本病的治疗原则:应及时采取中西医结合的方法治疗,首先使用药物治疗,迅速控制眼压,减轻炎症反应,待眼压控制在正常水平或接近正常水平后 48 h,再进行晶状体摘除等手术治疗。因在此期间,眼部血管舒缩反应基本恢复正常,眼球处于相对稳定状态,术后反应较轻。

1. 药物治疗

立即控制眼压,保护视功能,适时施行手术治疗。

(1)20%甘露醇注射液 250～400 mL,静脉滴注,45 min 内滴完。降眼压效果可维持数小时,必要时可再次应用,但每日内不宜超过 3 次,同时应注意肾功能及血糖情况。

(2)50%医用甘油液,每次 100 mL,每日 1～2 次,顿服。糖尿病患者禁用。

（3）碳酸酐酶抑制剂，如甲酰唑胺 25～50 mg，每日 2～3 次；或乙酰唑胺，每次 250 mg，每日 3 次。

2. 局部治疗

（1）缩瞳剂：1％～2％毛果芸香碱滴眼液，滴眼，开始每 5 min 1 次，共 4 次，然后每 30 min 滴眼 1 次，共 4 次，以后每 1 h 滴眼 1 次；瞳孔缩小后改为每日 4 次。缩瞳剂使瞳孔缩小后，眼压可下降，使虹膜的张力增加，将虹膜拉向中央区，减少或避免虹膜前粘连，为手术治疗及术式选择奠定良好的基础。但少部分患者使用缩瞳剂后可能会加重瞳孔阻滞，晶状体肿胀使虹膜隔前移，前房更浅，对此应使用其他降低眼压的药物。

（2）β受体阻滞剂：0.25％～0.5％噻吗洛尔、1％～2％卡替洛尔、0.25％倍他洛尔等滴眼液，每日 2 次。

3. 手术治疗

膨胀期白内障继发性青光眼的手术治疗，手术方式可根据患者的眼部具体情况加以选择，如晶状体浑浊程度、病程长短、眼压控制情况、前房角的改变以及对视功能的要求等，分别采用白内障摘除联合青光眼滤过性手术，或白内障囊外摘除与人工晶状体植入联合青光眼滤过性手术，或白内障囊外摘除联合人工晶状体植入术。

（1）如果晶状体已完全浑浊或近完全浑浊，则应在前房角未发生病理性闭锁前施行白内障摘除联合人工晶状体植入术。

（2）如果病程较长，前房角有广泛虹膜周边前粘连，可选择白内障摘除联合滤过性手术，或再联合人工晶状体植入术。

（3）如果晶状体未完全浑浊，仍有一定视功能，可选择虹膜周边切除或激光虹膜切除术。

（六）预防

（1）对膨胀期白内障应尽早行手术摘除，是预防继发性青光眼发生的最佳措施。

（2）预防情志过激及情志抑郁，心胸开阔，减少诱发因素。

（3）调节饮食，防止便秘。

第四节　先天性青光眼

先天性青光眼是胎儿发育过程中前房角发育异常而引起的一类青光眼。3 岁以前发病的称婴幼儿型青光眼。3 岁以后至 30 岁以前发病的原发性开角型青光眼称为青少年型青光眼。

一、婴幼儿型青光眼的诊断及治疗

（一）诊断

（1）发生于 3 岁以前的婴幼儿，多双眼发病。

（2）症状：畏光流泪，眼睑痉挛，因眼部胀痛而哭闹不安。有上述症状，而又不能用其他眼病来解释的，应首先排除先天性青光眼。

（3）角膜浑浊水肿：角膜直径＞12 mm，有时可≥18 mm，后弹力层破裂裂隙灯下可见一些透明而平行的线纹。

（4）由于婴幼儿眼球壁软弱可受压力作用而扩张角膜，眼球不断增大，有"水眼"之称。晚期可发生角巩膜葡萄肿。

(5)房角为开角,前房极深,周边部虹膜平坦。

(6)眼底视盘可见青光眼凹陷。

(7)眼压升高,房水流畅系数降低,眼压测定应在全麻下进行。

(二)治疗

1. 药物治疗

5%噻吗洛尔滴眼液滴眼可使部分患儿眼压下降。

2. 手术治疗

出生后发生的婴幼儿型青光眼,一经确诊即应早期手术治疗。早期可行房角切开术或小梁切开术,晚期行小梁切除术。术前应用碳酸酐酶抑制药或高渗剂,以降低眼压,便于手术。术后2～3周应于全麻下复查眼压及房角。若眼压控制,角膜透明,眼球不再扩大,畏光、流泪等症状改善提示手术成功。

二、青少年型青光眼的诊断要点及治疗

(一)诊断要点

(1)发生于30岁之前,发病隐蔽,进展缓慢。

(2)眼压高低差异较大,眼压描记房水流畅系数偏低。

(3)角膜、巩膜不断扩张,可加重近视,故青少年若出现进行性近视者,应排除青光眼。

(4)眼底多呈豹纹状,常有视神经萎缩及不太深的视盘青光眼凹陷。

(5)房角检查显示虹膜根部附着位高,房角隐窝埋没,有较多的小梁色素。

(6)视野可见青光眼性视野缺损。

(二)治疗

与开角型青光眼基本相同。

1. 药物治疗

0.5%噻吗洛尔滴眼液或1%匹罗卡品与1%左旋肾上腺素联合应用,有良好的降压作用。

2. 手术治疗

若出现进行性视盘凹陷,视野缺损,应进行手术治疗。如行小梁切开术或小梁切除术。

三、先天性青光眼合并其他先天异常

由于这类先天性青光眼同时伴有角膜、虹膜、晶状体、视网膜、脉络膜等先天异常,或者伴有全身其他器官的发育异常,在临床上多以综合征的形式表现,如 Axenfeld-Rieger 综合征、Sturge-Weber 综合征、马方综合征、Marchesani 综合征等。治疗方面主要是根据患者的全身和眼部不同情况,酌情手术降低眼压。

第四章　耳部疾病

第一节　先天性耳畸形

一、先天性耳前瘘管

先天性耳前瘘管是最常见的先天性耳畸形,为胚胎期发育成耳廓的第1、第2鳃弓的6个小丘样结节融合不全形成。

(一)临床表现

(1)瘘管多为单侧性,也可为双侧。多为盲管,瘘口多位于耳轮脚前,长度可从数毫米到3 cm以上,可有分支。走行方向不一,可深入耳廓软骨内,甚至有一部分可跨过耳轮脚走行到耳后。

(2)平时可无症状,挤压时可有少量稀薄黏液或乳白色脂样物自窦口溢出,局部可感瘙痒不适。继发感染时出现局部红肿、渗出,严重时可形成脓肿,可自行破溃。

(二)治疗

无感染者可不做处理。在急性感染期,全身应用抗生素控制感染。对形成脓肿者,应该先切开排脓,等急性炎症控制后行手术切除。术中围绕瘘口位置做菱形切口,注射亚甲蓝于瘘管内,并联合应用探针作为导引,将瘘管及其分支彻底切除,若瘘管穿过耳廓软骨,需连同部分软骨组织一并切除。完成后需冲洗术腔,分层缝合以消灭死腔。术毕稍加压包扎。

二、先天性外耳及中耳畸形

由于母亲妊娠期受感染、毒物、药物等危险因素的影响,胎儿外耳、中耳或内耳均可发生畸形。耳畸形还可合并颌面部、眼、骨骼、心脏等器官、组织的畸形,称为先天畸形综合征。由于胚胎发育的相关性,外耳畸形与中耳畸形常同时发生,临床上习惯称其为"小耳畸形",而内耳畸形则相对独立。

先天性外耳及中耳畸形是除唇腭裂之外的最常见的颅面部畸形,发病率约为1/10 000。根据畸形的严重程度,一般将先天性外耳及中耳畸形分为3级。

第Ⅰ级:耳廓小而畸形,各部分结构尚可辨认,外耳道狭窄,存在小鼓膜,易伴发外耳道胆脂瘤,听力基本正常。

第Ⅱ级:耳廓呈条索状突起,外耳道闭锁,鼓膜及锤骨柄缺如,多表现为锤砧骨融合、镫骨存在或未发育,呈传导性聋。此型最为常见。

第Ⅲ级:耳廓残缺,仅有零星而不规则的突起,外耳道闭锁、听骨链畸形,伴有内耳功能障碍,表现为混合性聋或感音神经性聋,发病率低。

耳廓畸形较为直观,单纯的中耳畸形则较难早期发现。颞骨薄层CT检查可全面提供各结构发育的信息,包括耳道大小、是否合并外耳道胆脂瘤、乳突气化、鼓室大小、听骨链、面神经、内耳畸形等,从而决定干预方式。电测听、脑干听觉诱发电位等听力检查可对患者的听力状态、听力损害种类进行评估。

干预时机:3～6 岁是语言发育的关键时期,耳畸形患者特别是双侧耳畸形患者,宜尽早佩戴头戴式骨传导助听器。患者发育至学龄期,可配合术后护理时行矫形手术治疗。行耳廓再造术则需要肋骨发育至一定大小,一般需在 7 周岁左右。畸形 I 级患者宜行耳道成形＋鼓室成形术,即将狭窄耳道扩大至直径为 1.2 cm 左右的正常耳道,并植皮,此手术目的主要为建立健康的外耳道,避免胆脂瘤的形成或清理胆脂瘤病变,术后患者获得健康耳道的比例较高; II 级需行全耳廓再造术与人工助听装置植入(包括骨传导助听器与人工中耳),需分期完成。鉴于耳道闭锁患者行耳道重建术后易出现感染、耳道湿疹、鼓膜外移、远期听力下降等问题,目前逐渐被人工助听装置所取代; III 级患者根据内耳情况可能需行电子耳蜗植入术。伴发严重颌面部发育不良的患者需至整形科行颌面部手术。

三、先天性内耳畸形

妊娠早期内耳正常的胚胎发育受阻,即出现先天性感音神经性聋。应用高分辨率 CT 成像技术,可发现约 20% 的先天性感音神经性聋患者骨迷路存在严重程度不等的畸形。以下将介绍临床上常见的内耳畸形。

(一)大前庭导水管综合征

大前庭导水管综合征是影像学检查可发现的最常见的内耳畸形。高分辨率 CT 与 MRI 使其诊断率不断提高。

1. 病因与发病机制

该病为常染色体隐性遗传病,家族中多为单个病例发病,目前确定与 PDS 基因组突变及 SLC26A4 基因遗传有关。扩大的前庭导水管使得蛛网膜下腔与内耳淋巴液异常交通,在外力撞击下易使内耳受到损伤。

2. 临床表现

大前庭导水管综合征多累及患者两侧。患者出生时多听力正常或仅有轻微的听力损失,随着时间推移,听力损失逐渐加重,特别是在头部外伤等诱因影响下,可出现听力明显下降。主要表现为感音神经性聋、眩晕发作,但由于耳蜗内微观生物力学的改变可同时伴有传导性聋。听力水平波动不一,有近 40% 的患者最终会发展成为极重度聋。

3. 诊断

水平位的 CT 扫描图像上,当导水管直径大于 2 mm 时应考虑本病,结合临床表现可作出诊断。MRI 还可以清晰地显示扩大的内淋巴囊(图 4-1)。

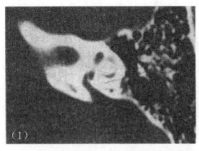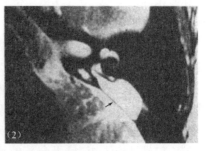

图 4-1 大前庭导水管综合征 CT 和 MRI 检查结果

注 (1)为水平位 CT 扫描,可见前庭导水管为喇叭口扩张;(2)为水平位 MRI 扫面,箭头所指为扩大的内淋巴囊。

4. 治疗

目前尚无有效的治疗方法,听力下降早期可使用 20% 甘露醇快速静脉滴注,有残余听力的患者可佩戴助听器,极重度聋的患者可行电子耳蜗植入术,术后效果佳。

(二)先天性耳蜗畸形

先天性耳蜗畸形是常见的内耳畸形,可依据 CT 检查作出诊断,可表现出轻重不等的听力损失。

1. 临床表现

临床表现为出生时即无听力,或 1~2 岁时才开始出现听力减退,部分患者可长期保留部分残余听力。耳聋主要为感音神经性聋,部分患者可表现为传导性聋,个别患者可有眩晕发作。

2. 诊断

主要根据听力学表现和影像学检查结果作出诊断。Jackler 于 1987 年根据耳蜗发育停滞于胚胎发育阶段的不同将先天性耳蜗畸形分为 5 型。

(1)耳蜗未发育:耳蜗发育停滞于胚胎发育第 5 周,表现为耳蜗正常结构消失,CT 上只显示前庭与畸形的半规管结构。发病率极低,无听力。

(2)耳蜗发育不良:耳蜗发育停滞于胚胎发育第 6 周,其耳蜗只有一圈或不到一圈的结构。占耳蜗畸形的 15%,CT 显示从前庭腔中突出 1~3 mm 的原基,常伴有前庭腔的扩大,约半数患者还伴有半规管畸形。听力好坏不等。

(3)耳蜗分隔不全:耳蜗发育停滞于胚胎第 7 周,耳蜗只有 1.5 圈。它是最常见的内耳畸形,占内耳畸形的 50%。CT 表现为耳蜗较正常偏小,耳蜗分隔部分或全部缺如。后来,Sennaroglu 和 Saatci 又将其分为 3 个亚型:Ⅰ 型为间隔完全缺如,使耳蜗呈囊样改变;Ⅱ 型为底圈完整而顶部呈囊样改变(Mondini 畸形);Ⅲ 型为耳蜗外周有分隔,蜗轴缺失。听力可从正常到极重度感音神经性聋。

(4)共同腔畸形:耳蜗发育停滞于胚胎第 4 周,或是更晚阶段的发育畸形。耳蜗与前庭融合成为大腔,无中间结构。听力一般较差。

(5)迷路缺失:为全耳蜗未发育型,常有镫骨肌缺如,无耳蜗及前庭。这种类型听功能及前庭功能全无。

3. 治疗

目前尚无有效的治疗方法,如有残余听力,可佩戴助听器后进行语言康复训练,若无有效的残余听力,需早期行电子耳蜗植入术。耳蜗未发育、共同腔畸形等严重的耳蜗畸形不适合行电子耳蜗植入术。据报道,有医生行听觉脑干植入术,其效果有待进一步证实。

第二节　耳外伤

耳包括外耳、中耳及内耳。耳廓作为头部的显露部分易单独遭受各种直接外伤。耳深部的外伤则常伴发于颜面他处或颅脑外伤。直接暴力(如利器、拳击等)和间接暴力(如爆炸气浪、震荡、巨响等)都可引起耳部外伤。外伤可发生于耳的某一部分,也可几部分同时发生。本节将介绍几种较常见的耳外伤代表性疾病。

一、耳廓创伤

(一)病因

耳廓创伤是外耳创伤中的常见病。原因有机械性挫伤、锐器或钝器所致的割伤、扯伤、断离伤、撕裂伤、冻伤及火器伤等。常伴发邻近组织的创伤。

耳廓是由较薄的皮肤覆盖在凹凸不平的软骨上组成的。耳廓软骨薄而富有弹性,是整个耳廓的支架,耳廓软骨如因外伤、感染发生缺损或变形则可造成耳廓的畸形,故对耳廓的外伤处理要给予重视。

(二)临床表现

不同原因所致的耳廓创伤在不同时期出现的症状也不同。常见表现:早期多为血肿、出血、耳廓断裂,破损之处易发生感染;后期多为缺损或畸形。

血肿为挫伤时出血积于皮下或软骨膜下形成的紫红色半圆形隆起。因耳廓皮下组织少,血液循环差,血肿不易吸收,处理不及时可机化并致耳廓增厚,大面积血肿可导致感染,形成化脓性软骨膜炎。

(三)治疗

治疗原则:及时清创止血,预防和控制感染,尽可能保留组织以免形成畸形。

(1)耳廓血肿时,应在早期行抽吸治疗后进行加压包扎。大面积血肿应尽早手术切开清除积血,以免继发感染。

(2)未发生感染者应及时清创缝合,修整伤缘,准确对位缝合。软骨部分缺失而未发生软骨膜炎者,可将软骨略做修正后再行对位缝合。

(3)局部已感染者,伤口处可用生理盐水稀释后的青霉素或庆大霉素液等清洗后再缝合。

二、鼓膜损伤

1. 病因

鼓膜位于外耳道深处,但因其甚薄,故易遭受外伤。

(1)直接外伤:如外耳道异物或取异物时的外伤、小虫飞入以及火星、矿渣溅入、误滴腐蚀物等。颞骨骨折累及鼓膜者也可导致鼓膜外伤。

(2)间接外伤:多发生于空气压力急剧改变时,如爆震、掌击耳部、擤鼻时用力过猛、分娩时用力屏气等。

2. 临床表现及检查

(1)患者可感突然耳痛、耳出血、耳闷、听力减退、耳鸣。气压伤时,因气压作用使听骨强烈震动而致内耳受损,出现眩晕、恶心,甚至呕吐。

(2)检查可见外耳道有少许鲜血流出,颞骨骨折可能有较多血液流出,伴脑脊液漏时,可见有清水样液渗出。耳镜可见外耳道或鼓膜上有血痂,鼓膜多呈不规则裂孔状,穿孔边缘及耳道内有血迹或血痂。

(3)在鼓膜外伤的病例中,可同时伴有听骨链中断或内耳损伤,诊断时要注意避免漏诊。

3. 治疗

早期应用抗生素预防感染,保持外耳道内干燥,外耳道内禁止冲洗及滴药。预防上呼吸道感染,嘱患者切勿用力擤鼻涕。一般伤后3～4周穿孔可自行愈合,也有更长者,较大穿孔长期不愈合者可行鼓膜修补术。

中耳已发生化脓性感染者,需加强全身抗炎治疗及局部清洁,明确未伴有内耳损伤或颞骨骨折者方可应用洗耳药及滴耳药。

三、颞骨骨折

1. 病因

主要因头部外伤所致,车祸、坠落及各种头部撞击力作用于颈枕部时常引起颅底骨折。同时,伴有颅脑外伤及不同程度的身体其他部位的损伤。颞骨骨折可波及中耳、内耳及面神经。

2. 分类

根据骨折线与岩骨长轴的关系,将颞骨骨折分为 3 型。①纵行骨折:骨折线与岩骨长轴平行,起自颞骨鳞部,通过外耳道后上壁、中耳顶部,沿颈动脉管至颅中窝底的棘孔或破裂孔附近。该型最常见,约占颞骨骨折的 70%。②横行骨折:骨折线与岩骨长轴垂直,常起自颅后窝的枕骨大孔,横过岩锥到颅中窝。有的经过舌下神经孔及岩部的管孔(如颈静脉孔),也可经过内耳道和迷路到破裂孔或棘孔附近。③混合型为上述两型的混合,此型多见于严重的颅骨多发骨折。不同类型的骨折临床症状也不相同。

3. 临床表现

(1)全身症状:颞骨骨折常是颅底骨折的一部分,往往伴有不同程度的颅脑外伤(如脑挫伤、脑水肿及颅内出血)等神经系统症状,严重者可出现昏迷、休克等。

(2)出血:纵行骨折常引起外耳道及鼓膜破裂,血自外耳道溢出或自咽鼓管经鼻、咽溢出。横行骨折一般无耳流血。

(3)脑脊液漏:纵形骨折同时伴有硬脑膜撕裂伤时,脑脊液可经咽鼓管或鼓膜损伤处流出,形成脑脊液耳漏或鼻漏。横行骨折时,脑桥侧和后颅窝蛛网膜下腔的脑脊液经骨折缝流入鼓室也可形成脑脊液耳漏或鼻漏。

(4)听力下降及耳鸣:纵行骨折主要累及中耳,故表现为传导性听力下降,一般无耳鸣。横行骨折多累及内耳的前庭部及内耳道,耳蜗和半规管也可累及。患者表现为感音性听力下降,伴耳鸣,多为高频性。如同时伤及中耳和内耳,可出现混合性聋。

(5)眩晕:横行骨折累及迷路前庭,患者可出现眩晕,急性期可观察到自发性眼震。

(6)面瘫:纵行骨折时面瘫的发生率为 15%~20%,多为锥曲段或乳突段面神经受压所致,预后好。横行骨折中发生率为 50%,多损伤面神经颅内段至内听道段,预后差,严重者导致永久性面瘫。

4. 检查

外耳道可有出血、皮肤撕裂、骨壁塌陷等。若合并硬脑膜损伤,则有淡红色或清亮液体流出。纵行骨折时,检查前庭功能,前庭功能往往表现为正常或减退,而横行骨折时,前庭功能丧失。如发生面瘫,应进行面神经诱发肌电图检查。

高分辨率颞骨 CT 扫描可反映出骨折线的走行轴向及颅内积血、积气等症状,也可反映出听骨链及面神经管有无损伤及损伤的部位。

5. 治疗

预防控制感染,一般禁止外耳道内填塞。

(1)首先治疗全身症状,再处理耳科情况,严重出血者请脑外科会诊共同抢救患者。有脑脊液漏者,严格按颅脑外伤处理,待病情稳定后可行手术探查。

（2）耳科方面需全身应用抗生素，严格消毒后清除外耳道积血及脏物，禁止局部滴药及外耳道填塞，以防感染进入中耳及颅内。若出血严重，可用无菌凡士林纱条填塞。

（3）非完全性面瘫或迟发性面瘫可保守治疗。完全性面瘫患者在全身情况允许下可行面神经探查、减压或修复术。

第三节　外耳疾病

一、外耳道耵聍栓塞

外耳道软骨部皮肤具有耵聍腺，分泌淡黄色黏稠液体，称为耵聍。若外耳道耵聍积聚过多，形成团块，阻塞外耳道，即称为耵聍栓塞。

（一）病因

耵聍腺分泌过多或排出受阻。外耳道炎症、尘土等刺激外耳道可使耵聍分泌过多；外耳道狭窄、异物存留或老年人肌肉松弛、下颌运动无力等，可致耵聍排出受阻。

（二）临床表现

依耵聍栓塞的程度及所在位置而有不同的症状。耳道未完全阻塞者，多无症状；若耵聍压迫鼓膜可引起眩晕、耳鸣及听力减退；若耵聍压迫外耳道后壁皮肤，可因刺激迷走神经耳支而引起反射性咳嗽；若耵聍完全阻塞外耳道，可使听力减退；耵聍遇水膨胀，还可刺激外耳道引起外耳道炎。检查可见棕黑色或黄褐色块状物堵塞外耳道内。耵聍团块质地不等，有的松软如泥，有的坚硬如石。

（三）治疗

取耵聍应细致耐心，避免损伤外耳道皮肤及鼓膜。在耳内镜下操作，可提高取出耵聍的效率和准确性，尽量减轻患者不适。

（1）对可活动、未完全阻塞外耳道的耵聍可用枪状镊或耵聍钩取出耵聍团块。较软的耵聍可将其与外耳道壁分离后用枪状镊分次取出。坚硬者可用液体石蜡浸泡 15 min 后，再用耵聍钩从外耳道后上壁将耵聍与外耳道壁分离出缝隙后，将耵聍钩扎入耵聍团块中间，慢慢钩出，尽量完整取出。

（2）首次就诊难以取出者，先滴入 5% 碳酸氢钠或 1%～3% 酚甘油或 2% 碘甘油，每日滴 4～6 次，待软化后可用上述器械取出或用吸引器吸出，也可用外耳道冲洗法清除。已有外耳道炎者，应先控制炎症，再取耵聍。

二、外耳道异物

外耳道异物多见于儿童，小儿玩耍时喜将小物体塞入耳内。成人多为挖耳或外伤时遗留小物体或昆虫侵入等。治疗外耳道或中耳疾病时，也可能将纱条、棉花等遗留于外耳道内。异物种类可分为动物性（如昆虫等）、植物性（如谷粒、豆类、小果核等）及非生物性（如石子、铁屑、玻璃珠等）3 类。

（一）临床表现

因异物大小、种类而异。小而无刺激性的非生物性异物可不引起症状。一般异物越大、越接近鼓膜,症状越明显。活昆虫等动物性异物可爬行骚动,引起剧烈耳痛、噪声,使患者惊恐不安,甚至损伤鼓膜。植物性异物遇水膨胀后,阻塞外耳道,可引起耳闷、耳痛及听力减退,并可继发外耳道炎。锐利坚硬的异物可损伤鼓膜。异物刺激外耳道、鼓膜偶可引起反射性咳嗽或眩晕。

(二)治疗

根据异物性质、形状和位置不同,采取不同的取出方法。

(1)异物位置未越过外耳道峡部、未嵌顿于外耳道者,可用耵聍钩直接钩出。

(2)活动性昆虫类异物,先在耳内滴入油类、乙醇或丁卡因等,也可用浸有乙醚(或其他挥发性麻醉剂)的棉球塞置于外耳道数分钟,将昆虫麻醉或杀死后用镊子取出或冲洗排出。对飞虫也可试用亮光诱出。

(3)被水泡胀的豆类异物,先用95%乙醇滴耳,使其脱水收缩后,再行取出。易碎的异物也可分次取出。

(4)如异物较大,且于外耳道深部嵌顿较紧,需于局部麻醉或全身麻醉下取出异物,必要时行耳内切口,甚至需凿除部分骨性外耳道后壁,以利异物取出。不合作的幼儿宜在短暂全身麻醉下取出异物,以免因术中不合作造成继发损伤或将异物推向深处。

(5)外耳道继发感染者,应先行抗炎治疗,待炎症消退后再取异物;或取出异物后积极治疗外耳道炎。

(6)异物取出过程中,如外耳道损伤出血,可用碘仿纱条压迫止血,次日取出,涂以抗生素软膏,预防感染。

三、外耳湿疹

外耳湿疹是指发生在耳廓、外耳道及其周围皮肤的由多种内、外因素引起的变态反应性多形性皮疹。小儿多见,一般分为急性、亚急性、慢性3类。

(一)病因

外耳湿疹的病因和发病机制尚不清楚,可能与变态反应、精神因素、神经功能障碍、内分泌功能失调、代谢障碍、消化不良等因素有关。潮湿和高温常是诱因。慢性中耳炎的脓液、患者的泪液或汗液、外伤后细菌或病毒感染等也可引起外耳道湿疹。

(二)临床表现

1. 急性湿疹

患处剧痒,多伴烧灼感,挖耳后流出黄色水样分泌物,凝固后形成黄痂。婴幼儿因不能诉说,可表现为抓挠、烦躁、不能熟睡。检查可见患处红肿,散在红斑、粟粒状丘疹、小水疱;丘疹水疱破裂后,有淡黄色分泌物流出,皮肤为红色糜烂面,或有黄色结痂。

2. 亚急性湿疹

多由急性湿疹未经治疗或久治不愈迁延所致。局部仍瘙痒,症状较急性湿疹轻,红肿和渗液不多,可有结痂和脱屑。

3. 慢性湿疹

由急性和亚急性湿疹反复发作或久治不愈发展而来。表现为外耳道皮肤增厚、粗糙、苔藓样变、脱屑及色素沉着等。自觉奇痒,常有反复的急性发作。

(三)治疗

1. 病因治疗

尽可能找出病因,去除过敏原。病因不明者,注意调整饮食,吃清淡食物,停食辛辣、刺激性或有较强变应原性食物如鱼虾、蟹等。避免搔抓,忌用热水、肥皂等清洗;如怀疑局部用药引起,应停用药物;如由中耳脓液刺激引起者应用有效药物治疗中耳炎,同时要兼顾外耳道炎的治疗。

2. 全身治疗

口服抗过敏药物,严重者可用糖皮质激素。如继发感染,全身和局部加用抗生素。

3. 局部治疗

渗液较多者,用 3% 过氧化氢溶液或炉甘石洗剂清洗渗液和痂皮后,用硼酸溶液或醋酸铝溶液湿敷。干燥后用氧化锌糊剂或硼酸氧化锌糊剂涂搽。局部紫外线照射等物理治疗也有帮助。

渗液不多时,局部涂搽 2% 龙胆紫溶液,干燥后用上述糊剂涂搽。

局部干燥者可涂搽 10% 的氧化锌软膏、抗生素激素软膏或艾洛松软膏等。干痂较多者先用双氧水清洗局部后再用上述膏剂。皮肤增厚者可用 3% 的水杨酸软膏。

四、外耳道疖

外耳道疖发生于外耳道软骨部,是外耳道皮肤的急性局限性化脓性炎症。多为单发,也可多发。夏、秋季多见。

(一)病因

外耳道软骨部皮肤毛囊、皮脂腺和耵聍腺被细菌侵入感染而形成脓肿。外耳道疖的致病菌绝大多数是金黄色葡萄球菌。

(二)临床表现及检查

(1)以剧烈耳痛为主,可放射至同侧头部。如疖在外耳道前壁,咀嚼或说话时,疼痛加重。如疖肿堵塞外耳道可影响听力。婴幼儿表现为不明原因的哭闹,伴体温升高。患儿不愿卧于患侧,触碰患耳时哭闹不止。若疖破溃,有稠脓流出,可混有血液。

(2)检查可见患耳有明显的耳屏压痛和耳廓牵引痛。外耳道软骨部有局限性红肿隆起,触痛明显。疖形成后探针触之有波动感。疖肿成熟后局部变软,尖端显露黄白色脓点,自行破溃后流出带血的黏稠脓液,特点为量少、稠厚、无黏液。此外,患者耳前、耳后或耳下淋巴结可肿大并有压痛。

(三)诊断和鉴别诊断

根据症状和检查所见,外耳道疖多不难诊断,但当肿胀波及耳后,使耳后沟消失,耳廓耸立,需与急性乳突炎和慢性化脓性中耳炎耳后骨膜下脓肿相鉴别。后两者脓肿一般没有耳屏压痛和耳廓牵引痛,不会引起耳前淋巴结肿大,听力损失较重,颞骨 CT 可进一步明确诊断。

(四)治疗

(1)局部治疗:外耳道疖的局部治疗很重要。疖肿未成熟时,可用鱼石脂甘油纱条敷于红肿处,每日更换 1~2 次;也可局部物理治疗、微波治疗,促进炎症消散。

不能切开未成熟的疖,防止炎症扩散。如疖成熟而未溃破时,可轻轻刺破脓栓,用棉棒轻轻将脓栓压出。如疖较大,有明显的波动,应局部麻醉下切开引流,注意切口应与外耳道纵轴平行,防止痊愈后外耳道形成瘢痕狭窄。

（2）全身治疗:严重的疖除局部治疗外,需口服或注射抗生素。

五、外耳道炎

外耳道炎是外耳道皮肤或皮下组织的广泛的急、慢性炎症。由于在潮湿的热带地区发病率很高,因而又称"热带耳"。

(一)病因

为细菌或病毒感染所致,常见致病菌为金黄色葡萄球菌,其他有溶血性链球菌、铜绿假单胞菌、变形杆菌和大肠杆菌等。

(二)症状及检查

发病初期,耳内有灼热感。随病情发展,耳内胀痛、疼痛逐渐加剧,甚至坐卧不宁,咀嚼或说话时加重。体征随病情轻重而变化。轻者仅见外耳道皮肤轻度充血;重者外耳道肿胀明显,可致外耳道狭窄及闭塞,皮肤溃烂,外耳道有分泌物流出,并逐渐增多,初期是稀薄的分泌物,逐渐变稠成脓。耳廓周围也可发生水肿,耳周淋巴结肿胀或有压痛。患者有耳屏压痛和耳廓牵引痛。

(三)诊断和鉴别诊断

（1）化脓性中耳炎:急性化脓性中耳炎听力减退明显,早期有剧烈耳痛,流脓后耳痛缓解;脓液呈黏脓性。慢性化脓性中耳炎鼓膜穿孔,听力明显下降,流黏脓性脓液。急、慢性化脓性中耳炎的脓液刺激可引起急、慢性外耳道炎。

（2）急、慢性外耳道湿疹或急性药物性皮炎:大量水样分泌物和外耳道奇痒是急性外耳道湿疹和急性药物性皮炎的主要特征,一般无耳痛,检查时可见外耳道肿胀,有丘疹或水疱。慢性外耳道湿疹局部奇痒,并有脱屑,可有外耳道潮湿,清理后见鼓膜完整。

（3）外耳道疖肿:外耳道红肿或脓肿多较局限。

(四)治疗

清洁外耳道,保证局部清洁、干燥和引流通畅。局部选择酸化的广谱抗生素滴耳液治疗。外耳道红肿时,局部敷用鱼石脂甘油纱布。严重的外耳道炎需全身应用抗生素;耳痛剧烈者给予止痛药和镇静剂。

六、外耳道真菌病

外耳道真菌病是真菌感染所致的外耳道皮肤的亚急性或慢性炎性疾病,常见于我国南方地区。

多种真菌可导致本病发生,也可合并细菌感染。常见的真菌有曲霉菌、青霉菌及白色念珠菌等。外耳道进水或积存分泌物、长期滴用抗生素液等较易感染真菌。

(一)临床表现及检查

耳内发痒及有闷胀感,有时奇痒,以夜间为甚。部分患者无症状,仅在检查时发现。检查见外耳道和鼓膜覆盖有黄黑色、白色粉末状或绒毛状真菌。其下可见薄膜状或筒状痂皮,去除后见患处皮肤略充血、潮湿。痂皮阻塞外耳道或与骨膜接触时,则引起耳鸣和听力减退。并发细菌感染时,可有耳痛、流脓、耳内臭气等。

将清除下的痂皮做涂片,可查见菌丝和孢子,也可做培养检查。

(二)治疗

尽量保持外耳道干燥。以局部用药为主,不需全身应用抗真菌药。用药前应清除外耳道内的所有真菌痂皮和分泌物,用1%~3%柳酸酒精、1%~2%麝香草酚酒精或1：1000苯扎溴铵酒精滴耳,也可用制霉菌素喷于外耳道或涂用咪康唑(达克宁霜剂)。

七、耳廓假性囊肿

耳廓假性囊肿是指耳廓软骨夹层内的非化脓性浆液性积液形成囊肿样隆起,因非真正的囊性结构,故称假性囊肿。多发生于一侧耳廓的外侧前面上半部,也可双侧发病。本病又称耳廓浆液性软骨膜炎、耳廓非化脓性软骨膜炎、耳廓软骨间积液等。男性多于女性数十倍,多发于20~50岁的成年人。

(一)病因

病因尚未明确,可能与外伤有关。耳廓可能由某些机械刺激如硬枕压迫、挤压、无意触摸等,引起局部循环障碍所致。有学者认为是先天性发育不良,即胚胎第1、第2鳃弓的6个耳丘融合异常遗留潜在的组织腔隙,留下了发生耳廓假性囊肿的组织基础。也有学者认为它可能是一种自身免疫性疾病。

(二)病理

显微镜下可见从皮肤到囊壁的组织层次为皮肤、皮下组织、软骨膜及与其密切相连的软骨层。该软骨层的厚薄依囊肿大小而定,软骨层的内面覆有一层纤维素,其表面无上皮细胞结构,故与真囊肿不同。囊肿并非在软骨膜与软骨之间,故有病理学家认为,称为软骨间积液更为恰当。

(三)临床表现

囊性隆起多位于舟状窝、三角窝,偶可波及耳甲腔,但不侵及耳廓后面。患者常偶然发现耳廓前面上方局限性隆起,逐渐增大。小者可无任何症状,大的可有胀感、波动感、灼热感或痒感,常无痛感。肿胀范围清楚,皮肤色泽正常。透照时透光度良好,可与血肿区别。穿刺抽吸时,可抽出淡黄清液,培养后无细菌生长。

(四)治疗

1. 物理疗法

早期积液不多时可行紫外线照射或超短波等物理治疗,以防止渗液生成并促进吸收。也可用激光(YAG激光或CO_2激光)将囊壁打穿,放出液体,加压包扎。也有报道用蜡疗、磁疗、冷冻、射频等治疗。

2. 穿刺抽液、局部压迫法

该法是治疗耳廓假性囊肿的常用方法。在严格无菌条件下将囊液抽出,然后用石膏固定压迫局部或用两片圆形(直径约1.5 cm)的磁铁置于囊肿部位的耳廓前后,用磁铁吸力压迫局部。

3. 囊腔内注射药物

有学者用平阳霉素、曲安奈德、15%高渗盐水、50%葡萄糖注射液或3%碘酊于抽液后注入囊腔,加压包扎,促使囊壁粘连、机化。

4. 手术

手术可作为首选。皮下切除囊肿部分软骨前壁,软骨"开窗"释放囊液后,做无菌加压包扎。

八、耳廓化脓性软骨膜炎

耳廓化脓性软骨膜炎是耳廓软骨膜的急性化脓性炎症,耳廓损伤后在软骨和软骨膜间有脓液形成,常引起较严重的疼痛并可导致软骨坏死及耳廓畸形,应积极治疗。

(一)病因

常因外伤、手术、冻伤、烧伤、虫咬、耳针感染以及耳廓血肿继发感染所致。铜绿假单胞菌为最常见的致病菌,其次为金黄色葡萄球菌。化脓后,脓液积聚于软骨膜与软骨之间,软骨因血供障碍而逐渐坏死,影响耳廓正常形态和生理功能。

(二)临床表现

起病初期,患者感觉耳廓胀痛及灼热,耳廓红肿、增厚,弹性消失,触痛明显,继之红肿加重,持续性剧烈疼痛,烦躁不安,可伴发热,耳廓呈暗红色。脓肿形成时可见局限性隆起,有波动感,破溃后有脓液溢出。病情发展比较迅速,可致耳廓畸形。

(三)治疗

早期尚未形成脓肿时,全身应用足量敏感抗生素控制感染。可做局部理疗,促进局部炎症消退。如已形成脓肿,宜在全身麻醉下,沿耳轮内侧的舟状窝做半圆形切开,充分暴露脓腔,清除脓液,刮除内芽组织,切除坏死软骨。尽量保存耳轮部位的软骨,可避免术后耳廓畸形。术中用敏感的抗生素溶液(如庆大霉素、头孢类抗生素)彻底冲洗术腔。术毕将皮肤贴回创面,放置橡皮片引流,不予缝合,以防术后出血形成血肿或日后机化收缩。适当加压包扎,每日换药。可于耳周局部注射敏感抗生素。如无继续流脓,拔去引流条,稍加压包扎。后遗严重畸形有碍外貌时,可做整形修复术。

(四)预防

在耳廓处进行耳针治疗、耳部手术等操作时,应严格消毒,避免损伤软骨。耳廓外伤应及时处理,彻底清创,严防感染。

九、外耳道胆脂瘤

外耳道胆脂瘤是阻塞于外耳道骨部的含有胆固醇结晶的脱落上皮团块,又称外耳道阻塞性角化病。其组织学结构同中耳胆脂瘤,但常混有耵聍碎屑。

(一)病因

病因至今不明。现在比较被接受的是 Holt 的观点,即以下四个因素:外耳道手术或外伤;各种原因所致的外耳道狭窄或闭锁;外耳道内肿瘤或骨瘤阻塞;自发性胆脂瘤。胆脂瘤的形成可能与外耳道皮肤受到各种病变的长期刺激(如耵聍栓塞、炎症、异物、真菌感染等)而产生慢性充血,致使局部皮肤生发层中的基底细胞生长活跃;角化上皮细胞脱落异常增多,若其排除受阻,便堆积于外耳道内,形成团块。久而久之,其中心腐败、分解、变性,产生胆固醇结晶。

(二)临床表现

多发生于成年人,单侧多见,可侵犯双耳。无继发感染的小胆脂瘤可无明显症状。胆脂瘤较大时,可出现耳内堵塞感、听力减退、耳鸣。如继发感染可有耳痛、头痛,外耳道有分泌物,有臭味,可有血性分泌物。检查见外耳道深部为白色或黄色胆脂瘤堵塞,其表面被多层鳞片状物质包裹。较大的胆脂瘤清除后可见外耳道骨质遭破坏、吸收,外耳道骨段明显扩大。鼓膜完整,可充血、内陷。巨大的外耳道胆脂瘤可破坏外耳道后壁,侵犯乳突,广泛破坏乳突骨质,并发胆脂瘤型中耳乳突炎,也可引起周围性面瘫,侵犯鼓索神经,可引起同侧味觉减退。

(三)诊断

根据病史及外耳道特征性的白色胆脂瘤团块即可作出诊断,取胆脂瘤送病理科检查可确诊。注意和原发于中耳的胆脂瘤、外耳道癌及坏死性外耳道炎鉴别,颞骨 CT 扫描很有必要,有助于鉴别此病范围、程度及与中耳的关系。

(四)治疗

(1)无合并感染的胆脂瘤较易取出,清除方法同耵聍取出术。可用 3% 硼酸甘油或 3%~5% 碳酸氢钠溶液(合并感染时忌用)滴耳,使其软化后再取。

(2)合并感染时,应注意控制感染。但单纯的控制感染很难迅速奏效,只有全部或部分清除胆脂瘤后,方能促使炎症吸收。

(3)感染严重、取出十分困难者可在全身麻醉及手术显微镜下进行,同时全身应用抗生素控制感染。术后应随诊观察,清除残余或再生的胆脂瘤。

(4)外耳道胆脂瘤侵及骨质,术后需一定程度的外耳道填塞,以防术后外耳道狭窄。

(5)如未深在侵入乳突者,可在摘除胆脂瘤后一月,复查颞骨 CT。如深入乳突腔、中耳腔内,必要时需按改良乳突根治手术方式治疗。

第四节　中耳疾病

一、大疱性鼓膜炎

大疱性鼓膜炎是鼓膜及其邻近外耳道的急性炎症。好发于儿童及青年人,无性别差异,多为单侧,也可连续地发生于双侧,常见于冬季。由于鼓膜大疱内常含有血液或血浆,故也称出血性大疱性鼓膜炎。

(一)病因

本病常发生于病毒性上呼吸道急性感染的流行期,可能由病毒感染所致,如流感病毒、脊髓前角灰质炎病毒等。Robert 曾从本病中培养出肺炎支原体。

(二)临床表现

耳痛剧烈,有闷胀感,可有轻度听力障碍。检查可见鼓膜及邻近外耳道皮肤充血,常于鼓膜后上方出现一个或多个淡红色或灰白色大疱,重者累及松弛部;有时几个小疱可融合成一大疱。疱内出血可使大疱呈暗红色或深蓝色,血疱破裂时可流出少许血性渗出液,形成薄痂覆盖,但鼓膜不会穿孔。轻者血疱内液体可被吸收而遗留干痂。

(三)诊断

患者多有流感病史,若鼓膜或邻近外耳道皮肤出现血疱,即可诊断。鼓膜大疱易与鼓膜肿胀膨隆混淆,因此应注意与一般急性鼓膜炎及急性化脓性中耳炎相鉴别。血痂形成时,应与特发性血鼓室以及由各种病因引起的蓝鼓膜相鉴别。

(四)治疗

缓解耳痛,防止感染。耳痛明显时,可在无菌操作下挑破大疱,使耳痛缓解;必要时还可服用止痛药;耳痛剧烈时可用 1%～2% 利多卡因滴耳;局部与全身使用抗生素治疗,以防继发细菌感染。

二、分泌性中耳炎

分泌性中耳炎,又称渗出性中耳炎、卡他性中耳炎、浆液性中耳炎等,是以鼓室积液及传导性或混合性听力下降为主要特征的中耳非化脓性炎性疾病。中耳积液可为浆液或黏液。中耳积液极为黏稠而呈胶冻状者,也称为胶耳。

分泌性中耳炎可分为急性和慢性两种。病程达 3 个月以上的为慢性分泌性中耳炎,可因急性分泌性中耳炎未得到及时与恰当的治疗或由急性分泌性中耳炎反复发作迁延转化而来。

本病是引起小儿听力下降的常见原因之一,成人也可发病。

(一)病因

病因尚未完全明确。目前认为主要与咽鼓管功能障碍、感染和免疫反应等因素有关。

1. 咽鼓管功能障碍

一般认为此为本病的基本病因。

(1)机械性阻塞:如小儿腺样体肥大、肥厚性鼻炎、鼻窦炎、鼻咽部肿瘤或淋巴组织增生、长期的鼻咽部填塞等。

(2)功能障碍:司咽鼓管开闭的肌肉收缩无力,咽鼓管软骨弹性较差,当鼓室处于负压状态时,咽鼓管软骨段的管壁容易发生塌陷。此为小儿分泌性中耳炎发病率高的解剖生理学基础之一。腭裂患者由于肌肉无中线附着点,失去收缩功能,故易患本病。咽鼓管"黏液纤毛输送系统"的功能障碍,也是导致咽鼓管功能性阻塞的原因。

2. 感染

过去曾认为分泌性中耳炎是无菌性炎症。近年来的研究发现中耳积液中细菌培养阳性者为 1/2～2/3,其中主要致病菌为流感嗜血杆菌和肺炎链球菌。细菌学和组织学检查结果以及临床征象表明,分泌性中耳炎可能是中耳的一种轻型的或低毒性的细菌感染。细菌产物内毒素在发病机制中,特别是病变迁延为慢性的过程中可能起到一定作用。

3. 免疫反应

小儿免疫系统尚未完全发育成熟,这可能也是小儿分泌性中耳炎发病率较高的原因之一。中耳积液中有炎性介质前列腺素等的存在,积液中也曾检出过细菌的特异性抗体和免疫复合物,以及补体系统、溶酶体酶等,提示慢性分泌性中耳炎可能属一种由抗感染免疫介导的病理过程。可溶性免疫复合物对中耳黏膜的损害(Ⅲ型变态反应)为慢性分泌性中耳炎的致病原因之一。

(二)病理

咽鼓管功能不良时,外界空气不能进入中耳,中耳内原有的气体逐渐被黏膜吸收,腔内形成负压,引起中耳黏膜静脉扩张、淤血、血管壁通透性增强,鼓室内出现漏出液。如负压不能得到解除,中耳黏膜可发生一系列病理变化,主要表现为上皮增厚,上皮细胞化生,鼓室前部低矮的假复层柱状上皮变为增厚的纤毛上皮,鼓室后部的单层扁平上皮变为假复层柱状上皮,杯状细胞增多,分泌增加,上皮下病理性腺体组织形成,固有层血管周围出现以淋巴细胞及浆细胞为主的圆形细胞浸润。疾病恢复期,腺体逐渐退化,分泌物减少,黏膜逐渐恢复正常。

中耳积液多为漏出液、渗出液和分泌液的混合液,因病程不同而以其中某种成分为主。一般认为病程早期为浆液性,后期为黏液性。胶耳积液甚为黏稠,呈灰白或棕黄色,含大量蛋白质,如糖蛋白及核蛋白,由于糖蛋白为高分子蛋白,故液体呈胶冻状。

(三)临床表现

1. 症状

(1)听力减退:主要为传导性聋,自听增强,病史较长者,可为混合性聋。头位前倾或偏向健侧时,因积液离开蜗窗,听力可暂时改善。积液黏稠时,听力可不因头位变动而改变。小儿常因对声音反应迟钝,注意力不集中,学习成绩下降而由家长领来就医。如一耳患病,另耳听力正常,可长期不被察觉,而于体检时始被发现。

(2)耳痛:起病时可有轻微耳痛,慢性者耳痛不明显。本病尚有耳内闭塞或间胀感,按压耳屏后可暂时减轻。

(3)耳鸣:可为间歇性,如"噼啪"声,当头部运动或打呵欠、擤鼻时,耳内可出现气过水声。

2. 检查

(1)鼓膜:松弛部或全鼓膜内陷,表现为光锥缩短、变形或消失,锤骨柄向后、上移位,锤骨短突明显外突、前后皱襞夹角变小。鼓室积液时,鼓膜失去正常光泽,呈淡黄、橙红油亮或琥珀色。慢性者可呈灰蓝或乳白色,鼓膜紧张部有扩张的微血管。若液体为浆液性,且未充满鼓室,可透过鼓膜见到液平面。此液面状如弧形发丝,凹面向上,头位变动时,其与地面平行的关系不变。透过鼓膜有时尚可见到气泡,咽鼓管吹张后气泡可增多。用鼓气耳镜检查发现鼓膜活动受限。

(2)听力检查:纯音听阈测试结果多为传导性聋。听力损失程度不一,重者可达 40 dB 左右。听力损失一般以低频为主,但由于中耳传声结构及两窗的阻抗变化,高频气传导及骨传导听力亦可下降,积液排出后听力即改善。声导抗图对诊断有重要价值,平坦型(B 型)为分泌性中耳炎的典型曲线;负压型(C 型)提示咽鼓管功能不良,部分有鼓室积液。病史较长者,可为混合性聋,甚至可能以感应性聋为主。

(四)诊断

诊断的金标准是做鼓气耳镜检查和鼓膜穿刺。根据病史及临床表现,结合听力检查结果,诊断一般不难。

(五)鉴别诊断

(1)传导性聋须与鼓室硬化、听骨链中断等鉴别。除慢性化脓性中耳炎可引起听骨链中断外,头部外伤也可引起。如鼓膜完整,听骨链中断者声导抗图呈超限型(A 型),纯音测听骨气传导差大于 40 dB。鼓室硬化是中耳黏膜在慢性炎症的长期刺激下,鼓膜及鼓室黏膜发生的一系列病理变化,如纤维组织增生,透明变性,局部钙质沉着乃至骨化,听骨链固定等。化脓性及非化脓性中耳炎均可导致本病。临床表现为渐进性听力下降,听功能检查提示传导性聋,听阈可提高 35~65 dB。鼓膜大多有穿孔,残余鼓膜增厚、内陷,局部有大小不等的钙斑;鼓室内壁有时可见粉红色或灰白色高低不平的硬化灶。少数鼓膜完整,紧张部可见萎缩性瘢痕、钙斑、鼓膜浑浊、增厚。颞骨 CT 扫描有助于诊断。

(2)蓝鼓膜者须与胆固醇肉芽肿、鼓室体瘤(或颈静脉体瘤)相鉴别。胆固醇肉芽肿又称特发性血鼓室,病因不明,可为分泌性中耳炎晚期并发症。本病鼓室内有棕褐色液体聚积,鼓室及乳突腔内有暗红色或棕褐色肉芽,内有含铁血黄素与胆固醇结晶溶解后形成的裂隙,伴有异物巨细胞反应。鼓膜呈蓝色或蓝黑色。乳突 X 线片示气房模糊,颞骨 CT 片见鼓室及乳突内有软组织影,少数有骨质破坏。鼓室体瘤或颈静脉体瘤为血管性肿瘤,可突入鼓室。患者有搏动性耳鸣、听力减退,瘤体巨大者有明显骨质破坏,颞骨 CT 扫描有助于诊断。

(3)鼓室积液须与脑脊液耳漏、外淋巴漏相鉴别。颞骨骨折并脑脊液漏而鼓膜完整者,脑脊液聚集于鼓室内,可产生类似分泌性中耳炎的临床表现。根据头部外伤史、鼓室液体的实验室检查结果及颞骨 X 线片或颞骨 CT 扫描可资鉴别。外淋巴漏不多见,多继发于颞骨手术后,或有气压损伤史。瘘管好发于蜗窗及前庭窗,耳聋为感音性聋或混合性聋。

(4)需排除鼻咽部肿瘤。对成人的分泌性中耳炎,应注意有无鼻咽部肿瘤,特别注意有无鼻咽癌的可能。纤维鼻咽镜检查及血清中 EBV-VCA-IgA 抗体测定应列为常规检查项目之一,必要时取鼻咽部组织活检。

(六)预防

加强身体锻炼,防止感冒。进行卫生宣教,提高家长及教师对本病的认识,对 10 岁以下儿童定期行筛选性声导抗检测。积极治疗鼻、咽部疾病。

(七)治疗

(1)清除中耳积液,改善中耳通气引流及病因治疗为本病的治疗原则。

1)鼓膜穿刺抽液:成人用局部麻醉。以针尖斜面较短的 7 号针头,在无菌操作下从鼓膜前下方刺入鼓室,抽吸积液。必要时可重复穿刺,也可于抽液后注入糖皮质激素类药物。

2)鼓膜切开术:液体较黏稠,鼓膜穿刺不能吸尽;小儿不合作,局部麻醉下无法做鼓膜穿刺时,应做鼓膜切开术。手术可于局部麻醉(小儿须全身麻醉)下进行。用鼓膜切开刀在鼓膜前下象限做放射状或弧形切口,注意勿伤及鼓室内壁黏膜,鼓膜切开后应将鼓室内液体全部吸尽。

3)鼓室置管术:病情迁延不愈,或反复发作;胶耳;头部放疗后,估计咽鼓管功能短期内难以恢复正常者,均应做鼓室置管术,以改善通气引流,促使咽鼓管恢复功能。通气管留置时间一般为 3～6 月,最长可达 2 年。咽鼓管功能恢复后取出通气管,部分患者可自行将通气管排出于外耳道内。

4)咽鼓管吹张:可采用捏鼻鼓气法、波氏球法或导管法。

(2)积极治疗鼻咽或鼻腔疾病,如腺样体肥大、鼻中隔偏曲、伴鼻息肉的鼻窦炎的外科治疗及不伴鼻息肉的鼻窦炎、鼻炎等的规范治疗。扁桃体特别肥大,且与分泌性中耳炎复发有关者,应做扁桃体摘除术。

(3)药物治疗:急性期可选用敏感抗生素、口服糖皮质激素、鼻用糖皮质激素、纤毛促排剂等做短期治疗。

三、急性化脓性中耳炎

急性化脓性中耳炎是中耳黏膜的急性化脓性炎症,好发于儿童。本病多见于冬、春季节,多继发于上呼吸道感染。

(一)病因

主要致病菌为肺炎球菌、流感嗜血杆菌、乙型溶血性链球菌、葡萄球菌及铜绿假单胞菌等。感染主要通过以下 3 种途径。

1. 咽鼓管途径

此为最常见的感染途径。

(1)急性上呼吸道感染:细菌经咽鼓管侵入中耳,引起感染。

(2)急性传染病:如猩红热、麻疹、百日咳等,可通过咽鼓管途径并发本病;急性化脓性中耳炎亦可为上述传染病的局部表现。此型病变常深达骨质,酿成严重的坏死性病变。

(3)在污水中游泳或跳水,不适当的咽鼓管吹张、擤鼻或不恰当的鼻腔治疗等,细菌循咽鼓管侵入中耳。

(4)婴幼儿因其咽鼓管的解剖生理特点,更易经此途径引起中耳感染。哺乳位置不当,如平卧吮奶,乳汁可经咽鼓管流入中耳。

2. 外耳道鼓膜途径

不符合无菌操作的鼓膜穿刺、鼓室置管、鼓膜外伤,致病菌由外耳道直接侵入中耳。

3. 血行感染途径

血行感染极少见。

(二)病理

早期中耳黏膜充血、咽鼓管咽口阻塞,鼓室内氧气被吸收后变为负压。鼓室内血浆、纤维蛋白、红细胞及多形核白细胞渗出;鼓室黏膜增厚,纤毛脱落,杯状细胞增多。鼓室内有炎性渗出物聚集,并逐渐变为脓性。鼓室内压力随鼓室积脓增多而增加,鼓膜受压而贫血,且因血栓性静脉炎,终致局部坏死溃破,鼓膜穿孔,耳流脓。若治疗得当,局部引流通畅,炎症可逐渐消退,黏膜恢复正常,部分穿孔可自行修复。病变深达骨质的急性坏死型中耳炎可迁延为慢性中耳炎。

(三)临床表现

急性化脓性中耳炎常有以下症状。

(1)耳痛:鼓膜穿孔前有搏动性跳痛或刺痛,可沿三叉神经向同侧额、颞、顶部及牙齿放射,疼痛剧烈,夜间尤甚。鼓膜穿孔流脓后耳痛减轻。

(2)听力减退及耳鸣:早期感到耳闷,听力渐降,伴耳鸣。耳痛剧烈时,耳聋常被忽略,偶伴眩晕。穿孔后耳聋反而减轻。

(3)流脓:鼓膜穿孔后,耳内有液体流出,初为血水脓样,以后变为脓性分泌物。

(4)全身症状:轻重不一,可有畏寒、发热、倦怠、纳差。小儿全身症状较重,常伴呕吐、腹泻等消化道症状。一旦鼓膜穿孔,体温即逐渐下降,全身症状明显减轻。

检查可有以下发现。①耳镜检查:鼓膜穿孔前,鼓膜松弛部充血,锤骨柄及紧张部周边可见放射状扩张的血管。继之鼓膜弥漫性充血、肿胀,向外膨出,正常标志难以辨识,局部可见小黄点。鼓膜穿孔一般开始甚小,不易看清,彻底清洁外耳道后方见穿孔处鼓膜有搏动亮点,或见脓液从该处涌出。坏死型者鼓膜迅速融溃,形成大穿孔。②耳部触诊:乳突部和鼓窦区可有压痛,鼓膜穿孔后消失。③听力检查:呈传导性聋。④血象:白细胞总数增加,多形核白细胞增多,鼓膜穿孔后血象渐趋正常。

(四)鉴别诊断

1. 外耳道炎、疖肿

主要表现为耳内疼痛、耳廓牵拉痛。外耳道口及耳道内肿胀,晚期局限成疖肿。

2. 急性鼓膜炎

大多并发于流行性感冒及耳带状疱疹,耳痛剧烈,如无耳漏,听力下降不明显。检查见鼓膜充血形成大疱。

(五)预防

(1)积极预防和治疗上呼吸道感染。

(2)普及卫生知识,防治呼吸道传染病。

(3)陈旧性鼓膜穿孔或鼓室置管者应注意防止污水流入耳内,避免游泳及潜水。

(4)采取正确的哺乳姿势,哺乳时婴儿头部应抱直立。

(六)治疗

原则是控制感染,通畅引流并去除病因。

1. 全身治疗

及早应用足量抗生素控制感染,务求彻底治愈。一般可用青霉素类、头孢菌素类等药物。鼓膜穿孔后取脓液做细菌培养及药敏试验,参照其结果改用敏感的抗生素。注意休息,保持大便通畅。全身症状重者给以补液等支持疗法。

2. 局部治疗

(1)鼓膜穿孔前:可用2%苯酚甘油滴耳,可消炎止痛。如全身及局部症状较重,鼓膜明显膨出,经一般治疗后无明显减轻;或穿孔太小,引流不畅;或疑有并发症,但不需要立即行乳突手术时,应在无菌操作下行鼓膜切开术,以通畅引流。

(2)鼓膜穿孔后:先以3%双氧水尽量彻底清洗并拭净外耳道脓液或用吸引器将脓液吸净;局部用抗生素水溶液滴耳,如0.25%～1%氯霉素滴耳液、0.3%氧氟沙星滴耳液、复方利福平滴耳液等,忌用粉剂,以免与脓液结块,影响引流;感染完全控制、炎症完全消退后,穿孔多可自行愈合。穿孔长期不愈者,可做鼓膜修补术。

3. 病因治疗

积极治疗鼻部及咽部慢性疾病,如腺样体肥大、慢性鼻窦炎、慢性扁桃体炎等。

四、急性乳突炎

急性乳突炎多发生于儿童,是乳突气房黏膜及其骨质的急性化脓性炎症。多由急性化脓性中耳炎发展而来,故又称为急性化脓性中耳乳突炎。3岁以下的儿童因乳突尚未发育,故不发生此病。

(一)病因与病理

患急性化脓性中耳炎时,若致病菌毒力强、机体抵抗力弱(如麻疹、猩红热、糖尿病患者或小儿),或治疗处理不当等,中耳炎症侵入乳突。由于鼓窦入口的黏膜肿胀,乳突内脓液引流不畅,蓄积于气房,形成急性化脓性乳突炎。气化型乳突的气房骨壁很薄,受脓液压迫及炎症的影响,发生坏死,气房融合,形成一大的脓腔,称为融合性乳突炎或乳突蓄脓。由溶血性链球菌或流感杆菌引起的急性乳突炎,乳突骨壁多保持完整,气房内充满血性渗出物,称为出血性乳突炎。若乳突气化不良,如板障型乳突,乳突的急性化脓性感染则可表现为乳突骨髓炎。急性中耳炎虽获治疗,但由于抗生素用量不足或治疗不彻底,乳突炎性病变虽继续发展,而全身及局部症状却不明显,以致不易发现,称为隐性乳突炎。急性乳突炎如未被控制,炎症继续发展,可穿破乳突骨壁,引起颅内、外并发症。

(二)临床表现

(1)急性化脓性中耳炎鼓膜穿孔后耳痛不减轻,或减轻后又逐步加重;耳流脓不逐渐减少,反而增多,引流受阻时,流脓突然减少等,应考虑有本病的可能。全身症状也明显加重,如体温正常后又有发热,儿童伴消化道症状,如呕吐、腹泻等。

(2)乳突部皮肤轻度肿胀,耳后沟红肿压痛,耳廓耸向前方。鼓窦外侧壁及乳突尖有明显压痛。

(3)骨性外耳道后上壁红肿、塌陷。鼓膜充血,松弛部膨出。一般鼓膜穿孔较小,穿孔处有脓液搏动,脓量较多。

(4)乳突 X 线片早期表现为乳突气房模糊,脓腔形成后房隔不清,融合为一透亮区。颞骨CT 扫描见乳突气房内含气量明显减少,房隔破坏,有时可见液平面。

(5)血常规检查,白细胞增多,多形核白细胞增多。

(三)鉴别诊断

应注意和外耳道疖鉴别。后者无急性化脓性中耳炎史,全身症状轻。外耳道疖位于外耳道口后壁时,虽也可有耳后沟肿胀,但无乳突区压痛。检查鼓膜正常,可见到疖肿或疖肿破溃口。

(四)治疗

早期,全身及局部治疗方法与急性化脓性中耳炎相同。根据细菌培养和药敏试验结果,应及早应用大剂量抗生素类药物,改善局部引流,炎症可得到控制而逐渐痊愈。若经治疗不能控制感染,或引流不畅,感染未能控制,或出现可疑并发症,应尽早行乳突切开术。

五、儿童急性化脓性中耳炎及乳突炎

(一)病因

急性化脓性中耳炎及乳突炎多见于儿童,其原因如下。

(1)小儿咽鼓管比成人的咽鼓管短、平而宽,咽口位置较低,鼻咽部分泌物及细菌等微生物易经此侵入中耳;哺乳体位不当或乳汁流出过急,乳汁可经咽鼓管进入中耳。

(2)机体抵抗力差,感染各种传染病(如麻疹、猩红热、百日咳等)的机会较多。

(3)咽部淋巴组织丰富,常增生肥大,腺样体沟裂或扁桃体隐窝可隐藏细菌和病毒,容易引起中耳感染。

(4)中耳局部免疫功能发育不完全,防御能力较差。

(二)临床表现

与成人比较,儿童急性化脓性中耳炎及乳突炎有一定的特殊性,其临床表现如下。

(1)全身症状较重,急性病容、倦怠、发热,体温可达 40℃以上,可发生惊厥。常伴消化道症状如恶心、呕吐、腹泻等。由于 2 岁以内小儿的岩鳞缝尚未闭合,中耳黏膜与硬脑膜之间有丰富的血管及淋巴管联系,故中耳的急性化脓性炎症可影响毗邻的硬脑膜,出现脑膜刺激征,而脑脊液无典型化脓性改变,称为假性脑膜炎。严重者可引起颅内并发症。

(2)儿童,尤其是婴幼儿不会陈述耳痛、耳鸣等局部症状,常表现为搔耳、摇头、烦躁不安、哭闹、夜啼。

(3)婴幼儿鼓膜较厚,富有弹性,不易穿孔。即使中耳已蓄脓,鼓膜却无显著红肿等病变,尤需警惕。

(4)新生儿乳突未发育,仅有鼓窦,其外壁甚薄,患急性化脓性中耳炎时,该处骨膜易出现水肿。2岁时乳突气房开始发育,约6岁时气房有较广泛的延伸。故2岁以内的小儿一般不发生急性化脓性乳突炎,而出现急性化脓性鼓窦炎。

(三)治疗

(1)全身治疗:早期静脉滴注足量、足疗程的敏感抗生素,必要时给予支持疗法,如输血浆,少量输血等;因小儿多有呕吐、腹泻,应注意适当补液,纠正水、电解质紊乱。

(2)鼓膜切开术:小儿鼓膜较厚,不易穿孔。需适时行鼓膜切开术,通畅引流,以缩短病程,防止并发症。

(3)单纯乳突切开术:由于抗生素的应用,急性乳突炎需行乳突切开术者已大为减少。但经上述治疗后症状无好转,乳突气房已融溃蓄脓时,仍应及时手术。

六、慢性化脓性中耳炎

慢性化脓性中耳炎是耳科常见病之一,慢性化脓性病变侵及中耳黏膜、骨膜或深达骨质,常合并慢性乳突炎。临床上以耳内长期或间歇流脓、鼓膜穿孔及听力下降为特点。严重者可引起颅内、外并发症。

(一)病因

多因急性化脓性中耳炎未及时治疗或治疗不当迁延为慢性化脓性中耳炎。一般认为,急性中耳炎病程延续6～8周,中耳炎症仍然存在,就可称为慢性化脓性中耳炎。鼻、咽部存在慢性病灶亦为一重要原因。

常见致病菌多为变形杆菌、铜绿假单胞菌等、大肠杆菌、金黄色葡萄球菌等,其中革兰阴性杆菌较多,可有两种以上细菌混合感染。无芽孢厌氧菌的感染或混合感染逐渐多见。

(二)病理及临床表现

按病理及临床表现,本病可分单纯型和骨疡型,二者一般无阶段性联系。

1. 单纯型

最多见。病变主要局限于中耳鼓室黏膜,一般无肉芽或息肉形成,因此又有黏膜型之称。当黏膜受感染发炎时,经过及时适当的治疗,鼓膜穿孔处引流通畅,炎症可控制。鼓膜穿孔大者,锤骨柄也可见破坏。乳突气房良好,无明显变化。病理变化主要为鼓室黏膜充血、增厚,圆形细胞浸润;杯状细胞及腺体分泌活跃。

临床特点:耳间歇性流脓,量多少不等。上呼吸道感染时,流脓发作或脓量增多;脓液呈黏液性或黏脓性,一般不臭,鼓膜穿孔位于紧张部,多呈中央性穿孔,大小不一,一般有轻度传导性聋。

2. 骨疡型

病变超出黏膜组织,不仅可有听小骨坏死,并有鼓室骨壁、鼓环或鼓窦骨质破坏,又称坏死型或肉芽型,多由急性坏死型中耳炎迁延而来。黏膜组织广泛破坏,听骨、鼓环、鼓窦及乳突小房均可发生出血、坏死。鼓膜穿孔处可见听骨坏死缺损,鼓室内有肉芽或息肉,妨碍鼓室引流。外耳道或鼓室内脓不多,常带臭味,重者影响听力,有时可伴有头痛和眩晕,乳突多为硬化型。

临床特点:耳持续性流黏稠脓,常有臭味,如有肉芽或息肉出血,则脓内混有血丝或耳内出血。鼓膜紧张部大穿孔或边缘性穿孔,即穿孔的边缘有一部分已达鼓沟,该处无残余鼓膜。

通过穿孔可见鼓室内有肉芽或息肉;长蒂的息肉从穿孔脱出,可堵塞于外耳道内,妨碍引流。患者多有较重的传导性聋。乳突 X 线片有边缘模糊不清的透光区。颞骨 CT 扫描显示上鼓室、鼓窦及乳突内有软组织阴影,可伴轻微骨质破坏。此型中耳炎可发生各种并发症。

(三)鉴别诊断

1. 中耳癌

好发于中年以上患者,多为鳞状上皮癌。耳内有血性分泌物,伴耳痛,可出现同侧周围性面瘫及张口困难,晚期有第 Ⅵ、第 Ⅸ、第 Ⅹ、第 Ⅺ、第 Ⅻ 对脑神经症状。过去多有耳内长期流脓史。外耳道或鼓室内有新生物,触之易出血。影像学检查显示骨质破坏。可疑者做新生物活检即可确诊。

2. 结核性中耳乳突炎

多继发于肺结核或其他部位的结核。起病隐袭,耳内脓液稀薄,鼓膜可为紧张部中央性或边缘性穿孔,有时可见苍白肉芽。听力损害明显。乳突 X 线摄片显示骨质破坏或死骨形成。肉芽组织病理学检查及分泌物涂片、培养、动物接种等有助于确诊。

(四)治疗

治疗原则为消除病因、控制感染、清除病灶、通畅引流,以及恢复听功能。

1. 病因治疗

积极治疗上呼吸道疾病,如慢性扁桃体炎、慢性化脓性鼻窦炎等,及时治愈急性化脓性中耳炎。

2. 局部治疗

包括药物治疗和手术治疗。依不同类型病变而定。

(1)单纯型:以局部用药为主,耐心、彻底清除中耳分泌物,使引流通畅非常重要。通常用 3% 双氧水洗耳,再用棉签拭干或用吸引器吸净。流脓停止、耳内完全干燥后,穿孔或可自愈,穿孔不愈者可行鼓膜成形术或鼓室成形术。

按不同病变情况选择局部用药:鼓室黏膜充血、水肿,有脓或黏液脓时用抗生素水溶液或抗生素与糖皮质激素类药物混合液滴耳。如 0.3% 氧氟沙星滴耳液、0.25% 氯霉素液、3% 洁霉素液、复方利福平滴耳液等,或根据中耳脓液的细菌培养及药物敏感试验结果,选择适当的无耳毒性的药物。对黏膜炎症逐渐消退、脓液减少、中耳潮湿者可用酒精或甘油制剂,如 3% 硼酸酒精、3% 硼酸甘油、2.5%~5% 氯霉素甘油等。

氨基糖苷类抗生素用于中耳局部可引起内耳中毒,忌用。一般不主张用粉剂,因粉剂可堵塞穿孔,妨碍引流,甚至引起严重的并发症。尽量避免滴用有色药液,以免妨碍局部观察。中耳腔内忌用含酚类、砷类的腐蚀剂。

滴耳法:患者取坐位或卧位,病耳朝上。将耳廓向后上方轻轻牵拉,向外耳道内滴入药液 3~5 滴。然后以手指轻轻按压耳屏数次,促使药液经鼓膜穿孔处流入中耳。5~10 min 后方可变换体位。使滴耳药液温度尽可能与体温接近,以免引起眩晕。

(2)骨疡型:引流通畅者,以局部用药为主,注意定期复查。中鼓室肉芽可用 10%~20% 硝酸银烧灼;肉芽较大、烧灼无效者,应以刮匙刮除。中耳息肉可用圈套器摘除,尽量在显微镜或手术放大镜下细心操作,切勿伤及听小骨及鼓室内壁骨质。引流不畅或疑有并发症者,须行乳突手术。根据病变范围,可施行改良乳突根治术,尽可能重建中耳传音结构,以保留听力。

乳突手术的目的：彻底清除病变组织，包括鼓室、鼓窦及乳突腔内的胆脂瘤、肉芽、息肉以及病变的骨质和黏膜等；重建听力，术中尽可能保留与传音功能有密切关系的中耳结构，如听小骨、残余鼓膜、咽鼓管黏膜，乃至完整的外耳道及鼓沟等，并在此基础上一期或二期重建听力；力求干耳。

经典的乳突根治术使鼓室、鼓窦和乳突腔形成一个大的术腔，并取出锤骨和砧骨，以彻底清除病变。该术式可使听力遭到严重损害，故目前仅适用于破坏范围极为广泛的胆脂瘤型中耳炎合并感音神经性聋和(或)某些颅内、外并发症，以及咽鼓管功能无法恢复者。随着耳显微外科技术的迅速发展，在清除病变的同时，对提高听力的术式做了许多改进或改良性的探索。针对乳突手术中外耳道后壁的保留与否，出现了闭合式和开放式两种不同的手术方法。闭合式手术取后鼓室径路或联合径路(即通过乳突与中鼓室径路)，在清除病变的同时，保留外耳道后壁及鼓沟的完整性，并在此基础上施行鼓室成形术以重建听力。实施该术式的患者术后听觉功能一般恢复较好，但胆脂瘤复发或残留率较高，且不易早期发现。开放式手术是在原乳突根治术的基础上进行改良，术中不保留外耳道后壁的完整性，要求开放上鼓室外侧骨壁、鼓窦及乳突，彻底清除病变组织后行鼓室成形术。开放的乳突术腔可用骨粉、碎骨片、羟基磷灰石微粒或带蒂肌瓣等进行填塞，以缩小术腔或重建外耳道后壁，术后听力也可获得提高。此外，还可根据病情做部分乳突手术(如上鼓室切开术，上鼓室、鼓窦切开术等)。上述手术方法各有利弊，故对术式的最后选择应根据病变范围、咽鼓管功能状况、患者年龄以及能否定期复查和术者的技术条件等综合考虑。近年来，中耳内镜和微创外科在中耳炎手术中得到应用，它处理早期病变具有损伤小、保存听力好的特点，有较好的发展前景。

七、中耳胆脂瘤

中耳胆脂瘤是一种独立的中耳炎类型，分为后天性原发性胆脂瘤和后天性继发性胆脂瘤。胆脂瘤是由于鼓膜、外耳道的复层鳞状上皮在中耳腔生长堆积成块而成，非真性肿瘤。其外层由纤维组织包围，内含脱落坏死上皮、角化物和胆固醇结晶，故称为胆脂瘤。胆脂瘤对周围骨质的直接压迫，或由于其基质及基质下方的炎性向芽组织产生的多种酶(如溶酶体酶、胶原酶等)和前列腺素等物质的作用，致使周围骨质脱钙，骨壁破坏。研究发现，胆脂瘤能分泌肿瘤坏死因子 α(TNF-α)，对骨质破坏起到一定作用。炎症可由骨质破坏处向周围扩散，导致一系列颅内、外并发症。

(一)发病机制
胆脂瘤形成的确切机制尚不清楚，主要学说如下所述。

1.袋状内陷学说
由于咽鼓管功能不良，鼓室气体吸收形成负压，中耳黏膜充血、肿胀、增厚。此时若中、上鼓室之间的狭窄通道(鼓室隔的鼓前峡与鼓后峡)被肿胀增厚的黏膜堵塞，上鼓室、鼓窦及乳突腔与中鼓室、咽鼓管之间形成两个互不相通或不完全相通的空腔系统。上鼓室高负压作用使鼓膜松弛部逐渐陷入上鼓室内，内陷的鼓膜形成一囊袋。由于囊袋的内壁原为鼓膜的表皮层，此层的鳞状上皮及角化物质在代谢过程中不断脱落，堆积于袋中，囊袋不断扩大，周围骨质遭到破坏，形成胆脂瘤。此种胆脂瘤在形成前可不经历化脓性中耳炎阶段，故称为后天性原发性胆脂瘤。由胚胎期外胚层遗留的胚胎细胞所形成的胆脂瘤，称先天性原发性胆脂瘤，多发生于颅骨内。

2. 上皮移入学说

外耳道及鼓膜的上皮沿松弛部或紧张部边缘性穿孔处的骨面向鼓室、鼓窦移行生长,其上皮及角化物质脱落于鼓室及鼓窦内而不能自洁,积聚成团,体积逐渐增大,形成胆脂瘤,称为后天性继发性胆脂瘤。

(二)临床表现

耳内长期流脓,脓量多少不等,未予治疗者有特殊恶臭。后天性原发性胆脂瘤早期无耳流脓史。听力检查一般均有较重的传导性聋;但由于中耳胆脂瘤可在中断的小听骨间形成假性连接,此时听力损失不甚严重;晚期病变波及耳蜗,可引起混合性聋。鼓膜松弛部或紧张部后上方有边缘性穿孔,从穿孔处可见鼓室内有灰白色鳞屑状或豆渣样无定形物质,奇臭。少数病例可见外耳道后上骨壁缺损,上鼓室外侧壁向下塌陷。松弛部穿孔若被一层痂皮覆盖,如不除去痂皮深究,可致漏诊。

乳突 X 线片或颞骨 CT 扫描显示上鼓室、鼓窦或乳突有骨质破坏区,边缘多浓密、整齐。

(三)治疗

中耳胆脂瘤应及早施行乳突手术,清除病灶。预防并发症。

八、耳显微外科概述及化脓性中耳炎的手术治疗

(一)耳显微外科简介

耳部解剖结构精细、复杂、深邃,且维系着重要的生理功能。1921 年,瑞典耳鼻喉科医生 Nylen,在实验用的固定式单目显微镜下,做了慢性中耳炎手术,此为第一台显微手术。直到 20 世纪 40 年代,随着第一台真正意义的手术显微镜的问世,耳科医师将其应用于耳科手术中,才开创了耳显微外科的先河,奠定了耳显微外科学的基础。由于手术显微镜的应用,使得位置深在、结构精细的耳部解剖及病变情况能够充分地暴露于术者视野,可精确操作,耳科手术由此得到了迅速的发展,手术范围得到极大的拓展,使听力重建成为可能。如今,耳显微外科技术不仅应用于中耳的病灶清除术、鼓室成形术,而且还遍及其他的传导性聋、眩晕、面神经以及颅底外科和人工耳蜗植入等精细度要求极高的手术中。

耳显微外科的必备设置包括耳科手术显微镜、耳科电钻及相应的耳显微手术器械等,但精良的手术设备,不能替代术者对颞骨解剖结构的熟悉,双目手术显微镜下三维空间的定位能力,以及在显微镜下的狭小视野内熟练操作的技能等。

(二)化脓性中耳炎的手术治疗

化脓性中耳炎的手术治疗基本可分为两类,即乳突手术及鼓室成形术。两类手术可在一期或分期手术中并用,也可单独施行。若中耳炎病变广泛,中耳传音结构已不能重建,或即使可能重建,但因患者合并重度感音神经性聋,术后也无望提高听力,则仅做乳突根治术。如乳突无病变,则完成鼓室成形术即可。

(1)以清理中耳病灶为目的的各种乳突手术。如上鼓室切开术、单纯乳突开放术、改良乳突根治术、乳突根治术等。

1)上鼓室切开术:指开放上鼓室外侧骨壁,必要时包括部分鼓窦外侧壁,清除病灶,重建听骨链,并用软骨或骨片重建上鼓室外侧壁的术式。本式式适用于局限于上鼓室且胆脂瘤微小而乳突正常者。

2)乳突根治术:通过开放乳突,切除外耳道后上骨壁,彻底清除中耳各部的病变组织,使鼓室、鼓窦、乳突腔和外耳道形成一永久向外开放大腔的手术。其适应证为:合并全聋或接近全聋的中耳胆脂瘤患者;中耳胆脂瘤和结核性中耳炎,因病变广泛已无条件做鼓室成形术者;慢性中耳炎引起颅内并发症者;局限于中耳的早期恶性肿瘤患者。

3)改良乳突根治术:是一种经过改良的乳突根治术,术中既要彻底清除中耳各部的所有病灶,切除外耳道后上骨壁,使乳突腔、鼓窦向外耳道开放;同时又保留中耳的传声结构,并可在此基础上做鼓室成形术。其适应证为具备鼓室成形术条件的中耳胆脂瘤及伴肉芽或息肉的慢性化脓性中耳炎。

(2)以重建中耳传音结构为目的的鼓室成形术。鼓室成形术包括鼓膜成形术和听骨链重建术。

1)鼓膜成形术:又称鼓膜修补术。该手术通过组织移植技术修复鼓膜穿孔,达到恢复鼓膜完整性,提高听力的目的,是各种鼓室成形术的基本手术。修补鼓膜的材料众多,归纳起来多属于来自自体和同种异体的中胚层组织,常用的有筋膜(多采用颞肌筋膜)、软骨膜、骨膜等。修补方法有内置法、夹层法、外置法。由于外置法缺点较多,目前大多已弃之不用。

2)听骨链重建术:它是恢复鼓膜和外淋巴液之间的有效连接,达到恢复或改善中耳传声系统功能的手术。听骨链的修复材料包括自体和同种异体骨(常用的有听小骨、乳突骨皮质等),以及人工材料(如金属丝、钛质听骨、多孔高分子聚乙烯或生物陶瓷听骨赝复物等)。聚乙烯或生物陶瓷赝复物有全听骨赝复物(TORP)和部分听骨赝复物(PORP)。术中根据听小骨的不同缺损情况进行重建,PORP用于部分听骨缺损而镫骨完好者;TORP用于听骨全部缺失而镫骨足板完好且活动者。应用自体骨质进行重建时,则在术中视不同情况,对骨质研磨、加工、塑形后再应用。

对每一例化脓性中耳炎患者手术方法的选择,均应根据其病变性质、病损范围、并发症的有无、乳突气化情况、咽鼓管功能状况、患耳及对侧耳的听力水平以及患者对手术的耐受能力和术者的操作技能综合考虑来决定。

第五节　耳硬化症

耳硬化症是由不明原因所致骨迷路局限性骨质吸收,而代之以血管丰富海绵状骨质增生、沉着,形成骨质硬化病灶的疾病。临床以双耳对称性进行性传导性聋为特征,晚期可发生感音神经性聋。

一、病因

病因尚未明确,学者所见不同,说法不一,包含以下几种可能的原因。

1. 遗传性因素

耳硬化症患者直系先辈后代中有相同病的较多,约54%患者有家族史,有学者认为是常染色体显性或隐性遗传,半数以上病例可发现异常基因。

2. 内分泌紊乱因素

本病女性发病率高,且妊娠、分娩与绝经期都可使病情进展加快,因此,有学者认为该病与激素水平有关。

3. 骨迷路成骨不全

窗前裂是前庭窗前方骨迷路包囊中的裂隙。裂内有纤维结缔组织束及软骨组织，成年后可继续存在或发生骨化而产生耳硬化病灶。临床及颞骨病理所见的耳硬化症病灶，也多由此处开始。

4. 其他

颞骨病理研究显示，本病与麻疹病毒感染相关。

二、病理

耳硬化症病变呈局灶性，发展缓慢者多，也有进展较快的，多处病灶同时活跃或呈不同类型。病灶侵犯前庭窗龛、环韧带及镫骨者，使镫骨活动受限至消失，此为临床上最常见的镫骨型耳硬化症。受侵犯的镫骨按病变形态不同，可分为薄板型、增厚型和封闭型3种。此种直观形态特征与病理组织学分型无对应关系。若病灶发生在蜗窗、蜗管、半规管及内听道骨壁，病灶侵及内骨衣骨层，则可直接影响基底膜活动及内耳血液微循环，并可向外淋巴液释放细胞毒酶等有毒物质，损伤血管纹及感觉毛细胞，产生眩晕，感音性听力下降，称为耳蜗型或迷路型耳硬化症。由于病灶有多发可能，镫骨型耳硬化症与迷路型耳硬化症可以同时存在。

三、临床表现

(1)听力下降：无诱因双耳同时或先后出现缓慢进行性传导性或混合性聋。一般患者的听力下降呈典型的传导性聋，耳蜗性耳硬化患者则表现为感音性聋。患者自语声小，咬字吐词清晰，为自听增强现象。

(2)耳鸣：常与耳聋同时存在，以低音调为主，多为持续性或间歇性。

(3)威利斯听觉倒错：在嘈杂环境中，患者的听觉反较在安静环境中为佳。

(4)其他：部分病例可有眩晕。

四、检查

1. 耳镜检查

外耳道通畅，鼓膜完整，光泽正常或略显菲薄，部分病例可见后上象限透红区，为鼓岬活动病灶区黏膜充血的反映，称为 Schwartze 征。

2. 听功能检查

(1)音叉检查：呈 Bezold 三征，即 Rinne 试验阴性，骨传导大于气传导；对低频音叉(128～256 Hz)的气传导显著缩短；Schwabach 试验骨传导延长。Gelle 试验是以音叉来检查镫骨固定的一种方法。若镫骨活动度正常，对外耳道加压或减压时，患耳骨传导音叉音的强度将减弱，此为阳性。骨传导音无变化即阴性者，则镫骨已固定。

(2)纯音测听检查：结果与镫骨固定程度及有无蜗性损害有关，可表现为单纯传导性聋或伴不同程度耳蜗功能损失的混合性聋。耳硬化症患者骨传导可表现为在 0.5～4 kHz 间呈 V 型下降，称为卡哈切迹。

3. 鼓室功能检查

(1)鼓室图：为 A 型曲线，或 As 曲线。

(2)镫骨肌反射：不能引出，早期病例，镫骨固定未牢，可呈"起止型"双曲线。

（3）咽鼓管功能：正常鼓室压曲线，高峰值在＋100～－100。无鼓室积液及负压征。

4.影像检查

高分辨颞骨 CT 可以观察乳突气房发育情况和病变以及听骨链和内耳有无畸形。重度耳硬化症病例，可以看到镫骨板增厚，窗前裂硬化灶。耳蜗型耳硬化症患者耳蜗呈双环征。

五、诊断与鉴别诊断

无诱因出现两耳进行性传导性聋，但鼓膜正常，咽鼓管功能良好，音叉检查有 Bezold 三征，Gelle 试验阴性，纯音听力曲线可有卡哈切迹，鼓室导抗图 A 型或 As 型，可诊断为镫骨型耳硬化症。

确诊时要与先天性镫骨固定、前庭窗闭锁、Van der Hoeve 综合征（成骨不全征）及分泌性中耳炎、粘连性中耳、封闭型鼓室硬化、后天原发性上鼓室胆脂瘤、Paget 病、上半规管裂综合征等鉴别。

六、治疗

镫骨型耳硬化症以手术治疗为主，早、中期效果良好，晚期较差。有手术禁忌证或拒绝手术治疗者，可配戴助听器，但助听器不能防止耳硬化症耳聋的进展。手术治疗以镫骨足板开窗术为主，极重度耳聋的耳硬化症患者可行人工耳蜗植入术，该手术能明显改善患者听力。

第六节　耳聋及其防治

耳聋按病变性质和部位可分为器质性聋和功能性聋两大类。器质性聋可按病变部位分为传导性聋、感音神经性聋和混合性聋 3 种。感音神经性聋可细分为感音性聋（其病变部位在耳蜗，又称为耳蜗性聋）以及神经性聋（因病变部位在耳蜗以后的各部位，又称为蜗后聋）。功能性聋因无明显器质性变化，又称精神性聋或癔症性聋。

按发病时间分类，可以出生前后划分，将耳聋分为先天性聋和后天性聋。以语言功能发育程度划分，可分为语前聋和语后聋。先天性聋按病因不同可分为遗传性聋和非遗传性聋两类。

耳聋也可按病因分类：如遗传性、疾病外伤、环境、药物因素等所致耳聋。

一、传导性聋

大气中的声波进入外耳道，引起鼓膜振动和听骨链活动，使内耳淋巴液产生液波的过程，为声音或声能在人体内传导的正常途径，称为气传导；大气中的声波直接经颅骨振荡传入内耳的途径，称为骨传导。在声音传导径路上，任何结构与功能障碍都会导致进入内耳的声能减弱，所造成的听力下降为传导性听力损失，称为传导性聋。听力损失的程度，因病变部位和程度不同而有差别，最严重者，气传导功能完全丧失，听阈可上升至 60 dB。

（一）诊断

1.病史

既往有急、慢性化脓性中耳炎、渗出性中耳炎、外伤等病史。

2. 听功能检查

(1)音叉检查:林纳试验阴性;韦伯试验偏患侧;施瓦巴赫试验延长。

(2)纯音测听:骨传导听阈基本正常,气传导听阈大于 25~60 dB。

(3)声导纳计检查:用于耳道和鼓膜完整的患者,检查鼓室图及声反射,可以帮助确定鼓室气压功能及听骨链的完整性。

3. 影像检查

可以根据上述检查结果选定,首选颞骨 X 线片或高分辨率 CT 检查,二者可以协助确定病变的部位、范围及程度。

(二)治疗

应根据病因、病变的部位、性质和范围确定不同的治疗方法,在确定咽鼓管功能及耳蜗功能正常后,大多数传导性聋,可以经过耳显微外科手术重建听力。因各种原因不能接受手术或手术治疗无效者,可配戴助听器。

二、感音神经性聋

由于螺旋器毛细胞、听神经、听觉传导径路或各级神经元受损害,致声音的感受与神经冲动传递障碍以及皮质功能缺失者,称为感音性聋、神经性聋或中枢性聋。临床上用常规测听法未能将其区分时可统称为感音神经性聋。

(一)病因

1. 先天性聋

出生时就已存在的听力障碍。按病因可分为遗传性聋及非遗传性聋。

2. 老年性聋

与年龄相关,多发生于 60 岁以上患者,听觉系统退行性病变导致听力减退。

3. 传染病源性聋

病毒或细菌感染性疾病累及听觉系统均可导致单侧或双侧非波动性感音神经性聋。

4. 全身系统性疾病引起的耳聋

某些全身性系统疾病如高血压、糖尿病、甲状腺功能低下、白血病等均可造成内耳损伤,导致感音神经性聋。

5. 耳毒性聋

常用耳毒性药物如链霉素、卡那霉素、新霉素、庆大霉素等氨基糖苷类抗生素,水杨酸类止痛药,奎宁、氯喹等抗疟药,长春新碱、2-硝基米唑、顺铂等抗癌药,呋塞米、依他尼酸等袢利尿药,抗肝素化制剂保兰勃林等,这些药物使用不当,可引发耳毒性聋。

6. 创伤性聋

头颅外伤、耳气压伤或者急、慢性声损伤导致内耳损害而引起的听力障碍。

7. 特发性突聋

突然发生原因不明的感音神经性聋。

8. 自身免疫性聋

由于内耳隐蔽抗原的释放或组织抗原决定簇改变,启动免疫应答,损伤耳蜗与前庭结构所导致的感音神经性聋。

9. 其他

某些必需元素代谢障碍、听神经病、耳硬化等均可引起感音神经性聋。

(二)诊断

全面系统地收集病史,详尽的耳鼻部检查,严格的听功能、前庭功能和咽鼓管功能检测,必要的影像学和全身检查等是诊断和鉴别诊断的基础。客观的综合分析则是其前提。

(三)治疗

感音神经性聋的治疗原则是恢复或部分恢复已丧失的听力,尽量保存并利用残余的听力。根据患者的具体情况,采用药物治疗、配戴助听器、耳蜗植入器等方法治疗。

三、混合性聋

传音与感音系统同时受累所致的耳聋称为混合性聋。两部分受损的原因既可相同,也可各异。如在化脓性中耳炎所致传导性聋的基础上,合并迷路炎或因细菌毒素、耳毒药物等经蜗窗膜渗入内耳,引起淋巴液理化特性与血管纹、螺旋器等的结构改变而继发感音性聋。两种损害原因不同所致的混合性聋,如慢性中耳炎合并老年性聋患者,其听力改变既有气传导损害,又有骨传导损害,听力曲线呈缓降型,低频区存在气骨传导间距,而高频区不明显。

混合性聋的治疗方法,应根据不同病因及病情综合分析后选定。语频区骨传导听阈小于45 dB,气骨传导差大于 25 dB 的晚期耳硬化症及慢性中耳炎静止期、咽鼓管功能正常者,可以考虑手术治疗。慢性中耳炎伴有糖尿病致混合性聋者,应注意控制血糖和治疗中耳炎症。

四、功能性聋

本病又称精神性聋或癔症性聋,属非器质性耳聋。常由精神心理创伤引起,表现为单侧或双侧听力突然严重丧失,无耳鸣和眩晕。说话的音调与强弱和发病前相同,但多有缄默、四肢震颤麻木、过度凝视等癔症症状。反复测听结果差异较大,无响度重振,言语接受阈和识别率较低。听力曲线为 V 型,镫骨肌反射和听性脑干诱发电位正常。前庭功能无改变。患者可突然自愈或因各种暗示治疗而快速恢复。助听器常有奇效。治愈后有复发倾向。

五、伪聋

本病又称诈聋,指听觉系统无病而自称失去听力对声音无反应的表现,严格地说不能称为疾病。另一类是听力仅有轻微损害,有意识地夸大其听力缺损程度者,可称为夸大性聋。伪聋的动机很复杂,表现的形式多样,多诡称单侧重度聋,因双侧伪聋易被识破。伪聋者多很机警,有的还很熟悉常规的测听方法,即便应用一些特殊的测听方法也难肯定诊断。自从声导抗、听性诱发电位和耳声发射测听法问世以来,伪聋的准确识别多已不成问题,但确诊前必须注意与功能性聋相鉴别。

六、人工听觉研究进展

(一)助听器

现代助听器是一种利用电频振动放大原理扩大声音响度以补偿听力损失的电声转换器具。骨锚式助听器是用铆钉将声频振荡器直接固定,是颅骨上的一种部分植入式骨传导助听装置。目前骨锚式助听器在部分国家进入临床使用。

骨锚式助听器是基于直接骨传导原理,将系统的微音器、声处理器、传导器固定在颅骨上,将信号直接传到颅骨、振动耳蜗产生听觉,如同音叉接触牙齿的感觉。

骨锚式助听器的适应证:外耳道狭窄、闭锁或中耳、耳道炎症、流脓长期不能控制的耳聋患者;由于堵耳不适或啸叫难忍不能使用气传导助听器的中、重度听力损失者;单耳完全失聪,要求获得双耳听觉效应者。最适宜病例的纯音骨传导听阈平均值(PTAbc)≤45 dB(HL),最大言语识别率(SRSmax)≥80%。而 PTAbc≥70 dB(HL),SRSmax≤60%者视为不宜病例。

(二)人工中耳

人工中耳又称植入性助听器,其工作原理是用一个电机械转换器替代了传统助听器的放大器。从植入形式上可分为部分以及全部植入性助听器。从工作方式上可分为电磁式以及压电式助听器。目前市场上唯一既被美国也被欧洲食品药品监督管理局认可的中耳植入性助听器为振动声桥。

振动声桥是一种部分植入性助听器,主要用于中重度感音性聋患者,也可用于传导性聋患者。最好的适应证是全频听力下降,高频较低频重者。其有效的上限可达80~85 dB。特别适用于1 kHz听阈相对较低的患者以及高频下降为主的患者。随着研究的深入,振动声桥的适应证范围不断扩展,可用于手术疗效欠佳的耳硬化和慢性化脓性中耳炎(含中耳胆脂瘤)以及先天性外耳道闭锁等传导性聋患者。振动器既可以固定在听骨链上,也可以固定在圆窗。振动声桥的适应证:中重度感应神经性聋;患者对助听器不满意或无法佩戴助听器;传导性聋和混合性聋;鼓室压图正常;中耳解剖正常;65 dB言语识别率大于50%。

(三)人工耳蜗

人工耳蜗实质上是一种特殊的声—电转换电子装置,其工作原理是:将环境中的机械声信号转换为电信号,并将该电信号通过电极传入患者耳蜗,刺激病耳残存的听神经而使患者产生听觉,目前世界上人工耳蜗的种类很多,但其基本组成部分相同,部件由以下四部分组成:拾音器、言语信号处理器、传递—接收/刺激器、电极。

1. 人工耳蜗植入术前检查和评估

(1)医疗常规检查:具体如下。

1)耳科病史:包括详细的耳聋病史、病因学分析。

2)耳科常规检查。

3)影像学检查:除了解中耳乳突气房发育情况外,重点了解耳蜗有无畸形、有无骨化及骨化的程度、听神经的完整性以及排除内听道占位性病变。

4)全身状况检查:包括患者心、肺、肝、肾功能检查和术前常规化验检查。患者的健康状况应能耐受手术。

(2)听力学检查:旨在对患者双耳听功能状况做出全面评价,包括助听前后的听阈检测(包括声声测听、行为测听、纯音测听等)、听性诱发反应和言语测听以及必要的电诱发电位(如电刺激试验)。

(3)精神心理学及智力检查。

2. 人工耳蜗植入患者的选择

(1)年龄:≥1岁的儿童都可作为人工耳蜗植入的候选人。

(2)听力损失程度:双耳听力损失≥90 dB(HL),助听器无效或帮助不大。

(3)根据耳蜗的发育和骨化情况决定是否植入人工耳蜗。特别严重的耳蜗畸形病例不适宜植入人工耳蜗。

（4）患者耳聋的性质：在早期，仅语后聋患者被作为人工耳蜗植入的对象，现在将语前聋以及部分先天性聋也列为人工耳蜗植入的适应证。

（5）患者全身健康状态可耐受手术，精神与智力正常，有要求和耐心能完成术后的康复训练，也是选择患者的基本要求之一。

3. 人工耳蜗言语处理器的调度编程

人工耳蜗植入术后，人工耳蜗装置的言语处理需进行调试编程，以保证人工耳蜗言语处理系统达到患者患耳相适应的最佳工作状态。

4. 人工耳蜗植入患者的听觉言语康复

听觉言语康复训练有两个目的：一是重建或增进入工耳蜗植入患者的听觉能力；二是重建或发展患者的言语能力。

第五章 鼻部疾病

第一节 鼻的先天性疾病及畸形

一、鼻部脑膜脑膨出

组织通过先天性颅骨缺损疝至颅外,称为脑膜脑膨出。按疝出的内容分为脑膜膨出、脑膜脑膨出、积水性脑膜脑膨出3种。膨出物来自颅前窝者最多,常侵入鼻根、鼻腔、眶内;颅中窝者很少,常侵入鼻咽部;颅后窝者极少,侵入鼻咽或口咽部。脑膜和部分脑组织经过未发育完善或钙化不全的鼻部骨质疝至颅外而构成的先天性畸形,则称为鼻部脑膜脑膨出。

(一)临床表现及诊断

按膨出物的位置大体分为鼻外型和鼻内型。

1. 鼻外型

在新生儿即可发现鼻根部或眼眶内侧有圆形肿物,触之柔软,表面光滑,透光试验阳性。肿物如果蒂部宽大,患儿哭闹或压迫颈内静脉时,肿物体积增大或张力增高(Furstenberg 试验阳性),但若骨缺损较小时,则此种表现不明显。肿物随年龄增大逐渐增大,并常有眼距增宽。

2. 鼻内型

新生儿或幼儿如有鼻塞、哺乳困难,鼻腔或鼻咽部可见表面光滑的圆形肿物,其根蒂位于鼻顶部,触之柔软,有时可见搏动。无论 Furstenberg 试验是否阳性,应首先考虑鼻内型脑膜脑膨出。检查时不可对包块贸然试行穿刺或取活检,以防造成脑脊液鼻漏或颅内感染。轻压前囟门,鼻部肿块可稍有增大;若压迫鼻部肿物,肿物可回缩,且前囟门稍向外突。这些体征表示肿物与颅内相通。鼻颏位 X 线拍片,可见颅前窝骨质缺损或筛骨鸡冠消失。

(二)治疗

采用手术治疗,手术原则是切除膨出物,修补颅底缺损。除膨出部皮肤菲薄有破裂倾向者须急行手术外,一般以2~3岁手术为宜。若手术过晚,膨出物随颅底骨质缺损增大而增大,引起的颅面畸形则难以矫正。并发脑积水者,宜先行脑脊液分流术,再做修补术。

二、先天性后鼻孔闭锁

先天性后鼻孔闭锁为胚胎发育过程中鼻颊膜或颊咽膜遗留,或者后鼻孔被上皮栓块堵塞,可为单侧性或双侧性。

(一)症状

主要症状是鼻塞、流白黏涕、嗅觉障碍及呼吸困难。患者症状的轻重缓解,与闭锁的程度和年龄有关。双侧后鼻孔闭锁者出生后即出现阵发性发绀,吮奶时呼吸困难,憋气促使患儿张口啼哭,借此空气得以经口腔进入呼吸道,使症状得以缓解。待呼吸平静后患儿又企图经鼻呼吸,发绀、呼吸困难又重新出现。因为新生儿不会经口呼吸,所以有窒息的危险。一般经过3~4周,患儿习惯用口呼吸,症状才有所好转。但患儿在吮奶时不得不与张口呼吸交替进行。随着年龄增长，其闭塞性鼻音越来越明显，鼻内有涕但不易擤出，常有鼻前庭炎。单侧闭锁症状较轻，患侧鼻塞明显，鼻腔内常积有黏性分泌物。

(二)诊断

凡新生儿有呼吸困难，哭时症状减轻，吮奶呈间断性，则应考虑先天性后鼻孔闭锁的可能。可用小号导尿管自前鼻孔试着通入鼻咽部。如深入不到 32 mm 即遇有障碍，则多有闭锁。也可用亚甲蓝滴入鼻腔，观察咽部是否着色。对较大儿童或成人，可用后鼻镜或内镜检查闭锁情况。鼻腔螺旋 CT 检查可明确闭锁隔的性质(膜性、骨性或混合性)。

(三)治疗

双侧后鼻孔闭锁的新生儿应紧急处置，帮助患儿及早用口呼吸。简易的方法是将橡胶奶头的顶端剪去，放在患儿口内，建立呼吸通道，以利患儿经口呼吸，同时用系带固定于头部，待患儿习惯经口呼吸时方可取出口中奶头，2 周岁以后可经鼻或腭手术，将闭锁部切除。

三、歪鼻

(一)症状

鼻部是衬托整个脸部气质的关键点，鼻子是表现轮廓的一个重要器官。歪鼻虽然表现为外鼻尤其是鼻尖及鼻梁的偏斜，但常与鼻中隔偏曲或鼻中隔软骨前脱位同时存在。

(二)治疗

根据解剖学特点，可将外鼻支架分为上、中、下 3 段：上段为具有一定预应力的鼻骨，中段为易在暴力下造成骨折或移位的鼻侧软骨，下段为极富弹性的鼻翼软骨。歪鼻以始于中段的歪斜为多见，下段往往受中断的影响而出现歪斜。凌莹等将歪鼻分为三类：偏斜型、扭曲型和斜线型，并提出了偏斜程度的量化数值。以鼻根中心点与人中上端中点为面轴中线，鼻尖或鼻梁偏离中线的距离为偏斜程度的数值，偏斜程度在 0.2 cm 以内为正常范围，偏斜 0.3~0.5 cm 为轻度歪鼻，偏斜 0.6~0.8 cm 为中度歪鼻，偏斜 0.9~1.2 cm 为重度歪鼻。歪鼻可为先天性畸形，然由外伤引起者居多，较严重者还会伴有鼻骨或上颌骨额突等梨状孔周围的面颅骨骨折，患者多诉一侧鼻塞。

外伤性歪鼻的急诊处理原则与鼻骨骨折的急诊处理原则相同，即在外伤后的短期内，鼻面部尚未出现肿胀之前或待其肿胀消退之后，于施行鼻骨和鼻中隔复位的同时，以鼻骨复位钳复位歪鼻。

因各种缘故在外伤早期不宜或未能行闭合式手法复正者，则成为陈旧性外伤性歪鼻，其整形与先天性歪鼻相似。由于多伴有鼻中隔偏曲，应与鼻中隔整形同时完成，称为鼻-鼻中隔整形术。外鼻美容整形几乎都需要矫正鼻中隔，否则鼻梁不可能整直。具体方法如下。

1. 切口

可取鼻外径路，采用前鼻孔前缘蝶形切口。也可取鼻内径路，采用鼻中隔切口联合双侧的上侧鼻软骨与鼻翼软骨间切口。软骨段歪鼻，单纯鼻中隔切口即可完成，而骨性歪鼻及合并驼鼻、蛙鼻的矫正，则需采用蝶形切口或鼻中隔切口联合双侧的上侧鼻软骨与鼻翼软骨间切口。

2. 鼻中隔的整形

应尽量采用鼻中隔黏膜下矫正术，而非黏膜下切除术，主张只切除偏曲部分而尽可能地减少正常结构的损伤，保证鼻中隔内有支撑物，防止术后的鼻中隔摆动和软骨段的塌陷。

3. 软骨段歪鼻合并鼻中隔偏斜或鼻中隔软骨前脱位者的整形

可行转门法手术。

4. 骨性外鼻支架歪鼻的整形

其鼻背正面外观必为一侧较宽(简称宽侧),一侧较窄(简称窄侧)。做前鼻孔前缘蝶形切口,或双侧的上侧鼻软骨与鼻翼软骨间切口。循着切口向上,从鼻背板前面做皮下分离达梨状孔上缘,将鼻骨及上颌骨额突从骨膜下分离。在鼻背宽侧以骨凿、骨剪或骨锯去除一块连同宽侧鼻黏膜在内的三角形骨片:此三角形的底在下,位于宽侧梨状孔边缘;尖朝上位于鼻根处。再以骨凿向上凿断窄侧上颌骨额突根部达鼻根,双侧截骨完成后,骨性外鼻支架即可松动,此时以手法内外结合复正鼻梁至中线。

5. 术毕行鼻腔及外鼻内外固定

内固定应以凡士林纱条衬于鼻腔黏膜表面,再以碘仿纱条行松紧适度的均匀填塞,一般填塞 7 d 左右;外固定以牙科打样胶或特制夹板为宜,其时间不应少于 2 周。须重视换药及抗生素的使用,以防止并发感染。

近年来鼻内镜技术在鼻及鼻中隔整形术中的辅助作用日益得到重视。与传统的手术方式相比,鼻内镜技术并未改变手术基本步骤,却使之变为可视化的过程。在监视器放大显示下,术者可精确地切除畸形的骨和软骨,达到疗效最大化和并发症最小化的效果。

第二节 鼻外伤与鼻异物

一、鼻骨骨折

外鼻突出于面部中央,易遭受创击而发生鼻骨骨折。鼻骨上部厚而窄,较坚固。下端宽而薄,又缺乏支撑,故多数骨折多累及鼻骨下部。严重者常伴有鼻中隔骨折、软骨脱位、面部明显畸形、眶壁骨折等。

(一)临床表现

局部疼痛,软组织肿胀或皮下瘀血。可见鼻梁偏斜,骨折侧鼻背塌陷。肿胀明显可掩盖外鼻畸形。擤鼻后可出现伤侧下眼睑、颜面部皮下气肿。鼻中隔若受累可有血肿、易位等产生的鼻塞、下段鼻梁塌陷等症状。若鼻中隔血肿继发感染,则引起鼻中隔脓肿,导致软骨坏死,鞍鼻畸形。

(二)检查

局部触痛,可触之鼻骨塌陷,有时可感知骨擦音。面部肿胀多发生于受伤 3 h 后,若出现皮下气肿,触之有捻发音。鼻腔可见黏膜肿胀,如有鼻中隔受累,可见中隔偏离中线,前缘突向一侧鼻腔。若有中隔血肿,中隔黏膜向一侧或两侧膨隆。

(三)诊断

根据临床表现和检查即可作出诊断,X 线鼻骨侧位片(图 5-1)或 CT(图 5-2)可作为诊断依据。疑有鼻中隔血肿可穿刺抽吸确诊。

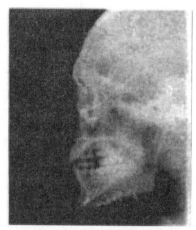

图 5-1　X 线鼻骨侧位片

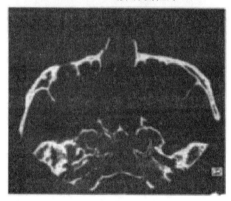

图 5-2　鼻骨 CT 片

(四)治疗

应尽早治疗,并预防感染,以免日后遗留面部畸形。

1. 骨折复位

应在伤后组织肿胀发生之前复位,不仅使复位准确,而且有利于早期愈合。若肿胀明显,可暂缓进行,但不能超过 10 d,以免发生错位愈合,增加处理困难。先以 1% 麻黄碱收缩鼻腔黏膜,再用 1% 丁卡因表面麻醉鼻黏膜。用复位器伸入鼻骨下塌处,置于鼻骨之下将其抬起,此时常可听到鼻骨复位时的"咔嚓"声。复位器伸入鼻腔且勿超过两侧内眦连线,以免损伤筛板(图 5-3)。

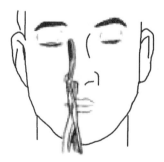

图 5-3　鼻骨骨折复位

如有鼻中隔软骨脱位也应同步复位。将复位器的两叶伸入两侧鼻腔,置于中隔偏曲处的下方,夹住鼻中隔垂直向上移动,即可使脱位的中隔复位。复位后鼻腔须加填塞,以便起到支撑和止血的作用。填塞物如为一般凡士林纱条,在鼻腔滞留时间不可超过48 h。

2. 鼻中隔血肿和脓肿的处理

血肿内的血块很难吸收,须早期手术清除,以免发生软骨坏死。切口要够大,可做L形切口,彻底引流,术后鼻腔填塞,以防复发,并使用足量抗生素。

二、鼻窦骨折

前组鼻窦外伤多与颌面部创伤同时发生。后组鼻窦骨折多与颅底外伤同时存在。鼻窦上临颅脑,旁及眼眶,严重的鼻窦骨折可见脑部、眼部症状及严重的鼻出血。

(一)额窦骨折

多发生在窦前壁。按骨折部位分为前壁骨折、前后壁复合骨折和底部骨折。皮肤未裂开者为单纯性骨折,皮肤裂开者为复杂性骨折。前壁线性骨折者,额窦前壁未变形,但有软组织肿胀、局部压痛。症状较轻,常被误诊为软组织挫伤。前壁凹陷性骨折可见前壁塌陷入窦腔内,眶上区肿胀,睑部瘀血,皮下气肿。因额窦前壁有骨髓,前壁骨折时有患骨髓炎的可能。前后壁复合骨折时,常有脑膜损伤,继发颅前窝气肿、血肿或脑脊液鼻漏,引起颅内严重感染。故应及早借助X线平片、CT作出诊断,以便尽早处理,防止并发症的发生。底部骨折一般较少见,多合并有筛窦骨折。

(1)单纯性线型骨折无须特殊治疗,仅以1%麻黄碱滴鼻保持鼻额管通畅,给予抗生素即可。前壁骨折额部塌陷,可沿眉弓做切口,以剥离子进入额窦,挑起塌陷的骨片,使其复位;或将窦底凿开,用弯止血钳伸入窦内复位。窦内不填塞,缝合切口。

(2)复杂性骨折应行常规外科清创,除去异物或游离的碎骨片,清理窦内异物、血块和碎骨片,扩大鼻额管以利引流,并查看后壁有无骨折。后壁凹陷性或粉碎性骨折者,应检查有无脑膜撕裂、脑脊液鼻漏,以便及时用筋膜或肌肉修补。须注意给予足量抗生素控制感染。

(二)筛窦骨折

常合并额窦、眼眶和鼻骨的损伤,即鼻额筛眶复合体骨折。通常是由于鼻骨或额骨遭受暴力打击冲撞,鼻骨或额骨下缘骨折,骨折端嵌入筛窦,或是颅底骨折所致。有时可伤及视神经骨管,造成该骨管骨折,从而导致失明。筛窦上壁损伤可发生脑脊液鼻漏,内外壁破裂可损伤筛前动脉,发生眶后血肿或严重出血。表现为鼻腔上部出血,鼻根及眼眶部肿胀,内眦距增宽或塌陷畸形,鼻额角变锐。视力障碍,患侧瞳孔散大,光反射消失,但间接反射存在。

有严重鼻出血、鼻腔填塞无效者,可经眶内缘切口结扎筛前动脉。伤后即出现视力严重减退者应尽早实施视神经管减压术。如有眶内血肿,可采取鼻外筛窦凿开术或经鼻腔在鼻内镜下开放筛窦,清除血肿。如有脑脊液鼻漏,经保守治疗不愈,以在鼻内镜下修补为宜。

(三)上颌窦骨折

多由外界暴力直接撞击或火器、爆炸伤等引起,以前壁塌陷性骨折为常见,主要为上颌骨的额突和眶下孔部位。由于软组织肿胀、淤血,面部畸形不甚明显,一旦肿胀减轻,即显面部塌陷。上颌窦的顶壁为眶底,颌面部受强力撞击可发生眶底骨折而引起一系列眼部症状,包括眼球内陷、复视、视力减退及内眼外伤性改变(晶状体脱位、玻璃体出血等)。

伤后24 h内可行早期骨折整复,按上颌窦柯-陆氏手术径路,清除窦内血肿、异物和骨碎片,抬起塌陷部分,窦内填塞碘仿纱条以做固定和引流,数天后经下鼻道窗口取出。如受伤超过24 h,可待肿胀消失后整复。如伴有上牙槽骨骨折,复位后应行牙间固定。

（四）蝶窦骨折

单独发生者少见，因其位于颅底中央的蝶骨体内，故多合并颅底骨折、后组筛窦骨折和脑脊液鼻漏或耳漏。因视神经管内侧壁与蝶窦和筛窦最后筛房相邻，蝶窦外侧壁又有颈内动脉，蝶窦骨折时可并发视神经管骨折导致的视力减退和颈内动脉破裂、血液进入蝶窦导致的严重鼻出血。若在局部形成假性动脉瘤，该瘤破裂可再次或多次严重鼻出血。若外伤累及蝶鞍内的脑垂体后叶，可发生创伤性尿崩症。因此，蝶窦骨折的处理复杂，如病情危及患者生命，应请神经外科医师先行抢救。单独的蝶窦骨折如无并发症可不做处理。

三、脑脊液鼻漏

脑脊液经破裂或缺损的蛛网膜、硬脑膜和颅底骨板流入鼻腔或鼻窦，再经前鼻孔或鼻咽流出，称为脑脊液鼻漏，脑脊液鼻漏的潜在危险在于上呼吸道感染后可继发严重的颅内感染。

（一）病因

多由头部外伤引起，以颅前窝骨折最为多见。筛骨筛板和额窦后壁骨板很薄，与硬脑膜紧密相连，外伤时若脑膜与骨板同时破裂，则发生脑脊液鼻漏。颅中窝骨折时脑脊液经破损的蝶窦流入鼻内，或通过中耳破裂或缺损的鼓室天盖经咽鼓管流至鼻腔，则称为脑脊液耳鼻漏。如外伤时，硬脑膜完整但疝入骨折缝隙中而后产生硬膜小孔，或暂时将硬脑膜和骨板裂隙封闭，血块日后分解，均可引起迟发性脑脊液鼻漏。其他少见的原因有：鼻内手术操作不当，损伤颅底，造成医源性脑脊液鼻漏；先天性颅骨缺损；脑肿瘤、脑积水等引起的脑膜及骨质的破坏等（图5-4）。

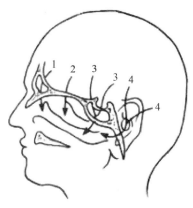

图5-4　脑脊液鼻漏
1.额窦；2.前颅窝；3.蝶窦；4.斜坡

（二）临床表现

主要为鼻腔间断或持续性流出清亮、水样液体，多数为单侧。在低头、用力、压迫双侧颈静脉时可诱发流出量增多。如为外伤所致，鼻漏多在伤后即发生，鼻内有血性液体流出，后渐清亮如水。迟发性者伤后数天至数周才发生，极少数可在伤后数年发生。有些患者可能忽视鼻漏主诉，而有反复发生细菌型脑膜炎的病史。鼻腔检查多无异常发现，头部外伤者可有鼻出血或其他外伤表现。

（三）诊断

若外伤时有血性液体自鼻孔流出，其在手帕或纸上的痕迹中心呈粉红色而周边色淡、清澈；或流出的液体干燥后不呈痂状者；鼻漏液体清澈无色，低头用力或压迫颈静脉流量增加；

或有反复发生细菌型脑膜炎的病史者皆提示脑脊液鼻漏的可能。确诊依据为鼻漏出液的葡萄糖含量在 1.7 mmol/L 以上。但应注意若混入泪液或血迹可因含有少量葡萄糖而致假阳性结果。颅底、鼻窦、中耳、乳突及岩部等处的 X 线照片和 CT 扫描显示的骨折部位可供瘘孔定位时参考。

(四)治疗

外伤性脑脊液鼻漏大都可用保守疗法治疗。包括预防感染、降低颅内压、创造条件促使漏孔自然愈合,如头高卧位,限制饮水量和食盐摄入量,止咳通便,避免打喷嚏和用力擤鼻。一般观察 4~6 周,如不见好转,则行手术疗法。

手术前须有脑脊液漏孔的准确定位。虽有较多方法,但以鼻内镜法较为准确。经前鼻孔插入鼻内镜,按鼻腔顶前部、后部、蝶筛隐窝、中鼻道和咽鼓管咽口 5 个部位仔细观察。观察上述部位时,可压迫双侧颈内静脉,注意看液体从何处流入鼻腔。采用放射性核素 ECT 法行漏孔定位准确率也较高。手术方法有颅内法和颅外法。颅内法多为在处理脑外伤同时,仔细寻找前颅窝底的漏孔,发现硬脑膜裂口,给予紧密缝合,颅底漏孔以自体肌肉块填塞。颅外法多采用鼻内镜法。用鼻内镜找到漏孔后,扩大漏孔处的骨质并用自体肌肉、脂肪或筋膜封堵压紧即可。耳鼻漏者须行中耳鼓室探查,并对漏孔封堵。

四、鼻腔及鼻窦异物

鼻异物可分为内生性和外生性两大类:前者有死骨、凝血块、鼻石、痂皮等;后者又可分为生物性和非生物性。生物性中以植物性为多见,动物性则较为罕见。

(一)病因

异物进入鼻腔和鼻窦的方式有以下几种。

(1)儿童玩耍时自己或他人将豆类、果核、纸卷、塑料玩物等塞入鼻孔内又难以自行取出,事后忘记,造成鼻腔异物。

(2)热带地区水蛭和昆虫较多,爬入野浴或露宿者的鼻内。

(3)工矿爆破、器物失控飞出、枪弹误伤等使石块、木块、金属片、弹丸经面部进入鼻窦、眼眶及翼腭窝等处。

(4)鼻部手术时填塞的纱条、棉片或器械断端遗留鼻内形成医源性异物。

(二)病理

因异物阻塞鼻腔或鼻窦引流,加之异物的刺激,可引起鼻内感染,如鼻炎、鼻窦炎和骨髓炎。异物在鼻、鼻窦内滞留时间过长,炎性分泌物日久蒸发,浓缩分解出多种无机盐类,逐步沉积于异物表面,以此为核心,逐渐形成结石,称为鼻石。其外壳成分有钙、镁、磷、氯化钠等盐类,因成分不同,鼻石颜色可有差异。

(三)临床表现

儿童鼻腔异物多有单侧鼻腔流黏脓涕、涕中带血和鼻塞症状,呼出气有臭味。面部外伤性异物除有外伤表现外,随异物大小、性质、滞留时间和所在位置症状有所不同。动物性异物鼻内多有虫爬感,日久可有鼻窦炎。医源性异物在术后仍有较重鼻塞、脓性分泌物和头痛。

(四)诊断

儿童有单侧鼻流脓涕,时有涕中带血,且呼出气有臭味,应首先考虑为鼻腔异物。如异物存留过久,鼻内有肉芽组织形成,须用探针辅助检查。对金属异物须行 X 线定位检查,应包括下颌骨在内的头颅正位和侧位片,以避免投影偏差。必要时可行 CT 检查。

(五)治疗

儿童鼻腔异物可用前端为环状的器械经前鼻孔进入,绕至异物后方向前钩出。切勿用镊子夹取,尤其圆滑异物可因夹取滑脱,将其推向后鼻孔或鼻咽部,甚至误吸入喉腔或气管,给取出带来困难及并发症。动物性异物须先用 1% 地卡因将其麻醉后,再用鼻钳取出。外伤性异物在充分估计伤情和妥善准备后,经准确定位,选择相应手术进路和方法,必要时在 X 线荧光屏观察下,手术取出。如异物较大且嵌顿在头面部大血管附近,须先行相关血管结扎再取出异物,如贸然取出有发生致死性大出血的可能。对无症状的细小金属异物,若不处在危险部位,可不必取出,但须定期复查。

第三节 外鼻炎症性疾病

外鼻及鼻前庭炎性疾病是耳鼻咽喉科的常见病,以感染性和过敏性炎症为主。治疗主要采用局部用药。当伴有严重的并发症时,应合理使用抗生素。鼻部的疖肿应避免挤压。

一、鼻前庭炎

鼻前庭炎是鼻前庭皮肤的弥漫性炎症,可分为急性和慢性两种。

(一)病因

由鼻腔内分泌物,尤其是脓性分泌物,经常刺激鼻前庭皮肤所致,因此,鼻腔内任何急性或慢性、特异性或非特异性炎症、鼻腔异物、肿瘤等,都可以并发鼻前庭炎。长期有害粉尘(如烟草、皮毛、水泥、石棉等)的刺激,挖鼻或摩擦致鼻前庭皮肤损伤继发感染也是本病病因之一。

(二)临床表现

急性者,感鼻前庭处疼痛较剧,检查见鼻前庭内及其与上唇交界处皮肤弥漫性红肿,或有皲裂及浅表糜烂,鼻毛上附有黏脓块。慢性者,感觉鼻前庭发热、发干、发痒、有触痛,检查见鼻前庭鼻毛稀少,局部皮肤增厚,有痂皮形成,清除痂皮后可有小出血创面。

(三)诊断

根据上述临床表现,诊断不难,但应注意与鼻前庭湿疹鉴别,后者常是全身湿疹的局部表现,瘙痒较剧烈,常见于儿童。此外,应注意排除梅毒或结核。

(四)治疗

(1)必须彻底消除鼻腔内刺激性分泌物,避免有害粉尘的刺激,改正不良挖鼻习惯。

(2)急性者可用抗生素治疗,局部湿热敷,并用红外线理疗,促使炎症消退。

(3)慢性者可先用 3% 双氧水清洗,除去结痂,局部涂 1%～2% 黄降汞软膏或抗生素软膏。皮肤糜烂和皲裂处先用 10%～20% 硝酸银烧灼,再涂以抗生素软膏,每日 3 次。

二、鼻疖

鼻疖是鼻前庭毛囊、皮脂腺或汗腺的局限性化脓性炎症,有时也可发生于鼻尖或鼻翼。

(一)病因

挖鼻、拔鼻毛或外伤致鼻前庭皮肤损伤,继发化脓性细菌感染,最常见的致病菌是金黄色葡萄球菌。糖尿病、抵抗力低、慢性鼻前庭炎易继发鼻疖。

(二)临床表现

局部触痛、灼热、红肿,可伴有低热和全身不适。随着病情发展,出现自发性疼痛,日益加重。检查时见一侧鼻前庭内有隆起,周围浸润,发硬、发红。疖肿成熟后,顶部出现黄色脓点,溃破则流出脓液。病重者可引起上唇及颊部蜂窝织炎,有畏寒、发热、头痛、全身不适的症状。由于面部静脉无瓣膜,血液可正、逆向流动,鼻疖如被挤压,感染可由小静脉、面静脉、眼上静脉向上直达海绵窦,形成海绵窦血栓性静脉炎。其临床表现为寒战、高热、头痛剧烈,患侧眼睑及结膜水肿,眼球突出固定,视乳头水肿,甚至失明,严重者危及生命。另外,还可并发眶内、颅内感染。

(三)诊断

鼻尖部或鼻前庭皮肤红肿,肿胀可能侵及面部周围组织,有触痛。晚期有脓头突出,破溃后流出脓液,有时排出绿色脓栓。

(四)治疗

(1)治疗原则是严禁挤压,未成熟时忌行切开,控制感染,预防并发症。

(2)全身治疗。包括酌情使用抗生素、适当的镇痛剂,中医中药治疗以抗炎、解毒、消肿为主,可用五味消毒饮(银花 9 g,野菊花、紫花、地丁、天葵、蒲公英各 4.5 g,水煎服)。屡发病者,可试用自身疫苗注射。如有糖尿病,应控制血糖。

(3)局部治疗。①疖未成熟者:局部热敷、超短波、红外线照射,以抗炎止痛为主,患处涂以 10%鱼石脂软膏或中药六合丹,促其成熟溃破。②疖已成熟者:可待自然溃破或在无菌条件下用小探针蘸少许 15%硝酸银或纯碳酸腐蚀脓头,促其破溃排脓,也可用碘酊消毒后以锋利尖刀将脓头表面轻轻挑破,以小镊子钳出脓栓,也可用小吸引器吸出脓液。切开时不可切及周围浸润部分,严禁挤压。③疖破溃者:局部消毒清洁,促进引流,使用抗生素软膏保护伤口不使其结痂。

(4)并发海绵窦血栓性静脉炎时,必须住院,给予足量、有效的抗生素治疗,绝不能疏忽。

第四节　鼻腔炎症性疾病

一、急性鼻炎

急性鼻炎是鼻黏膜的急性炎症疾病,由病毒感染引起,后期可合并细菌感染。俗称"伤风""感冒"。急性鼻炎多发生于季节变换时,冬季更多见。

(一)病因

常见于鼻病毒、副流感病毒、腺病毒、冠状病毒及柯萨奇病毒感染,病毒经飞沫或被污染的用具传播。人体感染病毒后大约有 1 个月的免疫期,但该免疫力较弱,且各种病毒之间无交叉免疫。急性鼻炎的后期可在病毒感染的基础上合并细菌感染,常见的有溶血性链球菌、流感嗜血杆菌、肺炎球菌及葡萄球菌等。

诱因包括全身因素和局部因素。①全身因素:受凉、过劳、烟酒过度、维生素缺乏、内分泌失调或其他全身性慢性疾病等。②局部因素:鼻中隔偏曲、慢性鼻炎等鼻腔慢性疾病,致鼻腔通气引流障碍,进而影响鼻腔生理功能。邻近部位的感染性疾病,如慢性鼻窦炎、慢性扁桃体炎等也可诱发急性鼻炎。

(二)病理

呈现为单纯炎症性疾病的病理变化。发病早期黏膜血管痉挛,局部缺血,腺体分泌减少,继之血管扩张,黏膜充血,水肿,腺体分泌增加,单核细胞和巨噬细胞浸润,纤毛及黏膜表皮细胞坏死脱落。继发细菌感染后,中性粒细胞浸润并脱落于分泌物中,使分泌物呈脓性。

(三)临床表现

全部病程大体可分为三期。

1. 前驱期

鼻内灼热、干燥,全身乏力、酸软,1~2 d。鼻腔检查:鼻腔黏膜充血、干燥。

2. 卡他期

逐渐出现鼻塞、水样鼻涕、鼻痒、打喷嚏、嗅觉减退及闭塞性鼻音。继发细菌感染后鼻涕变为黏脓性及脓性。全身不适、倦怠,发热(37~38℃)和头痛等。鼻腔检查:鼻黏膜充血、肿胀,总鼻道或鼻底有较多分泌物,初期为水样,以后逐渐变为黏液性、黏脓性或脓性。

3. 恢复期

鼻塞、脓涕逐渐消失。全身不适减轻。如无并发症,7~10 d可自愈。

(四)并发症

炎症经鼻窦自然开口可引起急性鼻窦炎;经咽鼓管向中耳扩散可导致急性中耳炎;感染向下蔓延,可导致急性咽炎、喉炎、气管炎及支气管炎。如果是抵抗力低下的儿童或老人,还可并发肺炎。

(五)鉴别诊断

1. 变应性鼻炎

本病起病骤然,突发喷嚏、鼻痒、流清水涕,发作过后,一切恢复正常,无全身症状。检查见鼻黏膜苍白、水肿,鼻腔分泌物涂片见嗜酸性粒细胞增多,此外变应原皮肤点刺试验、激发试验及血清特异性 IgE 抗体测定等有助于鉴别诊断。

2. 流行性感冒

有明显的流行趋势,起病急,全身症状重,如高热、寒战、头痛、全身关节及肌肉酸痛等。鼻部症状轻,上呼吸道症状不明显。病毒分离及血清学检查可鉴别。

3. 急性传染病前驱症状

麻疹、脊髓灰质炎、脑炎、猩红热等传染病早期可出现急性鼻炎症状,但尚有其本身疾病的表现。通过详细的体格检查、对病程的严密观察及必要的实验室检查可鉴别。

(六)预防

(1)增强机体抵抗力:加强锻炼身体,提倡冷水洗脸或冷水浴,冬季增加户外活动,增强对寒冷的适应能力。此外,注意劳逸结合和饮食合理。成人注射鼻病毒疫苗可有助于防止感染。有报告称儿童在流行期注射丙种球蛋白或胎盘球蛋白有增强抵抗力和预防感染的效果。

(2)避免传染:"感冒"流行期间应避免与患者密切接触,尽量不出入公共场所,注意居室通风。

(七)治疗

以支持和对症治疗为主,注意预防并发症。

1. 全身治疗

卧床休息,保持室内空气流通,多饮水,清淡饮食,疏通大便。可配合使用辛散、通窍的中药,方剂可使用通窍汤或银翘散加减。合并细菌感染或可疑并发症时全身应用抗生素。

2. 局部治疗

(1)糖皮质激素鼻喷剂:具有抗炎、抗水肿的作用,是鼻黏膜炎症的一线常规治疗药物。

(2)血管收缩剂:如鼻塞、流涕严重,可短时间(不超过 10 d)、使用低浓度麻黄碱滴鼻液、盐酸羟甲唑啉喷雾剂等,以消除黏膜水肿,减轻鼻塞,改善引流。

(3)针刺、艾灸及穴位按摩:鼻塞者可选用迎香穴、印堂穴;发热者选用风池穴、合谷穴、曲池穴等,对上述穴位进行针灸和按摩,可减轻症状。

二、慢性鼻炎

慢性鼻炎是黏膜和黏膜下层的慢性炎症,持续数月,炎症反复发作,常无明确致病微生物感染。慢性鼻炎可分为慢性单纯性鼻炎和慢性肥厚性鼻炎。

(一)慢性单纯性鼻炎

1. 病理

鼻黏膜深层动脉慢性扩张,失去收缩能力;下鼻甲的海绵状血窦也呈慢性扩张,通透性增加;血管和腺体周围有以淋巴细胞和浆细胞为主的炎症细胞浸润;黏膜腺体功能活跃,分泌增加。

2. 临床表现

(1)鼻塞:多呈间隙性或交替性。①间隙性:白天、温暖、劳动或运动时减轻,夜间、休息、寒冷时加重。间隙性鼻塞与运动时全身自主神经兴奋、鼻黏膜血管收缩、鼻塞减轻有关。②交替性:变换侧卧方位时,两侧鼻腔阻塞随之交替,居下位的鼻腔阻塞,居上位者则通气。交替性鼻塞也与自主神经反射有关。

(2)鼻涕增多:一般为黏液涕,继发感染时呈黏脓涕或脓涕。鼻涕可经后鼻孔倒流至咽喉,引发咽喉不适。小儿因鼻涕长期刺激,可发生鼻前庭炎、湿疹等。

(3)头痛,头晕,鼻根部不适。

3. 检查

(1)双侧下鼻甲肿胀、充血,表面光滑,柔软富于弹性,用探针轻压凹陷,探针移开后立即复原,鼻黏膜对血管收缩剂敏感。

(2)鼻底、下鼻道或总鼻道有较黏稠的鼻涕。

4. 治疗

(1)消除病因,增强体质,提高机体免疫力,避免过度疲劳。

(2)积极治疗全身性慢性疾病、邻近感染病灶和鼻中隔偏曲等。

(3)局部治疗:

1)鼻用糖皮质激素喷剂。

2)减充血滴鼻剂:通常用 0.5%~1%麻黄碱滴鼻液或 0.05%盐酸羟甲唑啉喷雾剂。注意减充血剂使用不宜超过 10 d。盐酸萘甲唑啉类减充血剂因容易导致药物性鼻炎,应避免使用。

3）用生理盐水冲洗鼻腔。

（4）口服小剂量大环内酯类抗生素，使用 1～3 个月，适用于鼻腔炎症明显、分泌物增多伴痰涕倒流者。

（二）慢性肥厚性鼻炎

1. 病理

黏膜固有层动、静脉扩张以及静脉和淋巴管周围淋巴细胞和浆细胞浸润。因静脉和淋巴管回流障碍，静脉通透性增加，黏膜固有层水肿。继而纤维组织增生，黏膜肥厚，骨膜增殖。因纤维组织增生压迫，血液循环障碍。下鼻甲黏膜增生肥厚，表面呈结节状、桑葚状。

2. 症状

（1）持续性鼻塞：伴闭塞性鼻音、嗅觉减退，肥大的下鼻甲后端压迫咽鼓管咽口可发生耳鸣和耳闭塞感及听力减退，可伴有少量黏脓性或黏液性涕。

（2）头痛、头昏、咽干、咽痛。

3. 检查

下鼻甲黏膜增生、肥厚，表面呈结节状或桑葚状，色泽暗红或呈淡紫红色。探针轻压下鼻甲有硬实感，无凹陷，或虽有凹陷，但不立即复原。下鼻甲黏膜对血管收缩剂不敏感。

4. 治疗

（1）保守治疗：鼻内用血管收缩剂后下鼻甲尚能缩小者，可用与慢性单纯性鼻炎相同的方法治疗。

（2）手术治疗：可行下鼻甲黏膜下低温等离子消融术或下鼻甲黏-骨膜下切除术或下鼻甲骨折外移术。术中注意保留下鼻甲黏膜，减少对下鼻甲及下鼻甲黏膜的损伤。

三、萎缩性鼻炎

萎缩性鼻炎是鼻黏膜、黏膜下血管、腺体以及骨质的慢性进行性萎缩及退行性病变，常使鼻甲萎缩，最终致鼻腔异常宽大，干痂集聚。干痂经臭鼻杆菌作用产生恶臭。黏膜萎缩性改变可向下发展到鼻咽、口咽、喉咽等处，因此，本病是全身性疾病的鼻部表现。本病女性患者较多，在贫困落后地区发病率较高。

（一）病因

临床上有原发性和继发性两种。前者病因不明，后者与术中切除过多的鼻甲组织等有关。

1. 原发性

该病在贫困落后地区发病率较高，分析该病与营养及生活条件有关，维生素缺乏、血中胆固醇含量偏低、微量元素缺乏等可致该病。此外，内分泌功能紊乱、自身免疫性疾病、遗传因素、有害粉尘、气体及干燥高温的环境也可致病。

2. 继发性

（1）慢性鼻炎、鼻窦炎脓性分泌物的长期刺激。

（2）不适当的鼻腔手术，特别是下鼻甲切除过多。

（3）鼻的特殊性传染病，如结核、梅毒和麻风损害鼻黏膜。

(二)病理

随疾病发展时期的不同,鼻黏膜呈现不同的病理表现。早期仅呈慢性炎症改变,继而发展为进行性萎缩。黏膜纤毛脱落,鳞状上皮化,血管壁结缔组织增生,血管逐渐发生闭塞性动脉内膜炎和海绵状静脉丛炎,黏膜供血不足致黏膜、腺体、骨膜和骨质萎缩。

(三)临床表现

(1)鼻塞:鼻腔内脓痂或分泌物阻塞所致。此外,鼻黏膜及感觉神经萎缩,患者不能感知通过的气流而产生鼻塞感。

(2)鼻出血:鼻黏膜萎缩干燥,加之挖鼻和用力擤鼻损伤毛细血管所致。

(3)嗅觉减退或失嗅:嗅区黏膜萎缩及痂皮堵塞所致。

(4)恶臭:晚期和严重者脓痂中的蛋白质被臭鼻杆菌分解所致。因患者嗅觉丧失,自己常不觉。故本病又称臭鼻症。

(5)头痛、头昏:因鼻黏膜和鼻甲萎缩,鼻腔调温、保湿功能减退,冷空气刺激或脓痂压迫,或鼻阻力改变,影响颅底血窦的血液回流动力,致使颅内静脉压改变。

(四)检查

鼻黏膜干燥,鼻腔宽大,从前鼻孔可直接窥及鼻咽部,鼻甲缩小(尤以下鼻甲为甚)。鼻腔内大量灰绿色脓痂充塞并有恶臭。若病变发展至鼻咽、口咽和喉咽部,也可见同样表现。严重者外鼻变形,鼻孔扁平,鼻翼外翻,鼻梁塌陷,形成鞍鼻。

(五)治疗

1. 局部治疗

(1)鼻腔冲洗:温热生理盐水冲洗、清洁鼻腔,除去脓痂和臭味。

(2)用复方薄荷樟脑滴鼻剂、清鱼肝油、植物油等滴鼻,以润滑黏膜、软化脓痂便于擤出。用金霉素软膏涂抹鼻腔,可抑制细菌生长。

(3)局部使用链霉素、庆大霉素等抗生素,可抑制臭鼻杆菌生长,控制鼻腔的继发性炎症。

2. 手术治疗

目的是缩小鼻腔,减少鼻腔通气量,降低鼻黏膜水分蒸发,减少结痂形成。方法有:鼻腔黏-骨膜下填塞术,埋藏材料有羟基磷灰石人工骨、自体骨或软骨、硅橡胶等;前鼻孔缩窄术,两侧可分期或同期进行。

3. 全身治疗

加强营养,改善环境。补充维生素 A、维生素 B_2、维生素 C、维生素 E;补充铁、锌等微量元素;口服桃金娘油,稀释黏液,促进腺体分泌,促进纤毛运动。

第五节 鼻中隔疾病

一、鼻中隔偏曲

鼻中隔偏曲是指鼻中隔向一侧或两侧偏曲局部突起,并引起鼻腔生理功能障碍或产生症状的疾病。无功能障碍的鼻中隔偏曲称为生理性偏曲。偏曲可以位于鼻中隔软骨部、骨部或二者皆有之,偏曲一般呈 C 形或 S 形。鼻中隔如局部呈尖锥样突起称为骨棘或矩状突;若呈由前向后的长条状突起,则称骨嵴。中鼻甲游离缘以上对应的鼻中隔存在的偏曲称为高位偏曲。

(一)病因

鼻中隔软骨的发育晚于筛骨垂直板和犁骨,如其发育受到限制,鼻中隔将发生偏曲。犁骨与腭结合部的发育障碍也会导致鼻中隔偏曲。鼻中隔外伤、婴儿出生时产道狭窄或产钳夹持不当;鼻内肿瘤或异物压迫鼻中隔以及儿童时期腺样体肥大、硬腭高拱限制鼻中隔发育、遗传等因素均可导致鼻中隔偏曲。

(二)临床表现

(1)鼻塞:为最主要的症状。向一侧偏曲者,初期常为单侧鼻塞。对侧鼻腔因为承担了主要的通气功能,使鼻黏膜长期处于充血状态,继而出现下鼻甲代偿性肥大而发生结构性鼻炎,因而后期也出现双侧鼻塞。向双侧偏曲如S形偏曲者,则多为双侧鼻塞。

(2)鼻出血:常发生在偏曲的凸面、骨棘或骨嵴的顶尖部。此处黏膜薄,常受气流和尘埃刺激,易发生糜烂而出血。

(3)头痛:鼻中隔偏曲的凸出部压迫同侧鼻甲而引起反射性头痛。

(4)邻近器官症状:高位的鼻中隔偏曲常妨碍窦口鼻道复合体的引流,继发鼻窦炎。

(三)诊断

鼻中隔偏曲的诊断必须结合病史和症状,即鼻中隔有偏曲而且有明显症状者才予以诊断。诊断时注意与鼻中隔黏膜结节状增生相鉴别(用探针触诊,后者质软)。

(四)治疗

手术矫正,恢复正常的鼻腔通气及生理功能。方法有鼻内镜下鼻中隔成形术和鼻中隔黏膜下切除术。前者强调通过尽量少地切除组织来消除软骨张力、矫正骨板形态,比较符合鼻生理功能,因而成为治疗鼻中隔偏曲的主要术式。后者因为术中需要切除鼻中隔软骨和骨板,较大地破坏了鼻中隔支架,手术并发症较大,所以使用较少。

二、鼻中隔血肿和脓肿

鼻中隔血肿是鼻中隔软骨膜或骨膜下积血。鼻中隔脓肿则是鼻中隔软骨膜或骨膜下积脓,后者多由前者继发感染而致。

(一)病因

1. 外伤

鼻外伤、鼻中隔骨折或鼻中隔手术致使鼻中隔局部血管损伤出血而不伴有鼻中隔黏-骨膜的破损,血液集聚在鼻中隔黏骨膜下形成血肿。鼻中隔矫正术和鼻中隔黏膜下切除术也可并发本病。

2. 血液系统疾病

血友病、血管性紫癜等出血性疾病可以导致鼻中隔原发性血肿。鼻中隔血肿继发化脓感染就导致鼻中隔脓肿。

(二)临床表现

1. 鼻中隔血肿

多有单侧或双侧鼻塞、额部头痛和鼻部胀满、疼痛感。检查见鼻中隔单侧或双侧半圆形隆起,黏膜色泽暗红或正常,触之柔软而有波动,穿刺回抽有血。

2. 鼻中隔脓肿

除鼻中隔血肿的表现,全身和局部还出现感染的表现,如鼻梁和鼻尖红肿热痛、畏寒、发热。检查见鼻中隔膨隆,黏膜色泽暗红,触之柔软而有波动,穿刺回抽为脓性分泌物。

(三)诊断

结合外伤或鼻中隔手术史、临床表现、鼻内镜检查及穿刺结果等,即可明确诊断。

(四)治疗

1. 鼻中隔血肿

较小者穿刺抽出血液,双侧鼻腔填塞压迫止血。较大者或已经凝固的血肿,在血肿最低处做L形切口,排除淤血或血块,充分止血,然后双侧鼻腔紧密填塞压迫止血。全身应用抗生素预防感染。

2. 鼻中隔脓肿

及时切开排脓引流,在脓肿最低处做切口,充分清除脓液及坏死骨片,抗生素盐水冲洗术腔,并放置引流条,每日换药。全身应用抗生素控制感染。

三、鼻中隔穿孔

鼻中隔穿孔是指各种原因导致的鼻中隔骨部或软骨部贯穿两侧鼻腔的永久性穿孔。穿孔形态和大小各异。

(一)病因

(1)外伤或医源性损伤:挖鼻、外伤或鼻中隔手术同时损伤鼻中隔两侧对应部位的黏软骨膜,未及时修补;鼻部手术或鼻出血术腔填塞过紧使鼻中隔局部黏膜缺血坏死。

(2)感染:如结核、狼疮、麻风引起鼻中隔软骨坏死而穿孔,梅毒多导致鼻中隔骨部穿孔。急性传染病,如白喉、天花、伤寒和猩红热等,鼻中隔脓肿未恰当处理。

(3)理化因素:腐蚀性或刺激性物质,如水泥、矽尘、强酸等的长期吸入;激光、微波等离子不恰当的操作。

(4)肿瘤及恶性肉芽肿:原发于鼻中隔的肿瘤或鼻腔、鼻窦肿瘤侵犯鼻中隔。

(5)鼻腔异物或结石长期压迫,继发感染。

(二)临床表现

引起鼻中隔穿孔的病因很多,故它可以表现为一独立疾病,也可以作为某一疾病的局部表现,后者的临床表现是复杂的。

(1)鼻部症状:主要表现为鼻腔干燥和脓痂形成,常伴有头痛和鼻出血。鼻中隔前段小穿孔者,呼吸时常发生吹哨声。结核和梅毒引起的穿孔常伴有臭味的脓涕。检查可见鼻中隔贯穿性穿孔,穿孔处结痂,穿孔边缘糜烂,易出血。

(2)引发鼻中隔穿孔的疾病的其他表现:如为结核、梅毒、狼疮或鼻肿瘤等疾病引发的鼻中隔穿孔,则可出现该疾病的其他表现。

(三)诊断

根据症状和检查可确诊,注意需找出导致鼻中隔穿孔的病因。

(四)治疗

针对不同的病因,采用不同的处理,如避免继续接触或吸入腐蚀性或刺激性物质,进行抗结核、抗梅毒治疗等。症状明显的鼻中隔穿孔者,可以施行修补术,根据穿孔的位置和大小选择不同的修补方式。主要方法有黏膜移位缝合修补术、带蒂黏骨膜瓣或黏膜瓣转移缝合法（取中鼻甲黏骨膜瓣或下鼻甲黏膜瓣）、游离组织片移植法。

第六节 鼻出血

鼻出血常由鼻、鼻窦及其邻近部位局部病变、颅面外伤，以及某些影响鼻腔血管状态和凝血机制的全身性疾病引起，是鼻科常见症状和急症之一。根据病因和出血程度，应积极采取不同的治疗措施。

一、病因与病理

1. 局部原因

（1）创伤或医源性损伤：局部血管或黏膜破裂而致。如鼻骨、鼻中隔或鼻窦骨折、鼻窦气压骤变、鼻-鼻窦手术及经鼻插管、挖鼻或用力擤鼻和剧烈喷嚏、鼻腔异物等。严重的鼻-鼻窦外伤、前颅窝底或中颅窝底骨折，可引起严重鼻出血，危及生命。

（2）炎症：各种鼻腔和鼻窦的非特异性或特异性感染，均可损伤黏膜血管而出血。

（3）鼻中隔病变：鼻中隔偏曲（多发生在骨嵴附近或偏曲的凸面）、黏膜糜烂、溃疡或穿孔。

（4）肿瘤：最易发生出血的是鼻中隔毛细血管瘤、鼻咽血管纤维瘤、出血性息肉、鼻腔或鼻窦肿瘤。前两种疾病常引起大量鼻出血。鼻腔或鼻窦恶性肿瘤引起大出血者，常与局部感染有关，故在处理时，控制感染很重要。鼻咽癌常为涕中带血，到晚期则可出现明显的鼻出血。

（5）鼻炎和鼻腔特殊性传染病：急、慢性鼻炎和干燥性鼻炎均可引起鼻出血，但通常出血量不多。萎缩性鼻炎常在清除鼻痂、挖鼻或用力擤出痂皮时少量出血。结核、狼疮、梅毒等，导致黏膜糜烂、溃疡、肉芽，或形成鼻中隔穿孔等引起鼻出血。鼻白喉患者双侧鼻腔常有少量血涕。在高原地区，部分患者由于高原氧分压低及其他高原因素影响，可发生高血压及继发性红细胞增多症，血小板减少，成为鼻出血的诱发因素。鼻腔及鼻窦的真菌感染也可引起鼻出血，多为曲霉菌感染，常表现为鼻腔及鼻窦肿块，可误诊为恶性肿瘤，行病理检查方能确诊。

（6）鼻腔异物：常见于儿童，多为一侧鼻出血，少量血涕。某些动物性鼻腔异物，如水蛭，可反复引起大出血。

（7）变态反应：许多学者认为，反复发作的鼻出血可能与鼻的变态反应有关系。

2. 全身性疾病

（1）急性发热性传染病：流感、出血热、麻疹、疟疾、鼻白喉、伤寒和传染性肝炎等。由于高热患者体温过高及血管神经功能障碍，以致毛细血管破裂出血。

（2）心血管疾病：多为动脉压增高所致，如高血压、血管硬化、肾炎、伴有高血压的子痫等。其他用力过猛、情绪激动、气压急剧改变（如航空、登山、潜水）均可因一过性动脉压升高而发生鼻出血，并因鼻黏膜血管的回缩力和收缩力减弱，破裂后常不易愈合，而致反复出血不止。出血前常有前兆，如头昏、头痛、鼻内血液冲击感等。出血常发生在深夜或清晨，多为动脉型出血，呈鲜红色，有时可见搏动，但又会突然自行停止。出血常为一侧，多为鼻腔中段、后段，或鼻腔前段近鼻顶处，不加细查，很难发现出血部位。

（3）血液病：①凝血机制异常的疾病，如血友病、白血病、纤维蛋白形成障碍、异常蛋白血症（如多发性骨髓瘤）、胶原性疾病和大量应用抗凝药物后等。②血小板量或质异常的疾病，如血小板减少性紫癜、再生障碍性贫血等。

（4）营养障碍或维生素缺乏：维生素 C、维生素 K、维生素 P 或钙缺乏，可致毛细血管壁脆性和通透性增加。此外，维生素 K 与凝血酶原形成有关，缺乏时凝血酶原时间延长，易发生鼻出血。

（5）肝、肾等慢性疾病和风湿热等：肝功能损害致凝血障碍，以肝硬化常见；尿毒症时由于肾功能不全致体内毒素积聚，抑制骨髓造血功能和减少肠道对生血素和镁的吸收，易致小血管损伤；风湿热患儿的鼻出血由高热及鼻黏膜血管脆性增加所致。

（6）中毒：磷、汞、砷、苯等化学物质可破坏造血液系统功能，使凝血机制紊乱，血管壁易受损伤；长期服用水杨酸类药物可致凝血酶原减少易致鼻出血。

（7）遗传性出血性毛细血管扩张症：常有家族史，多见于儿童，是一种染色体显性遗传累及小血管壁的全身性疾病，如 Osler 病，表现为鼻、舌、腭、口唇等处黏膜易出血，且反复发作或出血不止，长期失血致血浆蛋白减少，并影响凝血因子水平。

（8）内分泌失调：主要见于女性，青春发育期和月经期可发生鼻出血和先兆性鼻出血，绝经期或妊娠的最后 3 个月也可发生鼻出血，由毛细血管脆性增加所致。

上述病因单独存在就可以引起鼻出血。在某些情况下，这些病因可能合并存在，如鼻-鼻窦炎症合并鼻中隔偏曲、全身性疾病合并鼻-鼻窦炎症等。

二、临床表现

轻者可仅为涕中带血或回吸血涕，或仅少量从前鼻孔滴出；重者则可为一侧或双侧鼻腔血流如注，同时经口涌出。由于鼻出血因不同的病因引起，除表现为鼻出血外，还伴有病因本身（引起出血的疾病）的临床表现。如头鼻部创伤、医源性损伤、鼻-鼻窦肿瘤或鼻咽和鼻颅底肿瘤以及其他全身性疾病等。为了便于处理，鼻黏膜出血部位大体上可分为 4 个部位。

（1）鼻腔前部出血：该部位出血主要来自鼻中隔前下方的利特尔动脉丛或克氏静脉丛。一般出血量较少，可自行停止或较容易止血。多见于儿童和青年。

（2）鼻腔上部出血：该部位出血常来自鼻中隔后上部，多为动脉性出血，一般出血较剧，量较多，多数需要采取前鼻孔或前后鼻孔填塞止血。多见于中老年人，有高血压者较易发生。

（3）鼻腔后部出血：该部位出血多来自下鼻道后端的鼻-鼻咽静脉丛。出血部位隐蔽，前鼻孔填塞不易压迫到出血处，故常需行后鼻孔填塞。常见于中老年人。

（4）鼻腔黏膜弥漫性出血：此类出血多为鼻黏膜广泛部位的微血管出血。出血量有多有少。多发生于有全身性疾病如肝肾功能严重损害、血液病、急性传染病和中毒等患者。

三、治疗

应采取综合治疗措施处理鼻出血，但首先的治疗措施是止血。在达到止血目的后，再对病因进行检查和治疗。以下为鼻出血处理的原则和止血的方法。

1. 一般处理

情绪紧张和恐惧者，予以安慰，使其镇静，必要时给予镇静剂。嘱患者尽量勿吞咽血液，以免刺激胃部引起呕吐，同时也有助于掌握出血量。一般出血或小量出血者取坐位或半卧位，大量出血疑有休克者，应取平卧低头位。接诊患者时应问清是哪一侧鼻腔出血或首先出血。仔细检查鼻腔（最好在鼻内镜下检查），明确出血部位及严重程度。临床上最多见的出血部位是鼻中隔前下部(易出血区),该部位出血量一般较少。嘱患者用手指捏紧两侧鼻翼(旨在压迫鼻中隔前下部)10~15 min,同时用冷水袋或湿毛巾敷前额和后颈,以促使血管收缩减少出血;或用浸以1%麻黄碱生理盐水或0.1%肾上腺素的棉片置入鼻腔暂时止血,以便寻找出血部位。出血较剧者,可用吸引器管吸出鼻腔内血液,并寻找出血部位。在选择适宜的止血方法止血成功后,详细了解病史、临床表现,并做相应的检查以明确出血的病因,进一步治疗原发病。

2. 常用止血方法

(1)局部处理:一般采取坐位或者半坐位(休克患者须平卧)。先将鼻腔内所有填塞物及血块取出,用0.1%肾上腺素棉片收缩鼻腔黏膜,2~5 min后取出,详细检查鼻腔及鼻咽部。根据出血情况及出血部位,选择适当的方法止血。

(2)局部止血药物:适用于鼻腔前段出血,此法简单易行,对患者痛苦较小。用2%利多卡因加0.1%肾上腺素、凝血质或凝血酶,紧塞鼻腔中5 min~2 h。出血较多者可用各种可吸收性止血材料,如明胶海绵等。

(3)烧灼法:适用于反复小量出血且能找到明显出血点者,对动脉性出血无效。常用激光烧灼法、射频烧灼法、等离子射频消融法等。因操作简单,烧灼温和,损伤小而常用。其作用机制是:破坏出血部位组织,使血管封闭或凝血。应用烧灼法止血前,先用浸有1%地卡因和0.1%肾上腺素溶液的棉片麻醉和收缩出血部位及其附近黏膜。烧灼的范围越小越好,避免烧灼过深,烧灼后涂以软膏保护创面。传统的方法有:化学药物烧灼法,如用30%~50%硝酸银等点灼出血部位;电灼法,因灼力较强,易造成黏膜溃疡或软骨坏死,若烧灼不当,反致出血加剧,现已少用。

(4)前鼻孔填塞:在出血较剧烈或者出血不明时使用。

1)将无菌凡士林纱布的一端双叠10~12 cm,将折叠一端放进鼻腔后上方嵌紧,再将折叠部分上下分开,使短的一端平贴鼻腔上部,长的一端平贴鼻腔底部,形成一向外开口的"口袋",然后将纱布的长段填入"口袋"深处,自上而下,从后向前进行连续填塞,使纱条紧紧填满整个鼻腔,剪去前鼻孔多余的纱条。填塞完毕,必须检查是否仍有新鲜血经后鼻孔流入咽部。经观察后如仍出血,需取出纱布重新填塞,或改用后鼻孔填塞术。鼻腔填塞物通常宜在24~48 h后1次或分次取出,以免发生鼻窦或中耳感染,对出血剧烈或者血液病鼻出血者,可适当延长填塞时间至72 h,但须使用足量抗生素,以预防感染。

2)用可吸收性材料填塞:淀粉海绵、明胶止血海绵或纤维蛋白绵等。较适用于血液病所致的鼻黏膜弥漫性出血以及出血部位明确且量较小或范围较小的鼻出血。将淀粉海绵、明胶止血海绵或纤维蛋白绵等放置在出血部位,可在材料表面蘸上凝血酶粉、三七粉或云南白药以增强止血效果。填塞时仍须给予适当的压力,必要时可辅以小块凡士林油纱条以加大压力。可吸收性材料填塞的优点是填塞物不必取出,可避免因取出填塞材料后再出血。

3)用不可吸收材料填塞:膨胀海绵、藻酸钙纤维敷料。较适用于血液病所致的鼻黏膜弥漫性出血、相对较小量出血、部位明确的较小范围的出血。选择大小合适的膨胀海绵放入总鼻道,然后注入含抗生素的生理盐水使海绵膨胀达到压迫的目的。将藻酸钙纤维敷料放置于出血部位,敷料与出血创面接触后转变为凝胶物质达到保护创面和止血的目的。上述两者联合使用可增强止血效果。膨胀海绵、藻酸钙纤维敷料质地软,取出时对鼻黏膜的损伤小,减少了再出血的可能。

（5）后鼻孔填塞：前鼻孔填塞后出血仍不止，且向后流入咽部，或由对侧鼻孔涌出者，说明出血部位在鼻咽后部，宜改用锥形凡士林纱布球行后鼻孔填塞术（图5-5）。

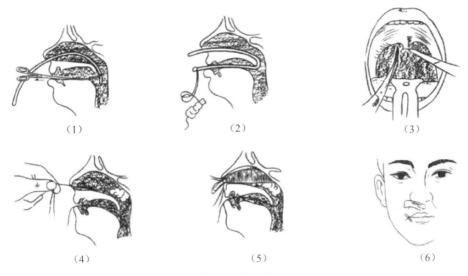

（1）　　　　　　　　　　（2）　　　　　　　　　　（3）

（4）　　　　　　　　　　（5）　　　　　　　　　　（6）

图5-5　后鼻孔填塞

注　（1）将导尿管头端拽出口外；（2）将纱球尖端的丝绒缚于导尿管头端，回抽导尿管；（3）借助器械，将纱球向上推入鼻咽部；（4）将线拉紧，使纱球嵌入后鼻孔；（5）再做鼻腔填塞；（6）纱球尖端上的系线固定于前鼻孔处，底部单线固定于口角。

（6）鼻腔或后鼻孔气囊或水囊压迫：是用指套或气囊缚在小号导尿管头端，置于鼻腔或鼻咽部，囊内充气或充水以压迫出血部位达到止血目的。此方法可代替前后鼻孔填塞。与纱条填塞相比，患者痛苦小，取出时对黏膜损伤小，再出血的可能性也较小，但止血效果不如纱条填塞。近年，国内外均生产有适应鼻腔解剖的止血气囊，使此方法变得更为方便和有效。

（7）血管结扎法：对以上方法无效的严重出血者采用此法。中鼻甲下缘平面以下出血者可选择结扎上颌动脉或颈外动脉；中鼻甲下缘平面以上出血者，则选择结扎筛前动脉；鼻中隔前部出血者可选择结扎上唇动脉。但由于不是结扎责任血管，侧支循环的建立效果常不尽如人意。

（8）血管栓塞法：又称数字减影血管造影，对严重后鼻孔出血具有诊断和治疗的双重功效。本法用海绵微粒、钢丝螺圈等栓塞血管，是治疗经前后鼻孔填塞仍不能止血的严重鼻出血的有效方法。与传统的动脉结扎术相比，具有准确、快速、安全可靠等优点，不良反应有偏瘫、失语及一过性失明等。

3. 手术治疗

（1）鼻中隔手术：因鼻中隔偏曲、骨嵴或骨棘反复发生鼻出血者，可在血止后行鼻中隔黏骨膜下矫正术，以去除病因。鼻中隔虽无明显偏曲，但鼻中隔黏膜（利特尔区）反复发生出血，可选择鼻中隔黏膜划痕术、鼻中隔黏骨膜下分离术。

（2）止血：对鼻腔或鼻窦肿瘤引起的鼻出血，应视具体情况或先止血，或施行手术加以切除，或采用放射疗法，或结扎颈部血管以止血。

（3）血管结扎术：一般极少有此必要，一般见于严重外伤，肿瘤侵蚀较大血管等。结扎前，必须判断出血来源，再决定结扎哪一条动脉，如颈外动脉结扎术（图5-6）、筛动脉结扎术、上唇动脉结扎术、上颌动脉结扎术。

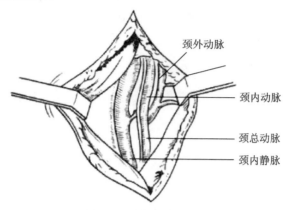

图 5-6　颈外动脉结扎术

（4）放疗：适用于多种治疗无效的反复发作性鼻出血。

4. 全身治疗和特殊治疗

（1）全身治疗：具体如下。

1）镇静剂：有助于减少出血，对反复出血者尤为重要。

2）止血剂：常用注射用血凝酶、卡巴洛克、抗血纤溶芳酸、酚磺乙胺、6-氧基己酸等。

3）维生素：维生素 C、维生素 K_1 和维生素 P。

4）鼻出血严重者需住院观察，注意失血量和可能出现的贫血或休克。鼻腔填塞可致血氧分压降低和二氧化碳分压升高，故对老年患者应注意心、肺、脑功能。

5）有贫血或休克者应纠正贫血或进行抗休克治疗。

（2）特殊治疗：具体如下。

1）鼻中隔前下部反复出血者，可局部注射硬化剂或行鼻中隔黏膜划痕，也可施行鼻中隔黏骨膜下剥离术。

2）遗传性出血性毛细血管扩张症则可应用面部转移全层皮瓣行鼻中隔植皮成形术。

3）治疗全身性疾病。

第六章　咽喉疾病

第一节　咽部异物、咽部烧伤、咽部狭窄及闭锁

一、咽部异物

(一)病因

(1)匆忙进食,误将鱼刺、肉骨、果核等咽下。

(2)幼儿常将玩具含入口中,哭闹、嬉笑或跌倒时,玩具容易坠入喉咽部。

(3)精神异常、睡眠、昏迷、酒醉或精神异常时,发生误咽。

(4)老年人牙齿或义齿松坠入喉咽。

(5)企图自杀者,有意吞入异物。

(6)医源性异物,如医疗手术中误将止血棉球、纱条留置于鼻咽部或扁桃体窝中,未及时清理。

(二)临床表现

(1)咽部有异物刺痛感,部位大多比较固定,吞咽时症状加重。

(2)较大异物存留咽喉,可引起吞咽及呼吸困难;若刺入咽旁间隙可形成颈部皮下气肿,严重者可形成纵隔气肿。

(3)如刺破咽部黏膜,可见少量出血(血性唾液)。

(4)异物大多存留在扁桃体窝内、舌根、会厌谷、梨状窝等处。鼻咽部异物少见,偶见于因呕吐或呛咳而将食物、药片等挤入鼻咽部。

(三)诊断

经询问病史、口咽视诊,鼻咽镜检查及间接喉镜检查,一般能作出咽部异物的诊断。行纤维喉镜或电子喉镜检查多可发现较隐蔽的异物,少数金属类异物可能完全进入咽黏膜以下部位,不易发现,经 X 线摄片,结合病史可确诊。

(四)治疗

口咽部异物,可在直视下用镊了夹出。位于舌根、会厌谷、梨状窝等处的异物,行黏膜表面麻醉,在喉镜下用喉钳取出。已发生感染者,首先使用抗生素控制感染后,再取出异物。穿入咽壁的异物且并发咽后或咽旁脓肿者,可选择经口或颈侧切开,排脓的同时取出异物。

二、咽部烧伤

误咽高温液体或化学腐蚀剂导致咽部烧伤,除损伤局部黏膜外,严重者还可以引起严重的全身病理变化和中毒症状,甚至因窒息、心力衰竭而死亡。

(一)病因

(1)热烧伤:由火焰、高温蒸汽、煮沸饮食或其他高温液体所致,多发生于幼年儿童。

(2)化学烧伤:常因误吞强酸、强碱、重金属盐等化学腐蚀剂所致。

(二)病理

咽部组织烧伤程度一般可以分为 3 度。

Ⅰ度：病变局限于黏膜层，黏膜表层充血肿胀、坏死脱落。创面愈合后无瘢痕形成，不遗留狭窄。

Ⅱ度：病变累及黏膜下层及肌层，急性时形成局部溃疡，表面有渗出或假膜形成。1～2 周后，创面出现肉芽。3～4 周后，瘢痕收缩，遗留食管狭窄。

Ⅲ度：病变累及食管全层及食管周围组织，可并发食管穿孔及纵隔炎等。

服腐蚀剂后数小时，食管病变较剧烈，在 24 h 内黏膜高度水肿，表面有糜烂，覆以渗出物、血液与坏死组织。水肿在第 3 天后开始消退，但因腐蚀组织继续脱落，溃疡范围仍不断扩大，第 5 天后溃疡范围不再继续扩大。1 周以内是食管黏膜最薄弱的时期，在 3～4 周时，主要是炎症后的纤维性变化时期，形成咽喉或食道瘢痕狭窄。

(三)临床表现

受伤后的主要症状为口腔及咽部疼痛，吞咽时加重，吞咽困难，出现流涎、咳嗽等，如伴有喉水肿，可出现呼吸困难。重度烧伤常有发热或中毒症状。

(四)检查

检查可见口腔及咽部等处黏膜充血水肿、水疱、糜烂或覆有假膜。轻度烧伤，如无继发感染，1 周内假膜自行消退，伤口愈合。重度烧伤，在 2～3 周后，结缔组织增生，形成瘢痕和粘连，发生咽喉狭窄或闭锁。

(五)治疗

(1)为确保呼吸道通畅，对重度烧伤伴喉水肿及呼吸困难者，应及时行气管切开术。

(2)因强碱和强酸烧伤咽喉部立即就诊者，可予以化学中和疗法，用醋、橘子汁、柠檬汁、牛奶或蛋清中和碱剂；用镁乳、氢氧化铝凝胶、牛奶等中和酸剂。强酸烧伤者忌用碳酸氢钠(苏打)，因其在中和反应中产生大量二氧化碳，有导致食管和胃穿孔的危险。

(3)选用抗生素控制感染。

(4)适量使用糖皮质激素，以预防水肿及抑制结缔组织增生。

(5)轻度烧伤者，可局部涂液体石蜡油、龙胆紫、紫草油或喷次碳酸铋粉末，以保护创面。

(6)为了防止日后形成咽部及食管狭窄，必要时应早期插鼻饲管。

(7)如造成严重咽喉狭窄或闭锁，须待病情稳定后施行整复手术。

三、咽部狭窄及闭锁

(一)病因

(1)外伤：咽部严重烧伤，黏膜广泛坏死，溃疡形成，愈合后形成瘢痕性狭窄甚至闭锁。医源性损伤如腺样体切除术、扁桃体切除术及鼻咽部肿瘤切除术等，若损伤黏膜及软组织较多，可能发生术后瘢痕性狭窄。

(2)特异性感染：结核、梅毒、硬结病及麻风病等均可引起咽部狭窄。

(3)先天性异常：如先天性鼻咽闭锁，常与后鼻孔闭锁并存。

(二)临床表现

鼻咽狭窄或闭锁者，鼻呼吸困难，张口呼吸，闭塞性鼻音，鼻分泌物不易擤出，嗅觉减退，若咽鼓管被堵，则发生听力障碍或并发中耳炎。

口咽和喉咽狭窄者,常出现吞咽和进食困难,呼吸不畅,吐字不清等。病程长者有营养不良的表现。

(三)诊断

经询问病史、咽部视诊、鼻咽镜及喉镜检查,一般可以作出诊断。X线拍片及碘油造影,可进一步明确闭锁的程度和范围。疑为特异性感染者,需行血清学、病原学和病理学检查。

(四)治疗

根据不同的狭窄部位和程度,可分别选用咽部黏膜瓣修复术、舌组织瓣修复术、软腭瓣修复术、胸锁乳突肌皮瓣修复术和颈阔肌皮瓣修复术等。针对特异性感染所致的咽部狭窄或闭锁者,应先治疗原发病,病情稳定后,再行修复术。

第二节 阻塞性睡眠呼吸暂停低通气综合征

阻塞性睡眠呼吸暂停低通气综合征(obstructive sleep apnea hypopnea syndrome, OSAHS)是指患者睡眠时上气道塌陷阻塞引起呼吸暂停和低通气,通常伴有打鼾、睡眠结构紊乱、频繁发生血氧饱和度下降、白天嗜睡、注意力不集中等病症,并可能导致高血压、心脏病、2型糖尿病等多系统损害。此综合征发病率在西方国家为2%～5%。男性多于女性,老年人患病率更高。我国香港地区患病率为4.1%,上海市患病率为3.62%,长春市患病率为4.81%。OSAHS是一种潜在影响患者生活质量、身体健康和家庭与社会生活的疾患。

一、基本概念

1. 呼吸暂停

是指睡眠过程中口鼻气流停止(较基线水平下降≥90%),持续时间≥10 s。可分为中枢性、阻塞性和混合性呼吸暂停。中枢性呼吸暂停是指口鼻呼吸气流消失,同时胸腹呼吸运动停止;阻塞性呼吸暂停是指口鼻气流消失,但胸腹呼吸运动仍然存在;两者兼有者为混合性呼吸暂停。

2. 低通气

是指睡眠过程中口鼻气流较基线水平降低≥30%,并伴有动脉血氧饱和度(SaO_2)下降≥0.04,持续时间≥10 s;或者是口鼻气流较基线水平降低≥50%,并伴SaO_2下降≥0.03或微觉醒,持续时间≥10 s。

3. 呼吸努力相关微觉醒

是指未达到呼吸暂停或低通气标准,但有≥10 s的异常呼吸努力并伴有相关微觉醒。

4. 呼吸暂停低通气指数(apnea hypopnea index, AHI)

是指平均每小时睡眠时间内呼吸暂停和低通气的次数。

5. 呼吸紊乱指数(respiratory disturbance index, RDI)

是指平均每小时睡眠中呼吸暂停、低通气和呼吸努力相关微觉醒的次数。

二、病因

OSAHS的确切病因目前尚不完全清楚。研究表明,任何可导致上气道解剖性狭窄和局部软组织塌陷性增强的因素均可成为其发病原因,主要包括下述几方面因素。

1. 上气道解剖结构异常导致气道不同程度的狭窄

（1）鼻腔及鼻咽部狭窄：包括所有能导致鼻腔和鼻咽部狭窄的因素，如鼻中隔偏曲、鼻息肉、慢性鼻炎及鼻窦炎、鼻甲肥大、腺样体肥大等。

（2）口咽腔狭窄：以悬雍垂末端为界，口咽腔又分为上半部的腭咽腔，即软腭平面；下半部的舌咽腔，即舌根平面。腭扁桃体肥大、软腭肥厚、咽侧壁肥厚、舌根肥厚及淋巴组织增生等，均可引起该部位的狭窄。口咽腔左、右、前三面均无骨性支架，因此口咽腔狭窄在 OSAHS 发病中占有非常重要的地位。

（3）喉咽腔狭窄：如婴儿型会厌、会厌组织的塌陷、巨大的声带肿物等。喉咽腔狭窄也可为 OSAHS 的重要病因，但较为少见。

（4）上、下颌骨发育不良、畸形：如小颌畸形等，可以导致上气道骨性结构狭窄，也是 OSAHS 的常见及重要病因。

2. 上气道扩张肌肌张力异常

主要表现为颏舌肌、咽侧壁肌肉及软腭肌肉等上气道扩张肌张力降低，它也是 OSAHS 患者气道反复塌陷阻塞的重要原因之一。咽部肌肉的张力随着年龄的增长可有下降，但造成上气道扩张肌肌张力异常或过度降低的因素目前还不十分清楚。

3. 呼吸中枢调节功能异常

主要表现为睡眠过程中呼吸驱动力降低以及对高 CO_2、H^+ 及低 O_2 的反应阈值提高。此功能的异常可为原发，也可继发于长期睡眠呼吸暂停和（或）低通气而导致的睡眠低氧血症。

4. 某些全身因素及疾病

如肥胖、妊娠期、绝经和围绝经期、甲状腺功能低下、糖尿病等，可诱发或加重本病。此外，遗传因素可使本病的发生概率增加 2～4 倍，饮酒、催眠药等因素也可加重病情。

对个体而言，常有多种因素共同作用，但各因素所占比例不同。结构异常为患病基础；肌张力异常在结构异常的基础上发生作用；呼吸中枢调节功能异常常继发于长时期的睡眠低氧血症，故病史越长，病情越重，该因素越重要。

三、病理生理

OSAHS 患者由于睡眠时气道扩张肌兴奋性下降，吸气时气道内处于负压状态，上气道的解剖狭窄等因素，从而反复发生上气道不同程度的狭窄与阻塞而引起呼吸暂停和（或）低通气，引发一系列的病理生理改变。

1. 低氧及二氧化碳潴留

低氧可使机体内儿茶酚胺分泌增高，导致高血压形成。血氧饱和度降低还可以导致心律失常，促红细胞生成素升高导致红细胞升高、血红蛋白升高、血小板活性升高、纤溶活性下降，诱发冠心病和脑血栓等。低氧同时还可以导致肾小球滤过率增加，并使夜尿增加，使排尿反射弧受到影响，儿童患者表现为遗尿，少数成人患者也偶有遗尿。总之，OSAHS 所引起的病理生理改变几乎是全身性的。

2. 睡眠结构紊乱

由于睡眠过程中反复出现微觉醒，造成非快速眼动（NREM）Ⅲ、Ⅳ 期睡眠和快速眼动（REM）期睡眠明显减少，睡眠结构紊乱，从而导致患者白天嗜睡、乏力、注意力不集中、记忆力下降，长期受影响可发生抑郁、烦躁、易怒等性格改变。睡眠结构紊乱，可影响机体内的许多内分泌激素的分泌,如生长激素、雄性激素、儿茶酚胺、心房利钠肽、胰岛素等。生长激素分泌减少,严重影响儿童的生长发育;睾酮分泌减少,加之 REM 期睡眠减少造成的性器官末梢神经损害,可引起成年患者性欲减退、性功能障碍等。

3. 胸腔压力的变化

睡眠呼吸暂停时,吸气时咽腔负压可导致胸腔内负压明显增加,会对心血管系统产生巨大的影响;同时由于胸腔高负压的抽吸作用,可引起反流性食管炎、咽喉炎。

4. 高血清瘦素水平

体脂含量及 OSAHS 所致的夜间反复发作性低氧引起血清瘦素水平代偿性升高,而瘦素水平增高可能直接影响呼吸中枢功能,直接引起呼吸暂停。

四、临床表现

1. 日间的临床表现

(1)嗜睡:最常见的症状,轻者表现为困倦、嗜睡;重者可表现进食时、与人谈话时甚至驾车时即可入睡。

(2)头晕乏力:由于夜间反复呼吸暂停,低氧血症,觉醒次数增多,睡眠质量下降,日间常有不同程度的头晕、疲倦、乏力。

(3)精神行为异常:注意力不集中,精细操作能力下降,记忆力和判断力下降。老年患者可表现为痴呆。

(4)咽干:晨起后咽部明显干燥、咽异物感等。

(5)头痛:隐痛多见,不剧烈,常在清晨出现,可持续 1~2 h。

(6)性格改变:烦躁、焦虑、易激动,可出现抑郁症状。

(7)性功能减退:约有 10% 的患者可出现性欲减退、阳痿等性功能降低的表现。

(8)儿童学习成绩下降,生长发育迟缓,胸廓发育畸形等。

2. 夜间的临床表现

(1)打鼾:睡眠中打鼾是患者就诊的主要症状,随年龄和体重的增加可逐渐加重,呈间歇性,往往是鼾声-呼吸暂停-喘气-鼾声交替出现。严重者夜间睡眠时不能取平卧位。

(2)呼吸暂停:同室或同床睡眠者可发现患者有呼吸暂停现象。呼吸暂停气流中断的时间多为 20~30 s,个别可长达 2 min 以上。

(3)憋醒:呼吸暂停后忽然憋醒,常伴有翻身、四肢不自主运动甚至抽搐,或是忽然坐起,感觉心悸、胸闷。

(4)睡眠时可伴有多动不安、出汗。有 50% 的患者夜尿次数明显增多,甚至出现遗尿等,研究表明夜间多尿主要与心房钠尿肽(ANP)分泌增多有关。在睡眠中有时可有恐惧、惊叫、呓语、夜游、幻听等表现。

3. 体征

(1)一般征象:多较肥胖或明显肥胖,颈部短粗,颈围大;重症患者有较明显的嗜睡,常在问诊过程中出现瞌睡;部分患者有明显的上、下颌骨发育不良。儿童患者一般发育较差,可有颌面发育异常及胸廓发育畸形。

(2)上气道征象:口咽腔狭窄,扁桃体肥大,软腭组织肥厚松弛,悬雍垂肥厚过长;有些患者还可有鼻中隔偏曲、鼻息肉、腺样体肥大、舌根肥厚、咽侧索肥厚等。

五、诊断

1. 多导睡眠呼吸监测 (polysomnograph, PSG)

为诊断 OSAHS 的实验室金标准。多导睡眠监测指标主要包括以下项目。

(1)脑电图：用于判定患者的睡眠状态、睡眠时相，以了解患者的睡眠结构，计算患者的睡眠有效率和呼吸暂停低通气指数。

(2)口鼻气流：监测睡眠过程中呼吸状态，了解患者有无呼吸暂停和低通气。

(3)血氧饱和度(SaO_2)：监测睡眠过程中的血氧饱和度变化，以了解患者夜间的血氧饱和度水平和变化。

(4)胸腹呼吸运动：监测呼吸暂停时有无呼吸运动的存在，据此判断呼吸暂停的性质，区分阻塞性、中枢性和混合性呼吸暂停。

(5)眼电图和下颌肌电图：辅助判定睡眠状态、睡眠时相，对区分 REM 期和 NREM 期有重要的作用。

(6)体位：测定患者睡眠中的体位及体位与呼吸暂停低通气发生的关系。

(7)胫前肌肌电：用于鉴别不宁腿综合征，该综合征的患者夜间睡眠中发生反复规律性腿动，引起多次睡眠觉醒，导致白天嗜睡。

中华医学会耳鼻咽喉科学分会于 2002 年杭州会议讨论制定了 OSAHS 的诊断依据及病情严重程度分级标准，并于 2011 年讨论修订，制定了 OSAHS 诊断和外科治疗指南。

OSAHS 诊断依据：①症状：患者睡眠时严重打鼾和反复的呼吸暂停，通常伴有白天嗜睡、注意力不集中、情绪障碍等症状，或合并有高血压、缺血性心脏病或脑卒中、2 型糖尿病等。②多导睡眠呼吸监测：AHI≥5 次/h。呼吸暂停及低通气以阻塞性为主。如有条件，可有 RDI 标准。OSAHS 病情程度和低氧血症病情程度判断依据见表 6-1。

表 6-1　OSAHS 病情程度和低氧血症病情程度判断依据

程度	AHI/(次/h)	最低 SaO_2
轻度	5～15	0.85～0.90
中度	15～30	0.65～0.85
重度	>30	<0.65

注　以 AHI 为标准对 OSAHS 病情程度进行评判，注明低氧血症情况。例如，AHI 为 25 次/h，最低 SaO_2 为 88%，则报告为"中度 OSAHS 合并轻度低氧血症"。即使 AHI 判断病情程度较轻，如合并高血压、缺血性心脏病、脑卒中、2 型糖尿病等相关疾病，应按重度积极治疗。

OSAHS 需与下列疾病鉴别：中枢性睡眠呼吸暂停综合征以及其他伴有 OSAHS 症状的疾病，如甲状腺功能低下、肢端肥大症等。

2. 定位诊断

临床上可应用以下方法来检查 OSAHS 上气道阻塞部位及分析可能的病因。

(1)纤维鼻咽喉镜辅以 Müller 检查法：可观察上气道各部位的截面面积及引起狭窄的结构。采用 Müller 检查法时嘱患者捏鼻、闭口，用力吸气，以模拟上气道阻塞状态下的咽腔塌陷情况。两者结合检查是目前评估上气道阻塞部位常用的手段。

(2)上气道持续压力测定：是目前最为准确的定位诊断方法。将含有微型压力传感器的导管自鼻腔经咽腔一直放入到食管内，该导管表面有多个压力传感器，分别位于上气道的不同部位,正常吸气时导管上的全部传感器均显示一致的负压变化,当上气道某一处发生阻塞时,阻塞平面以上的压力传感器将不显示压力变化,据此可判定上气道的阻塞部位。

(3)X线头颅定位测量:主要用于评价骨性气道狭窄。

(4)上气道CT、MRI:可以观察、测量上气道各平面二维及三维结构,并可计算截面面积,但由于患者多在清醒状态进行检查,并不能准确反映睡眠状态下上气道的情况,多用于科研,临床应用较少。

根据上气道狭窄部位,可将OSAHS阻塞部位分为4型:Ⅰ型,狭窄部位在鼻咽以上(鼻咽、鼻腔);Ⅱ型,狭窄部位在口咽部(腭和扁桃体水平);Ⅲ型,狭窄部位在下咽部(舌根及会厌水平);Ⅳ型,以上部位均有狭窄或有两个以上部位狭窄。

六、治疗

OSAHS应采取多学科综合治疗模式,包括长期行为干预、持续正压通气、口腔矫治和外科治疗等。

1. 一般治疗

减肥、戒烟、戒酒、体育锻炼、建立侧卧睡眠习惯,避免服用镇静类药物。

2. 非手术治疗

(1)持续正压通气(continuous positive airway pressure,CPAP):是目前应用较为广泛且有效的方法之一。合并有较重心脑血管疾病等重症者,宜首先推荐CPAP治疗。其原理是通过一定压力的机械通气,可维持患者呼吸周期中的上气道开放,保证睡眠过程中的呼吸通畅,其工作压力范围为$0.39 \sim 1.96$ kPa($4 \sim 20$ cmH$_2$O)。

(2)口腔矫治器:睡眠时佩戴特定的口内装置,从而将下颌向前拉伸,使舌根前移,扩大舌根后气道。主要适用于舌根后气道狭窄等病情较轻的患者。长期佩戴有引起颞下颌关节综合征的危险。

3. 手术治疗

是目前治疗OSAHS的重要手段,用于解除上气道的结构性狭窄和(或)气道软组织塌陷。针对狭窄阻塞部位制定手术方案,多部位阻塞可实施多层面手术。

(1)鼻腔、鼻咽手术:如下鼻甲减容术,鼻中隔、鼻瓣区手术,腺样体切除术等。鼻部手术治疗OSAHS通常需联合其他手术。

(2)腭咽层面手术:包括悬雍垂腭咽成形术(uvulopalatopharyngoplasty,UPPP)及改良手术,软腭消融术等。适用于阻塞平面在口咽部的情况。

(3)舌咽层面手术:如舌根部分切除术、颏前移术、舌骨悬吊术等,适用于舌后会厌区气道有阻塞者。

另外,对于某些严重的OSAHS患者,下颌骨前徙术、上下颌骨前徙术和气管切开术也可以作为治疗OSAHS的二期手术,这也是一种较好的选择。

在所有上述手术中以UPPP术开展最为广泛。UPPP手术自1980年由Fugita报道以来,得到了临床上广泛的应用,但手术的有效率仅为50%左右,UPPP手术容易造成鼻咽腔狭窄、闭锁、鼻腔反流、开放性鼻音等并发症。自1998年开始,韩德民等采用保留悬雍垂、扩大软腭切除范围的改良UPPP手术(H-UPPP),其特点是完整保留咽腔的基本解剖生理结构,提出了腭帆间隙这个概念,即悬雍垂、软腭部重要肌肉和黏膜组织,以保证咽腔的正常功能;

切除扁桃体,解剖腭帆间隙,去除其内脂肪组织及肥厚黏膜组织。术后悬雍垂肌、腭帆张肌、腭帆提肌及两侧软腭瘢痕组织收缩,使咽腔形态接近正常生理状态,不仅有效地扩大咽腔,消除阻塞症状,同时减少了术后并发症的发生,因而在临床上得到迅速推广。

第三节　喉先天性疾病

喉先天性疾病一般在新生儿或婴儿期即已出现症状或体征,最常见的为呼吸、发音、保护功能障碍,严重者可危及生命。

一、先天性喉蹼

先天性喉蹼为胚胎喉发育异常所致,其发病率较高。Tucker 等统计 2179 例先天性喉疾病,其中先天性喉蹼 224 例(10.3%),占第 3 位。喉蹼最常见为声门喉蹼,其次为声门下喉蹼、声门上喉蹼以及后部喉蹼,甲状软骨畸形通常伴有声门下喉蹼。

(一)临床表现

喉蹼所处的部位和累及的范围不同,症状也不同。因为喉蹼最常发生于下声带,所以呼吸费力、声嘶为最常见的症状。严重者于出生后无哭声,呼吸困难或窒息,有呼噜样喉鸣音,吸气时有喉阻塞现象,常有口唇发绀及不能吮乳的症状。此外,可有哮喘,小儿哭声微弱甚至失声等。

成人和儿童喉蹼一般皆无明显症状,偶有声嘶或发音易感疲倦,在剧烈活动时有呼吸不畅感。

(二)诊断

喉蹼呈现为喉腔膜样蹼或隔,白色或淡红色,其后缘整齐,多呈弧形,少数呈三角形,吸气时蹼扯平,在哭闹或发音使声门关闭时,蹼向下隐藏或向上突起如声门肿物。成人行间接喉镜即可观察到,小儿不能配合者需行直接喉镜检查,硬喉内镜、纤维喉镜检查对确定喉蹼具体部位、累及范围很有帮助。影像学 CT 扫描、MRI 对确定喉蹼的厚度,尤其是声门下和少见的双喉蹼有一定的作用。

婴幼儿先天性喉蹼应与其他先天性喉发育异常,如先天性声门下梗阻及先天性喉鸣等鉴别。对儿童或成人,还应根据病史鉴别喉蹼为先天性或后天性。先天性喉蹼患者常伴有其他部位先天性异常,诊断时应注意。

(三)治疗

治疗方法取决于喉蹼的类型。首要目标是恢复气道通畅,次要目标为改善音质。一般薄的喉蹼可在喉内镜下剪开,或用喉刀切开并持续扩张 2 周,直到创面上皮化以避免再度粘连形成蹼。不易切除的厚的和较大的喉蹼,一般在气管切开术后再行松解术,并于相应的前联合根部进行持续扩张。这些操作可经颈外切口喉裂开进行,也可于内镜下完成。对于创面处理,有人应用下唇黏膜移植,用纤维蛋白胶固定。Mcnaught 介绍了一种通过喉裂开的外进路方法,在喉蹼切除后,放入一个三角形的钽片,以防止粘连。另一种方法为通过喉镜插入一个三角形硅胶,用缝针穿过环甲膜缝合固定。也有置入金属、聚乙烯管者,固定扩张 2 周以防前连合粘连及喉蹼复发。近年也有学者将颈前皮瓣转入以防止粘连。Biavati 1995 年采用喉裂开手术进路切除喉蹼,利用四周黏膜瓣覆盖两侧创面Ⅰ期修复,对声门下狭窄区行黏膜下切除并保留黏膜。

二、先天性喉软骨畸形

(一)会厌畸形

会厌畸形这类疾病罕见,其中主要为会厌分叉畸形或两裂(先天性双会厌)。临床可见误咽症状。喉镜检查可见会厌分叉或裂开。先天性双会厌或会厌过大者易致吸气性呼吸困难,症状重时可行整形术。会厌缺失为极其罕见的先天性喉畸形疾病,Holinges 等曾报道 2 例,这 2 例均有严重的声门下狭窄。

(二)甲状软骨和环状软骨异常

甲状软骨异常常是由于两侧翼板在发育过程中中线融合不良,发生先天性甲状软骨裂、甲状软骨部分缺损或软骨软化等疾病。如果发生呼吸困难可采用整形术。环状软骨异常,多为环状软骨胚胎发育期中线接合不良,留有裂隙,从而形成先天性喉裂。Holinger 和 Brown 报道 3 例缺损,其在缺损偏后处做一小开口,将取自其他部位的软骨填于其内侧面。也有因环状软骨先天性增生,形成先天性喉狭窄、喉闭锁的报道。这些患者出现严重呼吸困难导致窒息时,需行紧急气管切开术。手术患者均需先行气管切开术。

三、先天性喉喘鸣

先天性喉喘鸣是由于婴幼儿因喉部组织软弱松弛、吸气时组织塌陷、喉腔变小所引起的喉鸣,又称喉软骨软化。多由于胎儿发育期缺钙致使喉部软骨软弱,此外可见于会厌软骨过大而柔软、吸气性杓状软骨脱垂松弛等。

先天性喉软化症是婴儿先天性喉喘鸣最常见的原因。Olney 统计了 58 例,发病年龄平均为出生后 2.2 周。

(一)临床表现

喉软化症表现为极度松弛的声门上软组织坠入喉入口引起喘鸣。喉喘鸣仅发生于吸气时,喉阻塞和喘鸣的程度取决于声门上软组织坠陷的程度,常因活动、啼哭等刺激使喘鸣或呼吸困难加重,俯卧位声门上组织前移使喘鸣减轻,因上呼吸道感染、黏膜充血水肿而加重。喘鸣发生时多为持续性喘鸣。直接喉镜或纤维声带镜检查,可见会厌软骨两侧边缘向内卷曲接触,或会厌软骨过度柔软,两侧杓会厌襞互相接近,喉腔窄小。根据检查结果,临床将喉软化症分为 3 型。①Ⅰ型:杓状软骨黏膜脱垂。②Ⅱ型:杓会厌襞缩短。③Ⅲ型:会厌后移。部分患儿为Ⅰ、Ⅱ型的混合型。

(二)诊断

主要依据婴儿出生后不久即发生喘鸣,通过直接喉镜或纤维喉镜发现喉软化症体征,另外可在喉镜下将金属吸引管置于喉入口处,其吸引负压会引起会厌和杓状软骨向喉腔内脱垂,称为 Narcy 征阳性,为本病直接的诊断依据。以直接喉镜挑起会厌后,喉鸣音消失,由此也可帮助诊断。影像学检查,如 CT 扫描和 MRI 也有助于诊断和排除其他先天性喉疾病。

(三)治疗

喉软化症为一自限性疾病,诊断明确后,大多数患儿随喉的发育,症状多可自行缓解,平时注意预防感冒,增加营养即可,无须其他特殊治疗,此外小儿体位也与疾病恢复相关,仰卧可加重症状。

对有严重呼吸道阻塞或未能自愈的患儿可采取手术治疗,早期主要的外科处理是气管切开术,但并发症多,目前仅用于极度严重病例,且只在病情危急时采用。近年来更多的是采用喉内镜下声门上成形术,主要是用显微喉钳和剪刀,切除覆盖于杓状软骨上多余的黏膜,必要时连同楔状软骨和杓会厌襞上臃肿的黏膜一并切除,但必须保留杓间区黏膜以免瘢痕粘连,有效解决了吸气期声门上组织内陷的问题。术后需要保留插管过夜,术后抗生素至少使用5 d,同时需应用抗酸药物预防胃食管反流,并注意术后体位。

第四节　喉创伤及异物

喉创伤常为颈部外伤所致,多合并颈段气管、食管伤。咽喉与甲状腺、颈部大血管、神经、颈椎等重要器官邻近,如同时受伤,可出现大出血、休克、窒息等危象,需及时抢救。因此,临床上对喉外伤作出正确的诊断和及时救治是十分必要的。

根据颈部皮肤有无伤口,咽喉创伤可分为闭合性喉创伤和开放性喉创伤。

一、闭合性喉创伤

闭合性喉创伤是颈部皮肤外观无伤口的喉部创伤,多由钝器撞击或挤压所致,轻者仅有软组织损伤,重者可发生喉软骨移位、骨折、喉黏软骨膜的损伤,包括挫伤、挤压伤、扼伤等。

(一)病因

(1)常见原因是交通事故,尤其是汽车车祸已成为首要原因。

(2)斗殴伤或工伤事故。如机器扎伤、轮带打伤。农村中的辘轳把打伤是常见原因之一,另有牲畜踢伤及牛角抵伤等。

(3)自缢或扼伤。

(4)运动竞技导致的损伤,如拳击、球类击伤等。

(5)此外,偶尔强烈张口、剧烈呕吐引起的环甲关节与环杓关节脱位,也可导致喉损伤。

喉损伤的程度与外力大小和作用方向有关。侧方外力,因喉可向对侧移动,一般伤情较轻,仅有黏膜损伤、环杓关节脱臼等,而多无骨折。正前方的外力,因其后有颈椎,喉的活动范围小,不能有效缓冲,喉部被直接推挤到颈椎上,常造成甲状软骨翼板纵行或横形骨折,环状软骨单纯或粉碎性骨折及喉内黏膜的撕裂伤。

(二)临床表现

(1)局部疼痛和压痛:喉及颈部疼痛显著,多有明显触痛。随发声、吞咽、咀嚼、咳嗽而加重,并可放射至耳部。

(2)声音嘶哑或失声:为常见症状,因声带或室带充血肿胀所致,也可由环杓关节或环甲关节脱位、喉返神经损伤所致。

(3)呼吸困难:喉黏膜下组织疏松,损伤后可很快形成局部的出血、水肿,导致喉狭窄,若出血较多,血液流入下呼吸道,可引起呼吸喘鸣,甚至窒息。双侧喉返神经损伤也可引起吸气性呼吸困难。若有软骨骨折,软骨碎片嵌顿于喉内,可很快出现喉阻塞,特别是当环状软骨骨折时,可迅速发生声门下水肿,引起严重呼吸困难、窒息,甚至死亡。

(4)颈部皮下气肿:伴喉软骨骨折、黏软骨膜破裂的严重喉挫伤,咳嗽时空气易进入喉部周围组织,轻者仅颈部局限气肿,重者可累及全颈、面颊、胸、腰部。

(5)咳嗽及咯血:由挫伤刺激或喉内黏膜破裂而引起,轻者仅痰中带血,重者可有严重咯血。

(6)进食进水呛咳或误吸:为声门上区组织损伤或喉上神经麻痹所致。

(7)休克:见于严重喉挫伤(喉气管离断),可导致外伤性或出血性休克。

(三)检查

根据损伤的程度、有无关节脱位或软骨骨折,体格检查时体征也有所不同。喉挫伤时一般有颈前皮肤肿胀、瘀斑,颈部压痛,按压喉部时疼痛加剧,且触不清正常喉的滑动感,喉内黏膜有撕裂时,常有皮下气肿,颈部扪及捻发音。

对急性较重喉挫伤患者,直接喉镜检查可加速气道阻塞的发生,因此对于严重病例,一般不推荐此检查。间接喉镜检查和纤维喉镜检查可见损伤部喉黏膜充血水肿、撕裂,喉软骨裸露及假性通道等。声门狭窄变形,声带活动受限或固定。如伤及喉返神经,伤侧声带固定不动。

影像学检查(如颈部正侧位片、体层片)可明确喉骨折部位、气管损伤情况。胸部 X 线片可显示是否有气胸及气肿。颈部 CT 扫描对诊断舌骨、甲状软骨及环状软骨骨折、移位及喉结构变形等有重要意义。颈部 MRI 对喉部、颈部软组织、血管损伤情况的判断有重要价值。

(四)诊断

根据外伤史、症状、体征及检查,本病不难诊断。但若合并头颅及颈椎等其他严重外伤时,则容易被忽略。所以颈部外伤的患者若出现下列情况,均提示可能有闭合性喉部损伤,应加以注意。①呼吸困难及喘鸣。②声音改变或失音。③咳嗽、咯血或呕血。④颈部疼痛和触痛。⑤吞咽困难或吞咽疼痛。⑥检查发现有颈部畸形,包括外形改变和肿胀,皮下气肿、骨擦音等。

(五)治疗

总的原则是尽量修复喉部受损组织,恢复喉功能。

1. 一般外科治疗

适于病情较轻者,仅有喉部轻度单纯挫伤或喉软骨骨折而无移位,无喉喘鸣、皮下气肿或呼吸困难者。患者注意休息,颈部制动并冷敷,进流质或软食,减少吞咽动作。疼痛剧烈者可给予镇痛药物,喉黏膜水肿、充血者可给予抗生素及糖皮质激素,同时严密观察患者病情变化,做好气管切开术准备。

2. 手术治疗

(1)气管切开术:适用于有明显吸气性呼吸困难的患者,术前需清除咽喉部血凝块、异物及分泌物。危急情况下可行喉内插管术或环甲膜切开术,待病情稳定后,要尽快施行气管切开术。切口应与喉部损伤处保持一定距离。

(2)直接喉镜下喉软骨固定术:适用于有喉软骨骨折及轻度移位的中度损伤患者。先行气管切开术,再在直接喉镜或支撑喉镜下,将移位的喉软骨复位,必要时可置入喉模,使受伤的软骨与软组织固定在功能位。喉模的上端可用丝线经鼻腔引出并固定,下端经气管造口固定于气管套管。

(3)喉裂开喉软骨复位术:适用于喉挫伤严重、喉软骨破碎移位、颈部气肿、呼吸困难及直接喉镜下复位固定术失败的患者。

喉裂开复位的原则是:应早期进行,软骨骨折在伤后 48 h 内复位效果较好。受伤超过 7 d,软骨复位就比较困难。

复位时先行气管切开术,然后行喉裂开术,尽量保留能成活的软骨和软组织,去除破坏严重、压榨性粉碎及无生命力的组织,复位,仔细缝合黏膜。对于喉内黏膜的较大面积缺损,可用局部组织瓣或会厌、颊黏膜游离黏膜瓣、颈前肌肌膜瓣等进行修复。如果一侧杓状软骨完全撕脱移位,可予以切除。部分撕裂可予以复位并用黏膜修复。将骨折的喉软骨进行复位,并用钢丝或尼龙线固定,喉内放置喉模,以扩张喉腔,防止术后喉狭窄。喉模一般放置 4~8 周,可经口取出,并随访患者。如有狭窄趋势,可行喉扩张术。

(4)鼻饲饮食:伤后 10 d 内应给予鼻饲饮食,减少喉部活动,减轻疼痛及呛咳,促进创面愈合。

3.儿童喉创伤的治疗

儿童喉部的解剖结构与成人不同,因为喉创伤后的表现和处理也与成人有所差异。损伤后主要表现是:喉部软组织的水肿、炎症、杓状软骨脱位,喉前后径塌陷和声带麻痹,使甲状软骨下方的环状软骨较易向上脱位,再加上儿童喉结构韧性较好,一般较少骨折,在治疗上不宜早期行气管切开术,可采用直接喉镜检查,按治疗会厌炎的方法处理即可,只在严重喉挫伤时采用手术修复及气管切开。

二、开放性喉创伤

开放性喉创伤是指颈前开放性损伤,累及喉部皮肤和软组织,伤口与外界相通,可伤及喉软骨、软骨间筋膜,穿通喉腔,包括切伤、刺伤、炸伤、子弹伤等。

(一)病因
(1)火器伤,战时由枪炮、子弹、弹片及刺刀等造成喉部贯通伤等。
(2)工伤事故或斗殴所致损伤。
(3)交通事故时颈部被破碎的挡风玻璃及其他锐器所伤。
(4)精神病患者或故意用锐器自伤者。

(二)临床表现
1.出血

是早期主要症状,出血多来自面动脉,喉上、下动脉和甲状腺动脉,一般出血较多,易发生出血性休克,血液流入呼吸道还可导致气道阻塞,加重病情。

2.呼吸困难

主要是呼吸道阻塞所致,主要原因如下。①喉软骨骨折、移位,喉黏膜及黏膜下出血、肿胀,破碎组织阻塞呼吸道。②皮下气肿和气胸。③血液流入呼吸道。若喉部继发感染,发生软骨膜炎,可出现晚期的呼吸困难,多见于伤后数日或数周。若伴声带麻痹,还可加重梗阻。

3.颈部皮下气肿和纵隔气肿

颈部皮下气肿最常见,若向周围扩展,可达面部及胸腹部,向下进入纵隔,形成纵隔气肿。

4.声嘶

声带损伤、环杓关节脱位、喉返神经损伤均可导致声嘶乃至失声,喉返神经受损还可造成发音困难和呛咳。

5. 吞咽困难

喉创伤引起喉痛,吞咽时,喉的上下运动使疼痛加剧,使患者不敢吞咽。若伤口穿通咽喉或颈部食管,可有唾液和食物自伤口溢出。

6. 休克

见于颈部大血管损伤,可在极短时间内大量失血而发生失血性休克。

(三)检查

(1)常规检查患者的意识,监测生命体征。

(2)注意伤口特点,受伤原因不同,伤口部位、大小、形态、深浅及数目各有特点。如果伤口未与喉、咽相通,则与一般颈部浅表伤口相同。若伤口与咽喉内部相通则可见唾液从伤口流出,由伤口可见咽壁、喉内组织甚至裸露的血管及神经,呼吸时颈前伤口漏气,出现血性泡沫,伤口内的血凝块及异物不可轻易取出,以免发生大出血。

(四)诊断

与闭合性喉创伤相比,本病更易引起临床医生的注意,诊断也相对较易,根据外伤史、症状及颈前伤口,即可初步诊断,辅以 X 线片、CT 扫描可进一步明确损伤范围。

(五)治疗

开放性喉创伤病情危急,多需立即抢救,主要是止血、抗休克和解除呼吸困难,以保证生命安全,再转入有条件的医院进一步处理。

1. 急救措施

(1)止血:首先找到出血点并结扎或电凝。若出血位置深,不易发现,可先用纱布填塞在喉和气管两侧,压迫止血。喉腔的穿通伤,需注意不可加压包扎,防止发生喉水肿或加重大脑的水肿及缺氧。出血剧烈者,先用手指压迫止血,再进一步探查,若动脉有裂口可缝合或行血管吻合术;如果颈内静脉破裂,可在近心端结扎。而颈总或颈内动脉结扎可造成严重的中枢神经系统并发症,如偏瘫、昏迷甚至死亡等,一般仅在急救时才考虑。

(2)解除呼吸困难:气道梗阻是造成呼吸困难的主要原因,因此首先应清除咽喉部的血液、分泌物及异物,并给予吸氧。紧急情况下,可行环甲膜切开术,待呼吸困难缓解后,尽快行正规的气管切开术。危急情况下,可将充足气的气管插管或气管套管由伤口处插入,伤口内填塞纱布,防止血液流入气道。有气胸或纵隔气肿时,可行胸腔闭式引流术,必要时请心胸外科医生协助处理。

(3)抢救休克:若患者出现血压下降、心率加快、皮肤湿冷等休克症状,应尽快建立静脉通道,输入葡萄糖液、平衡盐溶液、代血浆和全血,改善微循坏,并给予强心剂。

(4)其他处理:全身应用抗生素、糖皮质激素、止血药物、注射破伤风抗毒素及适当的镇静剂。

2. 手术治疗

(1)清创:先用生理盐水清洗颈部伤口及周围皮肤,再用 75％乙醇溶液消毒。如为锐器伤,则破碎的喉软骨及组织尽量保留;如为火器伤,切除失活组织。清创时需注意检查伤口内有无异物。

(2)修复缝合:先用 1％利多卡因局部麻醉,再将创缘对合,破碎的软骨予以复位并缝合固定,按解剖关系逐层对位缝合。

(3)放置喉模:喉腔内放置喉模并固定,防止喉狭窄的发生。

3.营养支持治疗

在关闭喉部伤口前,由前鼻孔插入鼻饲管,保证营养供给并减少吞咽动作,促进伤口愈合。

三、喉烧伤

喉烧伤是指喉部组织和黏膜受到强烈的理化因素刺激,造成局部的充血、水肿,甚至坏死性改变,常与气管、支气管黏膜的损伤同时发生,临床多合称为喉部与呼吸道烧伤,主要包括喉烧伤、喉烫伤、放射损伤及化学物质腐蚀伤。一般上呼吸道烧伤更多见,且伤情更重。

(一)病因
(1)咽喉直接吸入或喷入热液、热蒸气或化学气体。

(2)误吞或误吸化学腐蚀剂,如强酸、强碱、酚类等,吞服过热的食物或液体也可造成咽喉及气管的烫伤。

(3)火灾时吸入烟尘及氧化不全的刺激物等。

(4)遭受战争用毒剂如芥子气、氯气等毒剂侵袭。

(5)放射线损伤,各种放疗损伤及战时核武器的辐射损伤。

(二)临床表现
临床根据合并下呼吸道损伤的严重程度将喉烧伤分为轻型、中型、重型3型。

1.轻型

损伤发生在声门及声门以上。患者有声音嘶哑、喉痛、咳嗽多痰、唾液增多、吞咽困难等表现。检查见黏膜充血、肿胀、水疱、溃疡、出血及假膜等。吞食腐蚀剂及热液者还可见口周皮肤烫伤,食管、胃黏膜烧伤及全身中毒症状。

2.中型

损伤发生在气管隆突以上。除轻型的临床表现外,还可出现刺激性咳嗽、呼吸困难和窒息。检查除黏膜充血、肿胀、水疱、溃疡和假膜外,还可出现喉黏膜水肿和糜烂,常伴下呼吸道黏膜烧伤,易遗留喉瘢痕狭窄。

3.重型

损伤累及支气管甚至肺泡。除中型的表现外,患者有呼吸急促、咳嗽剧烈,可咳出脓血痰。检查见下呼吸道黏膜水肿、糜烂及溃疡,甚至坏死。误吞腐蚀剂者可出现喉、气管、食管瘘。若烧伤范围广泛,可导致严重的阻塞性肺不张、支气管肺炎、肺水肿。

(三)诊断
(1)病史:有发生的病因。

(2)症状:有上述轻型、中型、重型的各种表现。

(3)检查:检查可见口鼻周围皮肤及黏膜的烧伤,以及轻型、中型、重型3型各自的临床表现。

(4)喉镜及支气管镜检查:可见气道内典型的吸入性损伤。

(四)治疗
(1)中和疗法:碱性物质损伤者可用醋、醋酸、1‰稀盐酸、柠檬汁等弱酸性物质冲洗;酸性物质损伤者先用水稀释,再用牛奶、豆浆、蛋清、2%~5%碳酸氢钠溶液、肥皂水等弱碱性液体中和;若为热液烫伤,可口含冰块、颈部冷敷等。

（2）全身治疗：包括各种对症及支持治疗。密切观察病情变化，定期复查血常规、电解质和肝、肾功能，再根据病情需要，给予对症处理，如充分补液，维持水、电解质平衡，吸氧等。若病情严重，可进行紧急气管插管，也可给予高压氧。纠正休克，保护心、肺功能。全身应用抗生素预防感染，并使用糖皮质激素缓解呼吸道黏膜水肿。

（3）保持呼吸道通畅：雾化吸入，减轻气道肿胀。上呼吸道阻塞、分泌物多而咳出困难者，可行气管内插管或气管切开术，防止窒息。适量应用解痉药物，缓解刺激导致的支气管痉挛。明显呼吸困难者，需及时行气管切开，保持呼吸通畅。

（4）放置胃管：根据病情需要，放置胃管，鼻饲饮食，增加营养。在强酸、强碱烧伤时，放置胃管还可防止下咽部和食管因瘢痕挛缩而封闭。

四、喉异物

喉异物多由于口含异物或进食时，突然大声说话或哭笑而将异物吸入喉部，多见于5岁以下儿童。由于声门裂是呼吸道最狭窄的部位，异物被误吸后，一旦嵌顿，极易致喉阻塞而发生呼吸困难或窒息，因此喉异物也是耳鼻喉科的急症之一。

（一）病因

主要由口含异物玩耍说笑、进食较快或误食异物及老人假牙松动脱落等造成。

食物类花生、豆类及坚果的碎粒等最多见；果冻、果核、鱼骨、骨片、饭粒等也较常见，幼儿主要由进食时嬉戏说笑、哭闹、惊吓等造成，成人多因进食较快或误食骨片、鱼刺等造成。

金属类异物钉、针、硬币及塑料类异物笔帽、小玩具等，多因儿童喜欢放入口中玩耍，不慎滑入咽喉。

老年人的假牙松动、脱落等也可进入喉部。

（二）临床表现

根据嵌入异物的大小及是否完全阻塞，临床表现也不尽相同。异物较大或完全阻塞时，可有失声、剧咳、呼吸困难、发绀、窒息，甚至死亡。较小异物或不全阻塞时有声嘶、喘鸣、阵发性咳嗽。若异物尖锐刺伤喉黏膜，可出现喉痛、吞咽疼痛等症状。

（三）检查

喉镜检查即可发现声门上异物，声门下异物有时难以发现，但听诊可有吸气期哮鸣音。

（四）诊断

根据异物吸入的病史，患者剧烈咳嗽、呼吸困难、发绀等表现，喉镜检查发现异物即可作出诊断。少数声门下异物或喉镜检查不能配合者，可行喉部X线片、CT扫描、电子喉镜等检查，多可作出异物形状、嵌顿部位等明确诊断。

（五）治疗

（1）间接喉镜或电子喉镜下异物取出术。适应证：异物位于喉前庭以上。

（2）直接喉镜下异物取出术。需在全身麻醉下进行，注意禁用镇静剂。成人、小儿均可采用。

（3）对于较大异物、气道阻塞严重的病例，可先行气管切开，再于全身麻醉下，用直接喉镜取出异物。

（4）术后处理：给予抗生素预防感染、糖皮质激素雾化吸入防止喉水肿。

第五节 喉急性炎症性疾病

一、急性会厌炎

急性会厌炎是一种主要发生在声门上区的急性炎症,故又称急性声门上喉炎,主要表现为会厌及杓会厌襞的急性水肿,可形成会厌脓肿,是一种病情发展极快,危及生命的严重感染,可引起喉阻塞而窒息死亡。成人及儿童均可发病,男性患者多于女性,男女之比为(2～7):1。全年均可发病,但以冬、春季节发病者为多。

(一)病因

1. 感染

为本病最常见的原因。急性会厌炎患者咽拭子培养和血培养最常发现的细菌是乙型流感杆菌。其他常见的致病菌还有葡萄球菌、链球菌、肺炎双球菌、类白喉杆菌等,也可与病毒混合感染,如呼吸道合胞病毒、鼻病毒及 A 型流感病毒。

2. 变态反应

本病因引起的急性会厌炎属于由 IgE 介导的Ⅰ型变态反应。抗原多为药物、血清、生物制品或食物等。多发生于成年人,常反复发作。其发生喉阻塞的概率远远高于感染所引起的急性会厌炎。

3. 其他

异物、创伤、吸入有害气体、误咽化学物质及放射线损伤均可引起会厌的急性炎症。邻近器官的急性炎症,如急性扁桃体炎、咽炎、口腔炎等,有时也会侵及会厌。

(二)病理

1. 急性卡他型

会厌黏膜发生急性卡他性炎症,会厌黏膜弥漫性充血、水肿,有单核及多形核白细胞浸润,由于会厌舌面黏膜下组织较松弛,故表现为会厌舌面肿胀明显。

2. 急性水肿型

如会厌发生变态反应性炎症,黏膜病变以水肿为主,会厌显著肿胀,甚者如圆球状,间质组织水肿,有时呈水泡状。此型很容易引起喉阻塞。

3. 急性溃疡型

本型较少见,但病情发展迅速且严重,炎症常侵及黏膜下层及腺体组织,引起局部黏膜化脓、溃疡。若血管壁被侵蚀破坏,可引起出血。

(三)临床表现

1. 全身症状

起病急骤,发病前可出现畏寒发热,多数患者体温在 37.5～39.5℃,如为老年人或儿童,症状更重,可出现全身不适、精神萎靡、面色苍白等。

2. 局部症状

多数患者出现剧烈的咽喉疼痛,吞咽时加重,严重时连唾液也难咽下。说话时语音含糊不清。会厌高度肿胀时可出现吸气性呼吸困难,甚至窒息。患者虽有呼吸困难等上述症状,但声带多未受累,很少发生声音嘶哑。

3. 检查

患者常呈急性病容,严重者可出现呼吸困难。多数患者口咽部检查时并无明显病变。间接喉镜检查,可见会厌舌面明显充血、肿胀,严重者如球形。如有会厌脓肿形成,红肿黏膜表面可出现黄白色脓点。由于肿胀会厌的遮盖,室带、声带及声门下部多难以看清。

儿童不能配合,故不宜行间接喉镜检查。喉部 X 线侧位片如能显示肿大会厌,对诊断有一定价值。

(四)诊断

患者主诉咽喉剧烈疼痛,吞咽时加重,检查口咽部无明显异常,间接喉镜下可见充血、肿大的会厌即可诊断为急性会厌炎。

(五)治疗

(1)控制感染:全身应用足量抗生素和糖皮质激素,如青霉素类抗生素、头孢菌素类抗生素、地塞米松等。

(2)保持呼吸道通畅:若患者病情严重,有呼吸困难,静脉使用抗生素和糖皮质激素后,呼吸困难无改善,应及时切开气管。

(3)其他:如会厌局部有脓肿形成,可在喉镜下切开排脓,以利于控制感染。进食困难者予以静脉补液等支持治疗。

二、急性喉炎

急性喉炎是以声门区为主的喉黏膜急性弥漫性卡他性炎症,好发于冬、春季节,常与流行性感冒有较密切的关系,是一种常见的急性呼吸道感染性疾病。

(一)病因

(1)感染:为主要致病原因,常发生于感冒之后,多在病毒感染的基础上继发细菌感染,常见致病菌有金黄色葡萄球菌、溶血性链球菌、肺炎双球菌、流感杆菌等。开始时多为鼻腔、鼻咽和口咽急性卡他性炎症,如感染向下扩展便可引起喉黏膜的急性卡他性炎症。

(2)用声过度:说话过多,大声喊叫,剧烈久咳等用声过度也可引起急性喉炎。

(3)其他:吸入有害气体(如氯气、氨气、硫酸、硝酸、二氧化硫、一氧化氮等)及过多的生产性粉尘或饮酒过度等,均可引起喉部黏膜的急性炎症。

(二)症状

急性喉炎常发生于感冒之后,故有鼻塞、流涕、咽痛等症状,并可有畏寒、发热、乏力等全身症状。局部症状如下。

(1)声嘶:为急性喉炎的主要症状,开始时声音出现粗糙低沉,随着病情发展逐渐变为沙哑,严重者只能耳语或完全失声。

(2)咳嗽、咳痰:病程早期主要表现为干咳无痰,稍晚即出现黏脓性分泌物,常不易咳出,但一般不严重。伴有气管、支气管炎症时,咳嗽、咳痰会加重。

(3)喉痛:急性喉炎喉部及气管前可有轻微疼痛,发声时加重,一般不影响吞咽。

(三)检查

喉镜检查可见喉部黏膜弥漫性充血、肿胀,声带由白色变为粉红色或红色,有时可见声带有黏膜下出血,但两侧声带运动正常。

（四）诊断

患者有上呼吸道感染和用声过度等诱因，出现声嘶等临床症状，喉镜检查可见喉黏膜充血，尤其是声带充血，因此不难诊断。

（五）治疗

（1）避免讲话，使声带休息，禁声是有效的治疗措施。

（2）超声雾化吸入，常用雾化药液为庆大霉素和地塞米松，也可在热水中加入薄荷、复方安息香酊等药物，缓慢吸入。

（3）如病情较重，有细菌感染时可全身使用抗生素，及时控制炎症，声带明显充血肿胀者可加入糖皮质激素。

三、小儿急性喉炎

小儿急性喉炎好发于 6 个月～3 岁的儿童，临床表现与成人相比有其特殊性，原因是小儿喉部黏膜下组织较松弛，炎症时容易发生肿胀，小儿喉腔和声门较小，因此小儿急性喉炎时容易发生喉阻塞，引起呼吸困难。小儿咳嗽反射能力较差，气管及喉部分泌物不易咳出，因此小儿急性喉炎病情常比成人重，如诊断、治疗不及时，会危及生命。

（一）病因

多继发于上呼吸道感染，如普通感冒，也可继发于某些急性传染病，如流行性感冒、麻疹、水痘、百日咳、猩红热等。

（二）临床表现

起病较急，主要症状为声嘶、阵发性犬吠样咳嗽、吸气性喉喘鸣和吸气性呼吸困难。因为常继发于上呼吸道感染或某些急性传染病，所以还伴有上述疾病的症状和一些全身表现，如发热、全身不适、乏力等。

起病时声嘶不重，随着病情进展，声嘶逐渐加重。如炎症向声门下发展，可出现"空、空"样咳嗽。声门下黏膜水肿加重，可出现吸气性喉喘鸣。严重时可出现吸气性呼吸困难，患儿鼻翼扇动，并出现三凹征。如不及时治疗，则患儿可出现面色苍白、发绀、意识不清，最终因呼吸循环衰竭而死亡。

如行喉镜检查，可见喉部黏膜充血、肿胀，声带由白色变为粉红色或红色，有时可见黏脓性分泌物附着。声门下黏膜因肿胀而向中间隆起。由于小儿不合作，在实际临床工作中很少对小儿行喉镜检查，且行直接喉镜检查时需特别慎重，避免患儿剧烈挣扎，以防诱发喉痉挛。

（三）诊断

因本病起病急，诊断不及时会危及患儿生命，凡在临床上遇到患儿出现声嘶、"空、空"样咳嗽应立即考虑到本病，如出现吸气性喉喘鸣和吸气性呼吸困难即可作出诊断。

小儿急性喉炎在诊断时应与下列疾病相鉴别。

（1）气管、支气管异物：本病多有异物吸入史，患儿在异物吸入后，立即出现剧烈呛咳、呼吸困难等症状，气管内活动性异物胸部听诊尚可闻及拍击声，胸部影像学及支气管镜检查有助于鉴别。

（2）白喉：现已少见。但遇小儿有急性喉炎临床表现，咽部或喉部检查见灰白色假膜时，应注意与白喉鉴别,后者可在假膜涂片和培养中找到白喉杆菌。

(3)喉痉挛:本病起病急,有吸气性喉喘鸣、吸气性呼吸困难,但无声嘶和犬吠样咳嗽。喉痉挛发作时间短,一旦喉痉挛解除,症状可骤然消失,患儿即恢复正常。

(四)治疗

小儿急性喉炎起病较急,病情进展快,易并发喉阻塞,一旦明确诊断,应立即采取措施解除患儿呼吸困难。

(1)及早使用有效、足量的抗生素控制感染,同时加用糖皮质激素减轻和消除喉黏膜的肿胀。抗生素可选用青霉素类和头孢类。根据病情,采用肌内注射或静脉滴注糖皮质激素(如地塞米松)。

(2)如有重度喉阻塞,药物治疗无好转,应及时行气管切开术。

(3)支持疗法,注意补充液体,维持水、电解质平衡。适当使用镇静剂,使患儿安静,避免哭闹,减少体力消耗,减轻呼吸困难。

四、小儿急性喉气管支气管炎

急性喉气管支气管炎是上、下呼吸道急性弥漫性炎症,2岁以下的儿童多见,冬季发病率较高。

(一)病因

冬季气温较低,易发生呼吸道感染。小儿的呼吸道狭小,免疫力低下,加之咳嗽功能不强,故更容易发生本病。

(二)病理

喉、气管、支气管的黏膜呈弥漫性充血,黏脓性分泌物增多,而且稠厚。严重者可有黏膜上皮坏死及纤维蛋白渗出,形成假膜或干痂。这些黏稠分泌物、假膜及干痂如阻塞支气管就会引起堵塞部位以下的肺气肿、肺不张。

(三)临床表现

为急性喉炎的临床表现加上气管和支气管炎的临床表现,但全身症状更重,患儿常有高热、精神萎靡、皮肤苍白、脉搏细速等全身中毒症状。由于上、下呼吸道均有炎症,所以吸气、呼气均有困难。

胸部听诊,两肺可有干湿啰音,胸部X线检查可有肺纹理增粗和阻塞性肺气肿及肺不张的表现。

(四)诊断

主要依据临床表现,患儿有急性喉炎和气管、支气管炎的症状与体征。

(五)治疗

(1)如有喉阻塞症状,下呼吸道分泌物不易咳出时应及早行气管切开,以解除喉阻塞,有利于下呼吸道黏稠分泌物的吸出。行气管切开术后,定时在气管内滴入含有抗生素、糜蛋白酶的溶液,以利于黏稠分泌物咳出或吸出。如下呼吸道内有痂皮及假膜不能吸出时应及时做支气管镜检查。

(2)使用足量抗生素和糖皮质激素,控制感染,并消除喉黏膜的水肿和整个呼吸道的炎症。同时使用稀化黏液、改善呼吸道纤毛运动的药物。

（3）支持疗法，给予足量的营养和维持水、电解质平衡，保护心脏功能，病室内保持适当的温度（22～24℃）和湿度（相对湿度 90％），还应采用超声雾化吸入或蒸气吸入，以利于呼吸道分泌物的咳出和炎症的消退。

第七章 牙体慢性损伤

第一节 牙磨损

单纯的机械摩擦作用造成牙体硬组织缓慢、渐进性地丧失称为牙磨损。在正常咀嚼过程中,随年龄的增长,牙齿𬌗面和邻面由于咬合而发生的均衡的磨耗称为生理性牙磨损,牙齿组织磨耗的程度与年龄是相称的。临床上,常由某种因素引起个别牙或一组牙,甚至全口牙齿的磨损不均或过度磨损,称为病理性牙磨损。

一、病因

(1)牙齿硬组织结构不完善:发育和矿化不良的釉质与牙本质易出现磨损。

(2)𬌗力负担过重:无𬌗关系的牙齿不发生磨损,甚至没有磨耗;深覆𬌗、对刃𬌗或有𬌗干扰的牙齿磨损重。缺失牙齿过多或牙排列紊乱可造成个别牙或一组牙负担过重而发生磨损。

(3)硬食习惯:常吃粗糙坚硬食物的人,如古代人、一些少数民族等,全口牙齿磨损较重。

(4)不良习惯:工作时咬紧牙或以牙咬物等习惯可造成局部或全口牙齿的严重磨损或牙齿特定部位的过度磨损。

(5)全身性疾病:如胃肠功能紊乱、神经官能症或内分泌紊乱等,导致咀嚼肌功能失调而造成牙齿磨损过度;唾液内黏蛋白含量减少,降低了其对牙面的润滑作用而使牙齿磨损增加。

二、病理

因磨损而暴露的牙本质小管内成牙本质细胞突逐渐变性,形成死区或透明层,相应部位近髓端有修复性牙本质形成,牙髓发生营养不良性变化。修复性牙本质形成的量,依牙本质暴露的面积、时间和牙髓的反应而定。

三、临床表现及其并发症

1. 磨损指数

测定牙磨损的指数已提出多种,其中较完善和适合临床应用的是 Smith BGN 和 Knight JK 提出的,包括牙𬌗面、颊(唇)、舌面、切缘及牙颈部的磨损程度在内的牙磨损指数(5 度)。

0 度:釉面特点未丧失,牙颈部外形无改变。

1 度:釉面特点丧失,牙颈部外形丧失极少量。

2 度:釉质丧失,牙本质暴露少于𬌗面的 1/3,切缘釉质丧失,刚暴露牙本质,牙颈部缺损深度在 1 mm 以内。

3 度:釉质丧失,牙本质暴露多于𬌗面的 1/3,切缘釉质和牙本质丧失,但尚未暴露牙髓和继发牙本质,牙颈部缺损深达 1~2 mm。

4 度:釉质完全丧失,牙髓暴露或继发牙本质暴露,切缘的继发牙本质或牙髓暴露,牙颈部缺损深大于 2 mm。

2.临床表现和并发症

随着磨损程度的增加,可出现不同的症状。

(1)釉质部分磨损:露出黄色牙本质或出现小凹面。一些磨损快、牙本质暴露迅速的病例可出现牙本质过敏症。

(2)釉质全部磨损:船面除了周围环有半透明的釉质外,均为黄色光亮的牙本质(图7-1)。牙髓可因长期受刺激而发生渐进性坏死或髓腔闭锁;也可因磨损不均而形成锐利的釉质边缘和高陡牙尖,如上颌磨牙颊尖和下颌磨牙舌尖,使牙齿在咀嚼时受到过大的侧方力而产生创伤;或因充填式牙尖造成食物嵌塞,发生龈乳头炎,甚至牙周炎;过锐的牙尖和边缘还可能刺激颊、舌黏膜,形成黏膜白斑或压疮性溃疡。

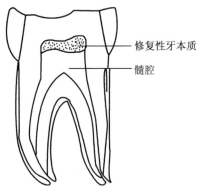

修复性牙本质

髓腔

图 7-1　船面釉质磨损

(3)牙本质继续迅速磨损,可使髓腔暴露,引起牙髓病和根尖周病。

(4)全口牙齿磨损严重,牙冠明显变短,颌间距离过短可导致颞下颌关节病变和关节后压迫症状。

四、防治原则

(1)去除病因:如改正不良习惯、调船、修复缺失牙及治疗引起磨损的全身疾病等。

(2)对症治疗:磨损引起的牙本质过敏症可行脱敏治疗。

(3)个别牙齿重度磨损:与对船牙之间有空隙的、深的小凹面用充填法治疗;牙齿组织缺损严重者可在牙髓治疗后用高嵌体或全冠修复。

(4)多个牙齿重度磨损:可用船垫适当抬高颌间距离。

第二节　磨牙症

睡眠时有习惯性磨牙或清醒时有无意识的磨牙习惯称为磨牙症。

一、病因

磨牙症的病因虽然至今尚未明确,但与下列因素有关。

(1)精神因素:口腔具有表示紧张情绪的功能。患者的惧怕、愤怒、敌对和抵触等情绪,若因某种原因难以表现出来,这些精神因素特别是焦虑、压抑、情绪不稳等可能是磨牙症病因的重要因素之一。

（2）𬌗因素:神经紧张的个体中,任何𬌗干扰均可能是磨牙症的触发因素。磨牙症患者多表现为正中𬌗早接触,即牙尖交错位𬌗干扰以及侧方𬌗时非工作侧的早接触。临床上用调𬌗的方法也能成功地治愈部分磨牙症。𬌗因素是口腔健康的重要因素,但是否为引起磨牙症的因素尚有争议。

（3）中枢神经机制:目前有趋势认为磨牙与梦游、遗尿、噩梦一样,是睡眠中部分大脑被唤醒的症状,是一种与白天情绪有关的中枢源性的睡眠紊乱,由内部或外部的、心理或生理的睡眠干扰刺激所触发。

（4）全身其他因素:与寄生虫有关的胃肠功能紊乱、儿童营养缺乏、血糖血钙浓度升高、内分泌紊乱、变态反应等都可能成为磨牙症的发病因素。有些病例表现有遗传因素。

（5）职业因素:汽车驾驶员、运动员、钟表工等要求精确性较高的工作,均有发生磨牙症的倾向。

二、临床表现

患者在睡眠或清醒时下意识地做典型的磨牙动作,可伴有嘎嘎响声。

磨牙症可引起牙齿𬌗面和邻面的严重磨损,可出现牙磨损并发的各种病症。顽固性磨牙症会导致牙周组织破坏、牙齿松动或移位、牙龈退缩和牙槽骨丧失。磨牙症还能引起颞下颌关节功能紊乱症、颌骨或咀嚼肌的疲劳或疼痛,面痛、头痛并向耳颈部放射。疼痛为压迫性和钝性,早晨起床时尤为显著。

三、治疗原则

(1)对因治疗:治疗与磨牙症发病有关的全身疾病等。

(2)对症治疗:治疗因磨损引起的并发症。

(3)对顽固性病例应制作𬌗垫,定期复查。

第三节　楔形缺损

牙齿的唇、颊或舌面牙颈部的硬组织在某些因素长期作用下逐渐丧失,形成的两个光滑斜面组成楔状缺损。

一、病因

楔状缺损的发生和发展与下列因素有关。

(1)不恰当的刷牙方法:唇(颊)侧牙面的横刷法是导致楔状缺损的主要因素之一。其根据为:此病不见于动物;少发生在牙齿的舌面;不刷牙者很少发生楔状缺损;离体实验横刷牙颈部可以制造典型的楔状缺损,且为旋转法刷牙所造成牙体组织磨损量的2倍以上。

(2)牙颈部结构:牙颈部釉牙骨质交界处是整个牙齿中釉质和牙骨质覆盖量最少或无覆

盖的部位,为牙体结构的薄弱环节,加之牙龈在该处易发生炎症和萎缩,故该部位耐磨损力最低。

(3)酸的作用:龈沟内的酸性环境可使牙颈部硬组织脱矿,受摩擦后易缺损。唾液腺的酸性分泌物、喜吃酸食、唾液 pH 的变化、胃病反酸等均与缺损的发生有关。

(4)应力疲劳:牙齿萌出至建立咬合关系后,即开始承受咀嚼压力。根据断裂力学理论,牙齿硬组织中长期应力集中的部位可以产生应力疲劳微裂,导致硬组织的损伤甚至断裂。已有生物力学研究证实,当给牙齿与牙长轴呈 45°角方向的载荷时,颊侧颈部应力集中系数最大;模拟𬌗力疲劳的人牙离体实验已证明在实验牙颊舌向纵剖面的颊半侧颈部牙本质中,用扫描电镜见到多条方向一致的细微裂纹,而其他处无类似发现;该实验还表明横刷牙、酸蚀和𬌗力疲劳三因素作用的积累与协同导致了实验性楔状缺损的发生,其中𬌗力因素对楔形缺损的形成和加深起了重要的作用。临床研究结果证实,楔状缺损的患病与咬合力的增加和积累关系密切,与患牙承受水平力和创伤力关系密切。

二、临床表现

(1)多见于中年以上患者的前磨牙区,其次是第一磨牙和尖牙。有时范围涉及第二恒磨牙以前的全部牙齿,常见邻近数个牙齿,且缺损程度可不相同。偶见年轻患者单个牙齿的楔状缺损,均伴有该患牙的𬌗干扰。中老年人中,该病的发病率可达 60%～90%。

(2)缺损多发生在颊、唇侧,少见于舌侧。调查资料表明,在老年人中,舌侧缺损的患病率达 15.2%,好发牙位是第一、第二磨牙。

(3)楔状缺损由浅凹形逐渐加深,表面光滑、边缘整齐,为牙齿本色。

(4)楔状缺损达牙本质后,可出现牙本质过敏症,深及牙髓时可引起牙髓和根尖周病。缺损过多可导致牙冠折断。

三、防治原则

(1)消除病因:检查𬌗干扰并行调整,改正刷牙方法。

(2)纠正口腔内的酸性环境:改变饮食习惯,治疗胃病,用弱碱性含漱液漱口,如 2%小苏打溶液。

(3)修复缺损:患牙出现缺损必须进行修复,树脂粘接修复效果好。

(4)对症治疗:出现其他病症应进行相应的治疗。

第四节　酸蚀症

酸蚀症是牙齿受酸侵蚀,硬组织发生进行性丧失的一种疾病。20 世纪,酸蚀症主要指长期与酸雾或酸酐接触的工作人员的一种职业病。随着社会进步和劳动条件的改善,这种职业病明显减少。近年来,饮食习惯导致的酸蚀症上升,由饮食酸引起的青少年患病率增高已引起了人们的重视。反酸的胃病患者,牙齿也可发生类似损害。

一、病因

酸蚀症的致病因素主要是酸性物质对牙组织的脱矿作用，而宿主的因素可以影响酸性物质的致病作用。有发病情况的调查研究发现，无论饮食结构如何，酸蚀症仅发生于易感人群。

1. 酸性物质

(1)饮食酸：酸性饮料(如果汁和碳酸饮料)的频繁食用，尤其青少年饮用软饮料日趋增加。饮食酸包括果酸、柠檬酸、碳酸、乳酸、醋酸、抗坏血酸和磷酸等弱酸。酸性饮料 pH 常低于 5.5，由于饮用频繁，牙面与酸性物质直接接触时间增加导致酸蚀症。

(2)职业相关酸性物质：工业性酸蚀症曾经发生在某些工厂，如化工、电池、电镀、化肥等工厂空气中的酸雾或酸酐浓度超过规定标准，致使酸与工人牙面直接接触导致职业性酸蚀症。盐酸、硫酸和硝酸是对牙齿危害最大的三类酸。其他酸，如磷酸、醋酸、柠檬酸等，酸蚀作用较弱，主要集聚在唇侧龈缘下釉牙骨质交界处或牙骨质上。接触的时间越长，牙齿破坏越严重。与职业相关的酸蚀症，如游泳运动员在氯气处理的游泳池中游泳，因为 Cl_2 遇水产生 HClO 和 HCl，可发生牙酸蚀症；还如职业品酒员因频繁接触葡萄酒(pH 3~3.5)发生酸蚀症等。

(3)酸性药物：口服药物，如补铁药、口嚼维生素 C、口嚼型阿司匹林及患胃酸缺乏症的患者用的替代性盐酸等，长期服用均可造成酸蚀症。某种防牙石的漱口液[含乙二胺四乙酸(EDTA)]也可能使釉质表面发生酸蚀。

(4)胃酸：消化期胃液含 0.4% 盐酸。胃病长期反酸、呕吐及慢性乙醇中毒者的胃炎和反胃均可形成后牙舌面和腭面的酸蚀症，有时呈小点状凹陷。

2. 宿主因素

(1)唾液因素：口腔环境中，正常分泌的唾液和流率对牙表面的酸性物质有缓冲和冲刷作用。如果这种作用能够阻止牙表面 pH 下降到 5.5 以下，可以阻止牙酸蚀症发生。如果唾液流率和缓冲能力降低，如头颈部放疗、唾液腺功能异常或长期服用镇静药、抗组胺药等，则牙面接触酸性物质发生酸蚀症的可能性就更大。

(2)生活方式的改变：酸性饮食增多的生活习惯，尤其在儿童时期就建立的习惯，或临睡前喝酸性饮料的习惯是酸蚀症发生的主要危险因素。剧烈的体育运动导致脱水和唾液流率下降，加上饮用酸性饮料可对牙齿造成双重损害。

(3)刷牙因素：刷牙的机械摩擦作用加速了牙面因酸脱矿的牙硬组织缺损，是酸蚀症形成的因素之一。对口腔卫生的过分关注，如频繁刷牙，尤其是饭后立即刷牙，可能加速酸蚀症的进展。

(4)其他因素：咬硬物习惯或夜磨牙等与酸性物质同时作用，可加重酸蚀症。

二、临床表现

(1)前牙唇面釉质的病变缺损(以酸性饮料引起的酸蚀症为例)可分为 5 度(图 7-2)。

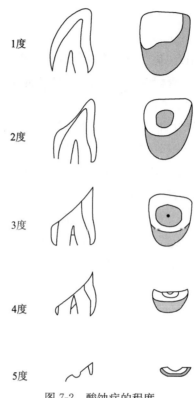

图 7-2 酸蚀症的程度

1 度:仅釉质受累。唇、腭面釉质表面横纹消失,牙面异样平滑,呈熔融状,吹干后色泽晦暗;切端釉质外表呈熔融状,咬合面牙尖圆钝,外表呈熔融状,无明显实质缺失。

2 度:仅釉质丧失。唇、腭面釉质丧失,牙表面凹陷,凹陷宽度明显大于深度;切端沟槽样病损;咬合面牙尖或沟窝的杯口状病损。

3 度:釉质和牙本质丧失,牙本质丧失面积小于牙表面积的 1/2。唇、腭面釉质牙本质丧失,切端沟槽样病损明显,唇面观切端透明;咬合面牙尖或沟窝的杯口状病损明显或呈弹坑状病损。

4 度:釉质和牙本质丧失,牙本质丧失面积大于牙表面积的 1/2。各牙面的表现同"3 度"所描述,范围扩大加深,但尚未暴露继发牙本质和牙髓。

5 度:釉质大部丧失,牙本质丧失至继发牙本质暴露或牙髓暴露,牙髓受累。

(2)酸蚀患牙对冷、热和酸刺激敏感。

(3)酸蚀 3~4 度已近髓腔或牙髓暴露,可继发牙髓炎和根尖周病。

(4)与职业有关的严重患者,牙感觉发木、发酸,并可伴有其他口腔症状,如牙龈出血、牙齿咀嚼无力、味觉减退,以及出现全身症状,如结膜充血、流泪、畏光、皮炎、呼吸道炎症、嗅觉减退、食欲缺乏、消化障碍。

三、防治原则

(1)对因治疗:改变不良的生活习惯,建议饭后 30 min 或更长时间后刷牙;改善劳动条件,治疗有关的全身性疾病。

(2)个人防护：与职业有关的患者使用防酸口罩，定期用 3% 的碳酸氢钠溶液漱口，用防酸牙膏刷牙。

(3)对症治疗：对牙齿敏感症、牙髓炎和根尖周病的治疗。

(4)牙体缺损可用复合树脂修复或桩冠修复。

第五节 牙隐裂

未经治疗的牙齿硬组织由于物理因素的长期作用而出现的临床不易发现的细微裂纹，称为牙隐裂，又称牙微裂。牙隐裂是导致成年人牙齿劈裂，继而牙齿丧失的一种主要疾病。

一、病因

(1)牙齿结构的薄弱环节：正常人牙齿结构中的窝沟和釉板均为牙齿发育遗留的缺陷区，不仅本身的抗裂强度最低，而且是牙齿承受正常𬌗力时应力集中的部位，因此是牙隐裂发生的内在条件。

(2)牙尖斜面：牙齿在正常情况下，即使受到应力值最小的 0° 轴向力时，由于牙尖斜面的存在，在窝沟底部同时受到两个方向相反的水平分力作用，即劈裂力的作用。牙尖斜度越大，所产生的水平分力越大。因此，承受咬合力部位的牙尖斜面是隐裂发生的易感因素。

(3)创伤性𬌗力：随着年龄的增长，可由于牙齿磨损不均出现高陡牙尖，正常的咀嚼力则变为创伤性𬌗力。原来就存在的窝沟底部劈裂力量明显增大，致使窝沟底部的釉板可向牙本质方向加深加宽，这是隐裂纹的开始。在𬌗力的继续作用下，裂纹逐渐向牙髓方向加深。创伤性𬌗力是牙隐裂发生的重要致裂因素。

(4)温度作用：釉质和牙本质的膨胀系数不同，在长期的冷热温度循环下(0~50℃)，可使釉质出现裂纹。这点可解释与咬合力关系较小的牙面上隐裂的发生。

二、病理

隐裂起自窝沟底或其下方的釉板，随力的作用逐渐加深。牙本质中隐裂壁呈底朝面的三角形，其上牙本质小管呈多向性折断，有外来色素与荧光物质沉积。该陈旧断面在隐裂牙完全劈裂后的裂面上，可与周围的新鲜断面明显区分。断面及其周边常可见牙本质暴露和并发龋损。

三、临床表现

(1)牙隐裂好发于中老年患者的磨牙面，以上颌第一磨牙最多见。

(2)常见较长时间的咀嚼不适或咬合痛，病史长达数月甚至数年。有时咬在某一特殊部位可引起剧烈疼痛。

(3)隐裂的位置：磨牙和前磨牙面细微微裂纹与窝沟重叠，如磨牙和前磨牙的中央窝沟，上颌磨牙的舌沟，向一侧或两侧延伸，越过边缘嵴。隐裂方向多为𬌗面的近远中走行，或沿一主要承受𬌗力的牙尖，如上颌磨牙近中舌尖附近的窝沟走行。偶见颊舌向隐裂纹(图 7-3)。

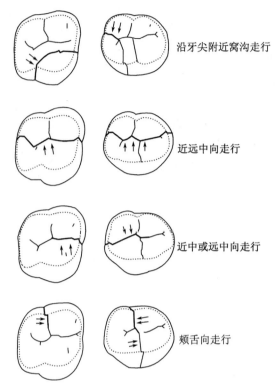

沿牙尖附近窝沟走行

近远中向走行

近中或远中向走行

颊舌向走行

图 7-3 隐裂的位置(箭头指处为与牙面窝沟重叠的隐裂)

（4）检查可见患牙多有明显磨损和高陡牙尖,与对殆牙咬合紧密,叩诊不适,侧向叩诊反应明显。不松动但功能动度大。

（5）并发疾病:隐裂纹达牙本质并逐渐加深的过程,可延续数年并出现牙本质过敏症、根周膜炎、牙髓炎和根尖周病。隐裂达根分歧部或牙根尖部时,还可引起牙髓-牙周联合病变,最终可导致牙齿完全劈裂。

（6）患者全口殆力分布不均,患牙长期殆力负担过重,即其他部位有缺失牙、未治疗的患牙或不良修复体等。

（7）X线片可见到患牙某部位的牙周膜间隙增宽,相应的硬骨板增宽或牙槽骨出现X线透射区,也可无任何异常表现。

四、诊断

（1）病史和早期症状:较长期的咬合不适和咬在某一特殊部位时的剧烈疼痛。

（2）裂纹的检查:用显微镜观察牙表面,以确定隐裂纹的存在;也可用染色法检查,即2%～5%碘酊或其他染料类药物可使已有的裂纹清晰可见。

（3）叩诊:分别进行各个牙尖和各个方向的叩诊可以帮助患牙定位,叩痛显著处则为隐裂纹处所在位置。

（4）温度试验:当患牙对冷敏感时,以隐裂纹处最显著。

（5）咬楔法:将韧性物,如棉签、木楔或小橡皮轮,放在可疑隐裂处做咀嚼运动时,可引起疼痛。

五、防治原则

(1)对因治疗:调整创伤性殆力,调磨过陡的牙尖。注意全口的殆力分布,要尽早治疗和处理其他部位的问题,如修复缺失牙等。并定期观察。

(2)对症治疗:牙髓病、根尖周病等应做相应处理。

(3)防止劈裂:在做牙髓治疗的同时,应该大量调磨牙尖斜面,永久充填体选用复合树脂为宜。如果隐裂处为近远中贯通型,应同时采取保护措施(戴环冠或临时冠),防止牙髓治疗过程中牙冠劈裂。多数隐裂牙仅做调殆不能消除劈裂性的力量,所以在对症治疗之后,必须及时行全冠修复加以保护。

第六节 牙根纵裂

牙根纵裂指未经牙髓治疗的牙根部硬组织在某些因素作用下发生与牙长轴方向一致的、沟通牙髓腔和牙周膜间隙的纵向裂缝。

一、病因

本病病因尚不完全清楚,其发病与以下因素密切相关。

1. 创伤性殆力及应力疲劳

临床资料表明,患牙均有长期负担过重史,大多数根纵裂患者的牙磨损程度较正常人群严重,殆面多有深凹存在。加上邻牙或对侧牙缺失,使患牙较长时期受到创伤性殆力的作用;根纵裂患者光分析结果证实,患牙在正中咬合时承受的接触殆力明显大于其他牙齿;含根管系统的下颌第一磨牙三维有限元应力分析表明,牙齿受偏离生理中心的殆力作用时,其近中根尖处产生较大的拉应力,且集中于近中根管壁的颊舌面中线处。长期应力集中部位的牙本质可以发生应力疲劳微裂,临床根纵裂最多发生的部位正是下颌第一磨牙近中根拉应力集中的这个特殊部位。

2. 牙根部发育缺陷及解剖因素

临床有 25%～30% 的患者根纵裂发生在双侧同名牙的对称部位,仅有程度的不同。提示了有某种发育上的因素。上颌第一磨牙近中颊根和下颌第一磨牙近中根均为磨牙承担殆力较重而牙根解剖结构又相对薄弱的部位,故为根纵裂的好发牙根。

3. 牙周组织局部的慢性炎症

临床资料表明,牙根纵裂患者多患成人牙周炎,虽然患者牙周炎程度与患牙根纵裂程度无相关关系,但患牙牙周组织破坏最严重处正是根纵裂所在的位点。大多数纵裂根一侧有深及根尖部的狭窄牙周袋,表明患牙牙周组织长期存在的炎症与根纵裂的发生、发展及并发牙髓和根尖周的炎症可能有关系。

长期的殆创伤和慢性炎症均可使根尖部的牙周膜和牙髓组织变为充血的肉芽组织,使根部的硬组织——牙本质和牙骨质发生吸收。而且受损的牙根在创伤性殆力持续作用下,在根尖部应力集中的部位,沿结构薄弱部位可以发生微裂,产生根纵裂。

二、病理

裂隙由根尖部向冠方延伸,常通过根管。在根尖部,牙根完全裂开,近牙颈部则多为不全裂或无裂隙。根尖部裂隙附近的根管壁前期牙本质消失,牙本质和牙骨质面上均可见不规则的吸收陷窝,偶见牙骨质沉积或菌斑形成。牙髓表现为慢性炎症、有化脓灶或坏死。裂隙附近的根周膜变为炎症性肉芽组织,长入并充满裂隙内。裂隙的冠端常见到嗜伊红物质充满裂隙内。

三、临床表现

(1)牙根纵裂多发生于中、老年人的磨牙,其中以下颌第一磨牙的近中根最多见。其次为上颌磨牙的近中颊根。可单发或双侧对称发生,少数病例有 2 个以上的患牙。

(2)患牙有较长期的咬合不适或疼痛,就诊时也可有牙髓病或(和)牙周炎的自觉症状。

(3)患牙牙冠完整,无牙体疾患,𬌗面磨损常呈 3 度以上,可有高陡牙尖和深凹,叩诊±～＋,根裂侧为浊音,对温度测试的反应视并发的牙髓疾病不同而变化。

(4)患牙与根裂相应处的牙龈可表现为红肿扪痛,可探到深达根尖部的细窄牙周袋,早期可无深袋;常有根分歧暴露和牙龈退缩;牙齿松动度视牙周炎和𬌗创伤的程度而不同。

(5)患者全口牙𬌗力分布不均,多有磨牙缺失,长期未修复。患牙在症状发生前曾是承担𬌗力的主要牙齿。

四、X 线表现

(1)根尖片显示纵裂根的根管影像均匀增宽,增宽部分无论多长均起自根尖部。有四种表现(图 7-4):根管影像仅在根尖 1/3 处增宽;根管影像近 1/2～2/3 增宽;根管影像全长增宽;纵裂片横断分离。

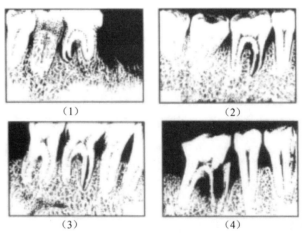

(1)　　　　　　　　(2)

(3)　　　　　　　　(4)

图 7-4　根纵裂的 X 线根尖片表现

注　(1)患根的根管影像仅在根尖 1/3 处增宽;(2)患根根管影像近 1/2～2/3 增宽;(3)患根根管影像全长增宽;(4)患根纵裂片横断分离,增宽部分无论多长均起自根尖部。

(2)可有患根周围局部性骨质致密,牙周膜间隙增宽,根分歧部骨质丧失及患根周围的牙槽骨垂直吸收或水平吸收。

(3)锥形束 CT(CBCT)检查可见牙根横截面上清晰的断裂纹。

五、诊断

(1)中老年人牙冠完整的磨牙,有长期咬合痛,并出现牙髓、牙周炎症状,应考虑根纵裂。

(2)磨牙一侧有叩痛,叩诊浊音,有深及根尖的细窄牙周袋。

(3)患牙根髓腔特有的 X 线片表现是诊断牙根纵裂的主要依据。如 X 线片上根髓腔不清晰可改变投照角度或拍摄 CBCT 明确诊断。

(4)开髓后探查纵裂的根管,根尖定位仪有异常显示。

(5)注意对侧同名牙的检查与诊断。

六、鉴别诊断

(1)牙根纵裂发生于未经牙髓治疗的活髓牙齿,可与根管治疗后发生的牙根裂鉴别。

(2)牙根纵裂 X 线片显示起自根尖部的呈窄条增宽的根管影像可与因牙髓肉芽性变造成的内吸收鉴别,后者 X 线片表现为髓室或根管某部位呈圆形、卵圆形或不规则膨大的透射区。

(3)牙根纵裂患牙牙冠完整无任何裂损,可与牙冠劈裂导致的冠根纵劈裂鉴别。

七、治疗原则

(1)解除𬌗干扰,修复牙体形态,充填𬌗面深凹。

(2)对症治疗:并发牙髓根尖周病、牙周炎时,做相应的牙髓、牙周治疗。

(3)如健根牙周组织正常,可行患根的截根术或半切除术,除去纵裂患根,尽量保留健根部分。

(4)进行全口牙列的检查、设计治疗,使全口𬌗力负担均衡。

第七节　𬌗创伤性磨牙根横折

磨牙,尤其是第一、第二恒磨牙是人类口腔中承担𬌗力的主要牙齿,其中承受应力较大的牙根在创伤性𬌗力作用下有可能发生折断,并导致一系列并发症。国内学者首先报道了这类𬌗创伤性磨牙根横折病例。

一、病因

(1)患牙长期承受过重的𬌗力和创伤性𬌗力患者口内有多个缺失牙长期未修复,有不良修复体或其他患牙未治疗,根折患牙在出现症状前是承担咀嚼力的主要牙齿,而且侧方𬌗时尤其在非工作侧有明显的𬌗干扰。

(2)𬌗力导致根横折的易感区。

(3)突然的咬合外伤,如吃饭时被小砂子硌到、不慎误咬筷子等。这种外力不同于一般的外伤力量,它选择性地作用在患牙咬合时承受压力最大的牙根特定部位,造成折断。

二、临床表现

好发于中、老年人无牙体疾患的上颌磨牙腭根,其次是远中颊根。

(1)患牙长期咬合不适或有咬合痛,可有急性咬合外伤史。

(2)牙冠完整,叩诊不适或疼痛,根折侧叩诊浊音。

(3)可并发牙髓病、根尖周病及患根的牙周疾病。

(4)患牙可有 1～2 度松动,功能性动度 2～3 度。

(5)侧方殆干扰以非工作侧为主,全口殆力分布不均衡。

三、X 线表现

患牙的某一根有 X 线透射的横折线(图 7-5),还可见牙周膜间隙增宽,偶见折断的根尖移位。

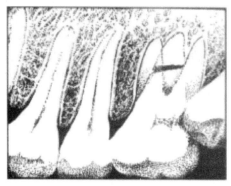

图 7-5　上颌磨牙腭侧根创伤性横折 X 线片

四、诊断

除考虑临床表现之外,X 线片(必要时行 CBCT)表现是主要诊断指征。开髓后患根在折断线处的异常,探诊可协助诊断。

五、治疗原则

(1)调整咬合:去除患牙非工作侧殆干扰,注意均衡全口殆力负担。

(2)对症治疗:牙髓活力正常且患根牙周组织正常者,可不做牙髓治疗,定期观察。已并发牙髓、根尖周病者做相应治疗。

(3)折断根处理:折断的部位如不与龈袋相通,可行保守治疗(根管治疗);如果相通,则行手术治疗(根尖手术、截根术或半根切除术)。

第八章　根尖周组织疾病

第一节　急性根尖周炎

一、病理变化

急性根尖周炎初期表现为浆液性炎症变化,即牙周膜充血,血管扩张,血浆渗出形成水肿。这时根尖部的牙槽骨和牙骨质均无明显变化。炎症继续发展,则发生化脓性变化,即急性根尖脓肿,有多形核白细胞溢出血管,浸润到牙周膜组织中。牙周膜中的白细胞被细菌及其产生的毒素所损害而坏死,坏死的细胞溶解、液化后形成脓液。脓液最初只局限在根尖孔附近的牙周膜中,炎症细胞主要浸润在根尖附近牙槽骨的骨髓腔中。若炎症继续发展,则迅速向牙槽骨内扩散,脓液通过骨松质达牙槽骨的骨外板,并通过骨密质上的营养孔而达到骨膜下;脓液在骨膜下积聚达到相当的压力时才能使由致密结缔组织所构成的骨膜破裂,然后脓液流注于黏膜下,最后黏膜破溃,脓液排除,急性炎症缓解,转为慢性炎症。当机体抵抗力减低或脓液引流不畅时,又会发展为急性炎症。

急性根尖周炎的发展过程,大多按上述规律进行,但并非都是如此典型。当脓液积聚在根尖附近时可能由3种方式排出。

1. 通过根尖孔经根管从龋洞排脓

这种排脓方式对根尖周组织的损伤最小,但是只有在根尖孔粗大且通畅以及龋洞开放的患牙,炎症才容易循此通路引流。

2. 通过牙周膜从龈沟或牙周袋排脓

这种情况多发生在有牙周病的患牙,因根尖脓灶与牙周袋接近,脓液易突破薄弱的牙周膜从此途径排出,常造成牙周纤维破坏,使牙齿更加松动,最后导致牙齿脱落,预后不佳。儿童时期乳牙和年轻恒牙发生急性根尖周炎时,脓液易沿牙周膜扩散由龈沟排出,但是因处于生长发育阶段,修复再生能力强,且不伴有牙周疾病,当急性炎症消除并经适当的治疗后,牙周组织能愈合并恢复正常。

3. 通过骨髓腔突破骨膜、黏膜向外排脓

这种排脓方式是急性根尖周炎最常见的自然发展过程,脓液必然向阻力较弱的骨髓腔扩散,最终突破骨壁,破口的位置与根尖周组织解剖学的关系密切。一般情况,上颌前牙多突破唇侧骨板及相应的黏膜排脓;上颌后牙则颊根尖炎症由颊侧排脓,腭根炎症由腭侧突破;下颌牙齿多从唇、颊侧突破。牙根尖弯曲时,排脓途径变异较大。脓液突破骨膜后,也可以不突破口腔黏膜而经皮下突破颌面部皮肤进行排脓。以下是4种可能发生的排脓途径(图8-1)。

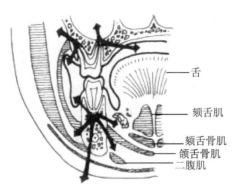

图 8-1　牙槽脓肿脓液排泄的通道

（1）穿通唇、颊侧骨壁：唇、颊侧的骨壁较薄，脓液多由此方向穿破骨的外侧壁在口腔前庭形成骨膜下脓肿、黏膜下脓肿，破溃后排脓于口腔中。破溃于口腔黏膜的排脓孔久之则形成窦道，称为龈窦。少数病例不在口腔内排脓，而是穿通皮肤形成皮窦。下切牙有时可见在相应部位下颌骨的前缘穿通皮肤；上颌尖牙有时在眼的内下方穿透皮肤形成皮窦。

（2）穿通舌、腭侧骨壁：若患牙根尖偏向舌侧，则脓液可由此方向穿破骨壁及黏膜，在固有口腔内排脓。上颌侧切牙和上颌磨牙的腭根尖常偏向腭侧，这些牙的根尖脓肿多向腭侧方向扩张。但腭黏膜致密、坚韧，脓肿不易自溃。下颌第三磨牙舌侧骨板较薄，因此脓液也常从舌侧排出。

（3）向上颌窦内排脓：多发生于低位上颌窦的患者，上颌前磨牙和上颌磨牙的根尖可能突出在上颌窦中，尤其是上颌第二前磨牙和上颌第一、第二磨牙。不过，这种情况较为少见，如果脓液排入上颌窦，会引起上颌窦炎。

（4）向鼻腔内排脓：这种情况极为少见，只有上中切牙的牙槽突很低而牙根很长时，根尖部的脓液才能穿过鼻底沿骨膜上升，在鼻孔内发生脓肿并突破鼻黏膜排脓。

排脓孔经久不愈，特别是反复肿胀破溃者，在急性根尖周炎转为慢性时便形成窦道。窦道口的位置多在患牙根尖的相应部位，但有时也可以出现在远离患牙的其他牙齿的根尖部，有的窦道口还可以出现在近龈缘处，或与患牙相邻缺失牙的牙槽嵴处。

急性根尖周炎的病理学表现为根尖部牙周组织中显著充血，有大量渗出物，并伴有大量中性粒细胞浸润。在脓肿的边缘区可见有巨噬细胞、淋巴细胞集聚，周围有纤维素沉积形成包绕屏障。当脓液到达骨膜下时，局部有较硬的组织浸润块。脓液从骨质穿出后，相应部位的软组织出现肿胀，即疏松结缔组织发生炎症，称为蜂窝织炎。如上切牙可引起上唇肿胀；上颌前磨牙及磨牙可引起眶下、面部肿胀；下颌牙齿则引起颏部、下颌部胀肿；有时下颌第三磨牙的根尖周化脓性炎症可引起口底蜂窝织炎。

二、临床表现

急性根尖周炎是从根尖周牙周膜有浆液性炎症反应到根尖周组织的化脓性炎症的一系列反应过程，症状由轻到重，病变范围由小到大，是一个连续过程，实际上在病程发展到高峰时，已是牙槽骨的局限性骨髓炎，严重时还将发展为颌骨骨髓炎。病损的进行虽然为连续过程，但由于侵犯的范围不同，可以划分为几个阶段。不同发展阶段都有基本的临床表现，可以采用不同的治疗措施以取得良好的效果。

1. 急性浆液期(急性浆液性根尖周炎)

此期是急性根尖周炎的开始阶段,常为一较短暂的过程,临床上表现为患牙牙根发痒,或只在咬合时有轻微疼痛,也有患者反映咬紧患牙时能缓解疼痛。这是因为咬合压力暂时将充血血管内的血液挤压出去之故。此时如果接受适当治疗,则急性炎症消退,症状缓解。否则炎症很快发展为化脓性炎症。

2. 急性化脓期(急性化脓性根尖周炎或急性牙槽脓肿)

急性浆液期的轻咬合痛很快即发展为持续性的自发性钝痛,咬合时不能缓解而是加重疼痛,因为这时牙周膜内充血和渗出的范围广泛,牙周间隙内的压力升高,咬合时更加大局部压力而疼痛。自觉患牙有伸长感,对𬌗时即有疼痛,此时即已开始了炎症的化脓过程,可根据脓液集中的区域再划分为3个阶段(图8-2)。

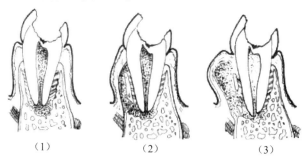

（1）　　　　　　　（2）　　　　　　　（3）

图 8-2　急性牙槽脓肿的典型过程

注　(1)根尖脓肿阶段;(2)骨膜下脓肿阶段;(3)黏膜下脓肿阶段。

（1）根尖脓肿阶段:由于根尖部牙周间隙内有脓液聚集,得不到引流,故有剧烈疼痛。患牙的伸长感加重,以至咬合时首先接触患牙并感到剧痛,患者更加不敢对𬌗。患牙根尖部黏膜潮红,但未肿胀,扣时痛。所属淋巴结可以扪及,有轻微痛。全口牙列除下颌切牙及尖牙影响颏淋巴结外,其他牙齿均影响下颌下淋巴结。

（2）骨膜下脓肿阶段:由于脓液已扩散到骨松质,且由骨松质穿过骨壁的营养孔,在骨膜下聚集,骨膜是致密坚韧的结缔组织,脓液集于骨膜下便产生很大压力,患者感到极端痛苦,表现为持续性、搏动性跳痛。病程发展到此时,疼痛达最高峰,患者感到难以忍受。患牙浮起、松动,轻触患牙,如说话时舌、颊接触患牙也会感到疼痛。牙龈表面在移行沟处明显红肿,移行沟变平,有明显压痛及深部波动感。所属淋巴结肿大,有压痛。相应颌面部形成蜂窝织炎而肿胀,引起面容的改变,病情发展到这一阶段,逐日加剧的疼痛影响到睡眠及进食,患者呈痛苦面容,精神疲惫。此时多伴有全身症状,白细胞增多,计数多在$(10\sim12)\times10^9$/L,体温高达38℃左右。若白细胞持续增多、体温继续升高,则应考虑并发颌骨骨髓炎或败血症的可能。

（3）黏膜下脓肿阶段:如果骨膜下脓肿未经切开,脓液压力加大可穿透骨膜流到黏膜下。由于黏膜下组织较松软,脓液达黏膜下时的压力大为降低,疼痛也随之减轻,患牙的松动度和咬合痛也明显减轻,根尖部扪诊有明显的波动感。这时所属淋巴结仍可扪及,有压痛。白细胞计数和体温升高也有所缓解。

三、诊断

主要根据症状，患牙多有牙髓炎病史，叩诊患牙时疼痛较剧烈，温度试验或电活力试验患牙无反应或反应极为迟钝。

若为多根牙，有时会出现牙髓炎合并急性根尖周炎，临床上则兼有牙髓炎和根尖周炎的症状，如温度刺激引起疼痛，同时叩诊疼痛较重。

若为急性化脓性根尖周炎，诊断则主要根据疼痛的程度；患牙多有松动而不存在牙周袋，有触痛、浮起；根尖部牙龈潮红或有黏膜下脓肿，扪及根尖肿胀处疼痛，并有波动感；叩诊时轻叩即引起疼痛；一般牙髓已失去活力等。

急性根尖周炎可以由牙髓病继发而来，也可以由慢性根尖周炎转化而来，后者又称慢性根尖周炎急性发作。两者的鉴别主要依靠 X 线检查，由慢性根尖周炎转化来的，X 线检查上可见根尖部骨质有透射区；多有反复肿胀的病史；疼痛程度略轻。

四、治疗原则

急性根尖周炎的治疗原则是抗炎止痛，症状缓解后采用根管治疗。

(1)抗炎止痛的措施：开髓，用手指扶住患牙开髓（轻柔操作以减轻振动）。清除根管内容物，用消毒液（如次氯酸钠）浸泡、冲洗根管，疏通根管，引流根尖炎症渗出物，缓解根尖区的压力。

(2)评估患牙的可保留性，根据诊断和下一步的治疗方案做不同的处置。

1)如患牙可保留，在开通根管并初步清创后，最好不要外敞于口腔中，根管若长期开放于口腔中，细菌可进一步污染、定植于患牙根管，使菌群构成更为复杂，进而形成顽固性生物膜，影响治疗效果。根据急性根尖周炎的临床发展阶段进行相应的处置。①浆液期患牙可于根管预备后封抑菌、抗炎消毒药，可采用固醇类（如氢化可的松）加广谱抗生素（如金霉素）糊剂封入根管并使药物接触根尖组织，有助于根尖局部的抗炎消肿。②根尖脓肿期患牙可在髓腔封药的同时进行根尖部环钻术引流，无条件者可短暂开放引流。③骨膜下脓肿期和黏膜下脓肿期患牙可在根管清创后封入消毒药物（如氢氧化钙糊剂），同时需做脓肿切开进行引流。待急性症状缓解后，再予以根管换药或行根管充填。

2)如患牙不能保留，则开放髓腔，待急性症状缓解后予以拔除。

(3)适当调整咬合，使患牙脱离对𬌗接触。

(4)全身应用抗生素和非甾体类抗炎药，必要时给予全身支持疗法。

急性根尖周炎从浆液期到化脓期的三个阶段是一连续的发展过程，是移行过渡的，不能截然分开，临床上只能相对地识别这些阶段，选用对应的抗炎措施。例如，骨膜下脓肿的早期，也可能是根尖脓肿的晚期，如尚未发现明显的深部波动感，可采用短期开放髓腔或环钻术来引流根尖部骨质内的炎症渗出物或脓液。

慢性根尖周炎急性发作的治疗原则与急性根尖周炎相同。

第二节　慢性根尖周炎

慢性根尖周炎多无明显的自觉症状，有的病例可能在咀嚼时有轻微疼痛，有的病例可能有牙龈起小脓包,也有的病例无任何异常感觉。有的病例在身体抵抗力降低时易转化为急性炎症,因而有反复疼痛、肿胀的病史。

一、病理变化

由于根管内存在感染和其他病原刺激物,根尖孔附近的牙周膜发生慢性炎症反应,主要表现为根尖部牙周膜的炎症,并破坏其正常结构,形成炎性肉芽组织,称为根尖周肉芽肿(图8-3)。在肉芽组织的周围分化破骨细胞,并逐渐吸收其邻近的牙槽骨和牙骨质。炎性肉芽组织中有大量淋巴细胞浸润,同时成纤维细胞也增多,这种反应也可以看作是机体对抗疾病的防御反应。慢性炎症细胞浸润可以吞噬侵入根尖周组织内的细菌和毒素;成纤维细胞也可以增殖产生纤维组织,并常形成纤维被膜,防止和限制感染及炎症扩散到机体的深部。慢性炎症反应可以保持相对稳定的状态,并可维持较长时间;当身体抵抗力较强或病原刺激物的毒力较弱时,肉芽组织中的纤维成分增加,可以在肉芽组织的周围形成被膜,牙槽骨吸收也暂时停止,甚至可以产生成骨细胞,在周围形成新生的骨组织,原破坏的骨组织有所修复,病变区缩小。相反,当身体抵抗力降低或病原刺激物的毒力增强时,肉芽组织中的纤维成分减少,炎症成分增多,产生较多的破骨细胞,造成更大范围的骨质破坏,骨质破坏的地方为炎性肉芽组织所取代。由于炎性肉芽组织体积增大,从血运来的营养难以到达肉芽组织的中心部,在根尖孔附近的肉芽组织可发生坏死、液化,形成脓腔,成为慢性根尖脓肿(图8-3)。发育期间遗留的牙周上皮剩余,经慢性炎症刺激可以增殖为上皮团块或上皮条索。较大的上皮团的中心由于缺乏营养,上皮细胞发生退行性变、坏死、液化,形成根尖周囊肿,也称根尖周囊肿(图8-3)。囊腔与根管相通者,成为袋状囊肿;囊腔不与根管通连而独立存在者,又称真性囊肿(图8-4)。有研究表明,根尖周病变中有59.3%为根尖肉芽肿,22%为根尖周囊肿,12%为根尖瘢痕以及6.7%的其他病变。概括以上所述,慢性根尖周炎的主要病理变化是根尖周有炎症组织形成,破坏牙槽骨。这种组织变化过程不是单一的破坏,是破坏与修复双向进行的,但是如果不清除病原刺激物,虽有骨质修复过程,根尖病变区只能扩大、缩小交替进行,不能完全消除。

另外,在身体抵抗力强的患者,患牙接受的刺激又极微弱时,根尖部牙槽骨不发生吸收,而是局部增殖形成围绕根尖周的一团致密骨,称为根尖周致密性骨炎(见图8-3)。

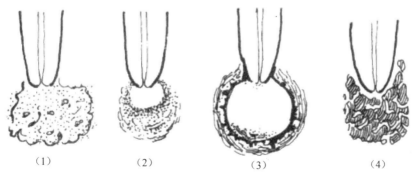

（1）　　　　　　（2）　　　　　　（3）　　　　　　（4）

图8-3　慢性根尖周炎的病理类型

注　(1)根尖周肉芽肿;(2)慢性根尖脓肿;(3)根尖周囊肿;(4)根尖周致密性骨炎。

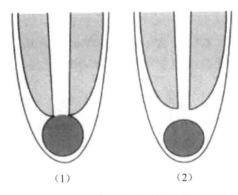

图 8-4　根尖周囊肿的类型

注　(1)袋状囊肿;(2)真性囊肿。

1. 根尖周肉芽肿

这是根尖周受到来自感染根管的刺激产生的一团肉芽组织。镜下可见有坏死区,肉芽组织中有慢性炎症细胞浸润,主要是淋巴细胞和浆细胞,成纤维细胞也增多。毛细血管在病变活动时增多,接近纤维化时减少。肉芽组织的周围常有纤维被膜,被膜与牙周膜相连。

肉芽肿的形成与从根尖孔、侧支根管孔来的感染刺激紧密相关,因而可发生在与这些部位相应的地方,可发生在根尖,也可以发生在根侧,磨牙可以发生在根分叉处。

2. 慢性根尖脓肿(慢性牙槽脓肿)

可由根尖肉芽肿转化而来,也可由急性牙槽脓肿转化而来。肉芽肿中央的细胞坏死、液化,形成脓液,脓液中多是坏死的多形核白细胞。肉芽组织周围缺乏纤维被膜。

慢性根尖脓肿有两型,即有窦型和无窦型。无窦型在临床上难以和根尖肉芽肿鉴别,有窦型则有窦道与口腔黏膜或颌面部皮肤相通连。

窦道可能是急性牙槽脓肿自溃或切开后遗留的,也可能是根尖部脓液逐渐穿透骨壁和软组织而形成的。窦道壁有上皮衬里,上皮可来源于肉芽肿内的上皮团,也可由口腔黏膜上皮由窦道口长入。上皮下的结缔组织中有大量炎症细胞浸润。

3. 根尖周囊肿

可由根尖肉芽肿发展而来,也可由慢性根尖脓肿发展而来。在含有上皮的肉芽肿内,由于慢性炎症的刺激,上皮增生形成大团块时,上皮团的中央部得不到来自结缔组织的营养因而发生变性、坏死、液化,形成小的囊腔。囊腔中的渗透压增高,周围的组织液渗入成为囊液。囊液逐渐增多,囊腔也逐渐扩大。肉芽组织内的上皮也可以呈网状增殖,网眼内的炎性肉芽组织液化后形成多数小囊肿,小囊肿在增大的过程中互相融合形成较大的囊肿。

囊肿也可由慢性脓肿形成,即脓肿附近的上皮细胞沿脓腔表面生长,形成腔壁的上皮衬里而成为囊肿。根尖周囊肿由囊壁和囊腔构成,囊腔中充满囊液。囊壁内衬以上皮细胞,外层为致密的纤维结缔组织,囊壁中常有慢性炎症细胞浸润。囊液为透明褐色,其中含有含铁血黄素;由于含有胆固醇结晶漂浮其中而有闪烁光泽。囊液在镜下直接观察时,可见其中有很多菱形或长方形的胆固醇结晶,是由上皮细胞变性分解而来(图 8-5)。

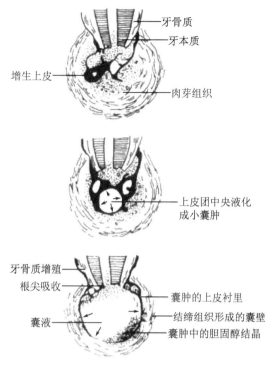

图 8-5 从上皮性根尖肉芽肿发展成为根尖周囊肿的步骤

由于慢性炎症的刺激引起细胞变性、坏死,囊液中含有这些内容而使渗透压增高,周围的组织液渗透入囊腔中;囊腔内液体增加的同时,囊腔也逐渐增大。囊肿增大的压力压迫周围牙槽骨使其吸收,同时在颌骨的外表则有新生骨质补充,因此有些较大的囊肿往往在表面膨隆处尚有较薄的一层骨质。囊肿持续增大,最终可使其周围某一处骨壁完全被吸收而长入软组织中,这时囊肿就会发展很快。由于囊肿的发展缓慢,周围骨质受到这种缓慢刺激而形成一种致密骨板。

从慢性根尖脓肿发展而来的囊肿囊液中含有脓液,较为浑浊。根尖周囊肿可以继发感染,形成窦道或表现为急性炎症。

4.根尖周致密性骨炎

表现为根尖周局部骨质增生,骨小梁的分布比周围的骨组织更致密。骨髓腔极小,腔内有少许纤维性的骨髓间质,纤维间质中仅有少量的淋巴细胞浸润。有时硬化骨与正常骨组织之间并无明显分界。

二、临床表现

慢性根尖周炎一般无自觉症状,由于是继发于牙髓病,故多有牙髓病史;有些病例曾转化为急性炎症后又缓解,故可有反复疼痛或反复肿胀的历史。患牙多有深龋洞、无探痛,牙体变为暗灰色。有窦型慢性根尖脓肿在相应根尖部有窦道,有时窦道口呈乳头状,窦道口也可出现在离患牙较远的地方。大的根尖周囊肿在患牙尖部有半球形膨隆,黏膜不红,叩时不痛,有乒乓球感。有的患牙在咀嚼时有不适感。

三、诊断

诊断慢性根尖周炎可根据有反复疼痛、肿胀的病史、牙体变色、牙髓失去活力或反应极其迟钝,已出现窦道或局部无痛膨隆等临床表现诊断,诊断的关键是依据 X 线片上显示的根尖周骨密度减低影像,因此临床上比较容易作出诊断。但是要辨别属于何种类型则较困难,从 X 线片上所显示根尖透射区影像的特点可以作为鉴别的参考。

根尖肉芽肿在 X 线片的特点是:根尖部有较小的、规则的圆形或椭圆形透射区,边界清晰,周围骨质影像正常或略致密,透射区的直径一般不超过 0.5 cm。肉芽肿和小囊肿在 X 线片上不易区别,若透射区周围有致密骨形成的白线且透射区与非透射区的骨密度反差大,则应怀疑为小囊肿;若开髓时有囊液从根尖孔引流出来,可证实为囊肿。慢性根尖脓肿除可能发现窦道口外,在 X 线片上的影像也有其特点,透射区边界不清,形状不规则,透射区周围的骨质影像模糊,因为周围骨质有进行性破坏。根尖周囊肿在 X 线片上的影像一般范围较大(其直径超过 1 cm),为圆形,边界清楚且有白线围绕。除 X 线片上的表现外,大囊肿可见相应部位有半球形隆起,扪时不痛,有乒乓球感。

X 线诊断慢性根尖周炎时,必须结合临床症状及其他诊断指标才能和那些非根尖周炎的根尖区病损鉴别,如非牙源性的颌骨内囊肿和其他肿物,在 X 线片上呈现与各型慢性根尖周炎极为相似的影像,这些病损与慢性根尖周炎的主要鉴别点是牙髓活力正常,缺乏临床症状,并且仔细观察时可见根尖区牙周间隙与其他部位的牙周间隙呈连续、规则的黑线影像。根侧囊肿时,囊肿的透射影像与侧支根管感染造成的慢性根尖周炎者极为相似,但患牙牙髓活力正常。有些解剖结构,如颏孔、切牙孔等,其影像易与相应部位牙齿的根尖区重叠,但是这些牙齿牙髓活力正常,牙周间隙影像连续、规则。有的慢性根尖周炎的窦道口出现的部位与患牙的关系不甚明确,例如在两个相邻无髓牙根尖区的中间或在远离患牙的部位时,可以从窦道口插入牙胶尖作为示踪诊断丝摄 X 线片,从牙胶尖影像所指的部位便可确定窦道来源的患牙。

四、治疗原则

成人根尖周炎患牙的牙髓多已坏死,根管呈现感染状态。治疗根尖周炎的主要原理是消除根管内病原刺激物,杜绝再感染的途径,为机体修复被炎症破坏的组织提供有利的生物学环境,促使根尖周组织愈合、恢复健康。消除根管内的感染,是治愈根尖周病的首要条件。由于牙髓坏死,根管内已失去血液及淋巴循环,为一储存坏死组织、感染物质的死腔,感染不能为机体的自身免疫能力所消除,故必须依靠相应的治疗措施才能除去病原。根尖周骨质的破坏、肉芽组织的出现可以看作是机体对抗病原的防御性反应,但是这种反应不能消除病原,只能相对地防止感染的扩散。一旦病原被除去后,病变区的炎性肉芽组织即转化为纤维结缔组织,从而修复已破坏的牙槽骨和牙骨质,并使牙周膜重建。因此,治疗根尖周炎的首选方法是根管治疗,消除病原的有效措施是采用机械和化学的方法清理、成形根管,再通过用生物相容性材料进行充填以严密地封闭根管,防止再感染。当根管内的感染超出了根尖孔,根尖周组织的病变不能通过正向的根管治疗而得到控制时,则可考虑实施根尖手术,由根尖方向进行清创和封闭。

在消除病原的前提下,病变才有可能愈合。病变能否被修复,还受一些因素的影响。病变性质、病变范围及部位、患者年龄和全身健康情况等都与病变的愈合有密切关系,因此制订治疗方案时必须考虑这些因素,采取相应的措施才能治疗成功。破坏范围较小的、局限于根尖部的病变,预后较好;病变范围较大、发生在根分叉处者,预后较差。当较大的根尖周囊肿单纯用根管治疗难以治愈时,可采用根尖外科手术以除去病变。全身健康不佳的患者,在治疗时容易并发急性炎症,治疗后病变愈合慢或恢复困难,治疗时应加以注意。如果患有风湿病或神经、眼、心脏等疾病而怀疑患牙病变为病灶,应当及时拔除患牙,以免造成病灶感染的蔓延。另外,对于病变严重破坏牙槽骨或牙冠严重破坏而难以修复者,也应拔除患牙。

第九章　牙周炎

第一节　慢性牙周炎

牙周炎在临床上可表现为不同类型(发病年龄、疾病进展速度和转归、危险因素等),慢性牙周炎是其中最常见的类型,约占牙周炎患者的95%,多由长期存在的慢性牙龈炎向深部牙周组织扩展而引起。35岁以后患病率明显增高,性别无明显差异。本病在20世纪初期曾被称为不洁性脓漏、牙槽脓漏等,1989年以后称为成人牙周炎(与其相对的为早发性牙周炎)。1999年国际牙周病分类研讨会将其更名为慢性牙周炎,理由是此类牙周炎虽最常见于成年人,但也可发生于儿童和青少年,不应以年龄划界,而且由于本病的进程缓慢,通常难以确定真正的发病年龄。大部分慢性牙周炎呈缓慢加重,但也可出现间歇性的活动期。此时牙周组织的破坏加速,随后又可转入静止期。大部分慢性牙周炎患者根本不出现暴发性的活动期。

一、临床表现

1. 菌斑牙石的堆积

慢性牙周炎是在牙龈炎的基础上缓慢、隐匿地发展而来的,一般都有较明显的菌斑牙石堆积,口腔卫生较差,尤其在一些牙列拥挤、不良修复体、牙齿解剖异常、邻面不易清洁处等,菌斑滞留而炎症明显。临床主要的症状为刷牙或进食时出血,或口内有异味,但因早期无明显不适,通常不引起患者的重视。及至形成深牙周袋后,出现牙松动、咀嚼无力或疼痛,甚至发生急性牙周脓肿等,才去就诊,此时多已为晚期。

2. 牙周袋形成和附着丧失

与牙周袋相应处的牙龈呈现不同程度的慢性炎症,颜色暗红或鲜红、质地松软、点彩消失、边缘圆钝且不与牙面贴附。有些病程缓慢的患者牙龈表面炎症不明显,但探诊后袋内有出血,也可有脓,说明袋内壁有溃疡和炎症。牙周袋探诊深度(PD)超过3 mm,且有附着丧失(AL),从袋内可探到釉牙骨质界,若有牙龈退缩则釉牙骨质界已暴露在口腔。

本病一般侵犯全口多数牙齿,也有少数患者仅发生于一组牙(如前牙)或少数牙。发病有一定的牙位特异性,磨牙和下前牙以及牙的邻接面由于菌斑牙石易堆积,为好发区。

3. 慢性牙周炎

根据附着丧失和骨吸收的范围(患牙数)可分为局限型和广泛型。全口牙中有附着丧失和骨吸收的位点数占总位点数≤30%者为局限型;若>30%的位点受累,则为广泛型。也可根据牙周组织的炎症和破坏程度来分为轻度、中度和重度。

轻度:牙龈有炎症和探诊出血,牙周袋探诊深度≤4 mm,附着丧失1~2 mm,X线检查显示牙槽骨吸收不超过根长的1/3。可有或无轻度口臭。

中度:牙龈有炎症和探诊出血,也可有脓。牙周袋深度≤6 mm,附着丧失3~4 mm,X线检查显示牙槽骨水平型或角型吸收超过根长的1/3,但不超过根长的1/2。牙齿可能有轻度松动,多根牙的根分叉区可能有轻度病变。

重度:炎症较明显或发生牙周脓肿。牙周袋>6 mm,附着丧失≥5 mm,牙槽骨吸收超过根长的 1/2，多根牙有根分叉病变，牙多有松动。

慢性牙周炎患者除有上述特征外，晚期常可出现其他伴发症状。①牙松动、移位和龈乳头退缩，造成食物嵌塞。②牙周支持组织减少，造成继发性𬌗创伤。③牙龈退缩使牙根暴露，对温度敏感，并容易发生根面龋，在前牙还会影响美观。④深牙周袋内脓液引流不畅时，或身体抵抗力降低时，可发生急性牙周脓肿。⑤深牙周袋接近根尖时，可引起逆行性牙髓炎。⑥牙周袋溢脓和牙间隙内食物嵌塞，可引起口臭。

二、诊断

(1)多为 35 岁以上的成年人，也可偶见于儿童或青少年。

(2)有明显的菌斑、牙石及局部刺激因素，且与牙周组织的炎症和破坏程度比较一致。

(3)根据累及的牙位数，可分为局限性(＜30％位点)和广泛型(＞30％)；根据牙周附着丧失的程度，可分为轻度(AL 1～2 mm)、中度(AL 3～4 mm)和重度(AL≥5 mm)。

(4)患病率和病情随年龄增大而加重，病情一般缓慢进展而加重，也可间有快速进展的活动期。

(5)全身一般健康，也可有某些危险因素，如吸烟、精神压力、骨质疏松等。

中度以上的慢性牙周炎诊断并不困难，但早期牙周炎与牙龈炎的区别不甚明显，须通过仔细检查而及时诊断，以免贻误正确的治疗(表 9-1)。

表 9-1 牙龈炎和早期牙周炎的区别

项目	牙龈炎	早期牙周炎
牙龈炎症	有	有
牙周袋	假性牙周袋	真性牙周袋
附着丧失	无	有，能探到釉牙骨质界
牙槽骨吸收	无	嵴顶吸收，或硬骨板消失
治疗结果	病变可逆，牙龈组织恢复正常	炎症消退，病变静止，但已破坏的支持组织难以完全恢复正常

注 1999 年对牙龈炎的定义增加了"在一定条件下可以有附着丧失"，即"偶发性附着丧失"。

对慢性牙周炎患者，还应通过仔细的病史询问和必要的检查，寻找相关的局部和全身易感因素，如全身疾病、吸烟等；根据病情和危险因素制订针对性的治疗计划和判断预后，并告知患者，以取得治疗期间患者的认真配合。

三、治疗

慢性牙周炎早期治疗的效果较好，能使炎症控制，病变停止进展，牙槽骨也可有少量修复。只要患者能认真清除菌斑并定期复查，则疗效能长期保持。治疗应以消除菌斑、牙石等局部刺激因素为主，辅以手术等方法。由于口腔内各个牙的患病程度和病因刺激物的多少不一致，必须针对每个患牙的具体情况，制订全面的治疗计划。

(一)局部治疗

1.控制菌斑

菌斑是牙周炎的主要病原刺激物，而且清除之后还会不断在牙面堆积。因此必须向患者进行细致的讲解和指导，使其充分理解每天坚持不懈地通过有效刷牙和使用其他工具认真清除菌斑的重要性，并帮助其掌握正确方法。此种指导应贯穿于治疗的全过程，每次就诊时均应检查患者菌斑控制的程度,并告知患者和做记录。有菌斑的牙面应占全部牙面的15%以下才算合格。

2. 彻底清除龈上牙石,进行龈下清创术

通过洁治术清除龈上牙石和菌斑,通过龈下刮治清除龈下牙石和菌斑,同时还将暴露在牙周袋内的含有内毒素和变软的病变牙骨质刮除,此过程称为龈下清创术。其目的除了清除龈下牙石外,主要是使微生物数量大大减少,并搅乱菌斑生物膜的结构,改变龈下的微环境,使细菌不易重新附着。牙龈结缔组织有可能重新附着于根面,形成新附着。

经过彻底的洁治和龈下清创术后,临床上可见牙龈的炎症和肿胀消退,出血和溢脓停止,牙周袋变浅、变紧。牙周袋变浅是由于牙龈退缩以及袋壁胶原纤维的新生,使牙龈变得致密,探针不再穿透结合上皮进入结缔组织内;也可能有新的结缔组织附着于根面。洁治和龈下清创术是牙周炎的基础治疗,它的彻底与否和整体治疗效果密切相关,任何其他治疗手段只应在此基础上实施。在龈下清创术后6~8周复查时,如果还有个别深牙周袋和炎症,还可以选择再次清创或进行手术。

3. 牙周手术

上述治疗后,若仍有较深的牙周袋并出血,或根面牙石不易彻底清除,炎症不能控制,则可进行牙周翻瓣手术。其优点是可以在直视下彻底刮除根面的牙石及不健康的肉芽组织,必要时还可修整牙槽骨的外形或截除患根、矫正软组织的外形等。对于牙周基础治疗后遗留的一些病理状态如根分叉病变、牙龈退缩等,也可通过手术进行治疗和纠正。手术后牙周袋变浅、炎症消退、骨质吸收停止、甚至可有少量骨修复。理想的手术效果是形成牙周支持组织的重新附着,即牙周膜的结缔组织细胞在根面沉积于新的牙骨质,并形成新的牙周膜纤维束将牙根与牙槽骨连接。这就是牙周组织的再生性手术,是目前临床和理论研究的热点,临床取得一定的成果,但效果有待进一步提高。

4. 松动牙固定术

有些重症患牙的松动严重,影响功能,或患牙动度持续加重,需要用各种材料和方法制成牙周夹板,将患牙与其相邻的稳固牙齿连接在一起,分散和减少患牙承受的咬合力,以改善咀嚼功能并有利于牙周组织的修复,有些病例在固定数月后,X线检查可见牙槽骨硬骨板变得致密。

夹板的设计除了要有效地固定松牙外,一定要有利于患者的菌斑控制操作,在前牙区还要注意美观。如果患者有缺失牙齿需要修复,而基牙或邻近的患牙因松动需要固定,可用设计合理、制作良好的可摘式或固定式修复体来固定松动牙。有些病理性移位的松牙还可先用正畸方法将患牙复位排齐后再用夹板固定。

5. 调𬌗

如果X线片显示牙槽骨角形缺损或牙周膜增宽,就要对该牙做有无𬌗干扰的检查,例如有无打诊时震颤,有无正中𬌗、前伸𬌗和侧方𬌗时的早接触,用蜡片法或咬合纸法查明早接触点的部位及大小等。有些个别牙的咬合干扰是可以用选磨的方法来纠正的,但对一些全口、复杂的咬合创伤则不宜用选磨法。选磨法是不可逆的治疗方法,磨除的牙体组织不能再恢复,因此必须慎重。

6. 拔除不能保留的患牙

严重而无法挽救的患牙应该及早拔除,以免影响治疗和增加再感染的机会。拔牙创的愈合可使原来的牙周破坏停止而出现修复性改变,这一转机对邻牙的治疗有着良好的影响。

7. 坚持维护期治疗

慢性牙周炎经过正规治疗后,一般能取得较好的效果。但是,由于菌斑的不断形成,炎症很容易复发。加上牙周炎本身受机体条件和环境因素的影响,可有不确定的活动周期,需要定期监测病情。患者自我菌斑控制的好坏也是至关重要的,而且需要定时监测并清除重新沉积的牙石。因此,牙周炎长期疗效的保持取决于是否能定期复查和进行必要的后续治疗。复查间隔时间的确定须根据患者的病情以及菌斑控制的好坏来定,每次复查均应对患者进行必要的口腔卫生指导和预防性洁治。若有病情未被控制或牙位加重,则应进行相应的进一步治疗。总之,牙周炎的治疗绝非一劳永逸的,维护期治疗是保持长期疗效的关键。

(二)全身治疗

慢性牙周炎除非出现急性症状,一般不需采用抗生素。对一些重症病例或对常规治疗反应不佳者可辅以抗生素。例如,口服甲硝唑 0.2 g,每日 3~4 次,共服 1 周,也可与阿莫西林同用。有些患者有慢性系统性疾病,如糖尿病、心血管疾患等,应与内科医师配合,积极治疗和控制全身疾病,此类患者在进行复杂的牙周治疗前可适当给以抗生素,以防感染等并发症。成功的牙周治疗对糖尿病的控制也有积极意义。老年患者一般有全身疾病并服用药物(如抗凝剂、降糖药等),在治疗计划中应予重视。

大多数慢性牙周炎患者经过恰当的治疗后,病情可得到控制,但也有少数患者疗效很差。Hirschfeld 等对 600 例牙周炎患者追踪观察平均 22 年,结果显示,83%的患者疗效良好、13%的患者病情加重、4%的患者明显恶化。过去把后两类患者称为难治性牙周炎或顽固性牙周炎。这些患者可能有特殊的致病菌,或牙体和牙周病变的形态妨碍了彻底清除病原刺激物。有人报告此类患者常为重度吸烟者。需要针对个体的特异危险因素制订相应的治疗方案。自 20 世纪 80 年代以后,牙周治疗的手段有了明显的进步,牙周炎的远期疗效也有了明显的提高。

第二节　侵袭性牙周炎

侵袭性牙周炎(aggressive periodontitis,AgP)是一组在临床表现和实验室检查(包括化验和微生物学检查)均与慢性牙周炎有区别的、相对少见的牙周炎。其主要特点是发生在较年轻者(青春期前后或 30 岁以下者),且牙周支持组织破坏迅速而严重。在 20 世纪初学者曾称该病为牙周变性,认为组织变性在先,炎症是继发的。但此说缺乏科学的证据。20 世纪 60 年代,根据患者多为青少年,故命名为青少年牙周炎。1989 年的分类又将青少年牙周炎与快速进展性牙周炎和青春前期牙周炎合称为早发性牙周炎。实际上这类牙周炎虽多发于青少年,但也可见于成年人;病情发展较迅猛,但也可转为间断性的静止期,而且临床上对发病时间和进展速度也不易准确判断,因此,在 1999 年的国际研讨会上,学者们建议不以年龄为限,而强调病势的严重,故更名为侵袭性牙周炎。

一、侵袭性牙周炎的危险因素

对侵袭性牙周炎的病因尚未完全明了,大量的病因证据主要来源于过去对青少年牙周炎的研究结果。现在认为可能某些特定微生物的感染及机体防御能力的缺陷,是引起侵袭性牙周炎的主要因素。

(一)微生物

国外大量的研究表明伴放线菌聚集杆菌(Aa)是侵袭性牙周炎的主要致病菌,其主要依据如下。

(1)从局限性青少年牙周炎患牙的龈下菌斑中可分离出 Aa,阳性率高达 $90\%\sim100\%$,而慢性牙周炎或健康人则检出率和比例明显较低。牙周治疗可使龈下菌斑中的 Aa 明显减少或消失,当病变复发时,该菌又复出现。

(2)伴放线聚集杆菌产生多种对牙周组织有毒性和破坏作用的毒性产物,如白细胞毒素,能损伤乃至杀死中性粒细胞和单核细胞,并引起动物的实验性牙周炎。Aa 还能入侵牙周组织,造成更严重的破坏。

(3)患者的血清和龈沟液中有明显升高的抗 Aa 抗体,牙龈局部和龈沟液内也产生大量的特异抗体甚至高于血清水平,说明牙龈局部也可发生对该菌的免疫反应。多种细胞还可被 Aa 产生的内毒素激活而产生大量的细胞因子,引发炎症反应。

关于 Aa 的研究结果主要来自西方国家,尤其是非洲裔患者。而中国和日本等亚洲国家的研究则未能证实 Aa 为优势菌,或是所检出的 Aa 为低毒性株。国内学者主要分离出牙龈卟啉单胞菌、福赛坦菌、中间普氏菌、具核梭杆菌等。这可能是由于重症侵袭性牙周炎患者的深牙周袋微生态环境发生了改变,使一些专性厌氧菌成为优势菌,而 Aa 作为微需氧菌,不再占主导;也有可能确实存在着种族和地区的差异。

近年来有些学者报告,从牙周袋内分离出的病毒、真菌甚至原生动物,可能与本病有关。

(二)全身背景

1. 白细胞功能缺陷

曾有研究报告本病患者有周缘血中的中性粒细胞和(或)单核细胞的趋化功能降低,吞噬功能也有障碍,而此种功能缺陷并不导致全身其他部位的感染性疾病。此缺陷可能带有家族性。国内的研究并未发现侵袭性牙周炎有白细胞功能障碍。

2. 遗传背景

本病有种族易感性的差异,有学者报告 $15\sim19$ 岁的英国学生中,局限性青少年牙周炎的总患病率为 0.1%,其中白种人为 0.02%、非洲裔人为 0.8%、亚裔人为 0.2%。而且本病有家族聚集现象,同一家庭中可有数代人患病,或患者的同胞中有患本病者,说明可能有遗传背景。有关本病基因特点的研究方兴未艾,现被认为是多基因的复杂疾病。

3. 牙骨质和牙根发育异常

Gottlieb 曾提出本病的原因是牙骨质的形成受到抑制,妨碍了牙周膜纤维附着于牙体。此后有少量报道称,局限性青少年牙周炎患者的牙根尖而细,牙骨质发育不良,甚至无牙骨质,不仅已暴露于牙周袋内的牙根如此,在其根方尚未发生病变处的牙骨质也有发育不良。这说明这种缺陷不是疾病的结果,而是发育中的问题。国内有报告称侵袭性牙周炎患者出现单根牙牙根形态异常的概率高于牙周健康者和慢性牙周炎患者,有牙根形态异常的牙齿,其牙槽骨吸收重于形态正常者。

(三)环境和行为因素

吸烟的量和持续时间是影响年轻人牙周破坏范围的重要因素之一。吸烟的广泛型侵袭性牙周炎患者比不吸烟的广泛型侵袭性牙周炎患者患牙数目多、附着丧失量也多。吸烟对局限型患者的影响相对较小。口腔卫生的好坏也对疾病有影响。

总之,现代的观点认为牙周炎不是由一种细菌引起的,而是多种微生物共同和相互作用;高毒性的致病菌是必需的致病因子,而高易感性宿主的防御功能低下和(或)过度的炎症反应所导致的牙周组织破坏是发病的重要因素;吸烟、遗传基因等调节因素也可能起一定的促进作用。

二、组织病理学改变

光学显微镜下,侵袭性牙周炎的组织学变化与慢性牙周炎无明显区别,均为以浆细胞为主的慢性炎症细胞浸润。电镜观察到在袋壁上皮、牙龈结缔组织甚至牙槽骨的表面可有细菌入侵,主要为革兰阴性菌及螺旋体。近年还有学者报告,中性粒细胞和单核细胞对细菌的过度反应,密集的白细胞浸润及过量的细胞因子和炎症介质表达,可能导致严重的牙周炎症和破坏。

三、临床表现

根据患牙的分布可将侵袭性牙周炎分为局限型(LAgP)和广泛型(GAgP)。局限型大致相当于过去的局限型青少年牙周炎;广泛型相当于过去的弥漫型青少年牙周炎和快速进展性牙周炎。局限型侵袭性牙周炎和广泛型侵袭性牙周炎的临床特征有相同之处,也各有其不同处。在我国,典型的局限型侵袭性牙周炎较为少见,一方面可能由于患者就诊较晚,病变已蔓延至全口多个牙齿;另一方面可能由于种族背景差异。

(一)局限型侵袭性牙周炎

1. 年龄与性别

本病患者年龄一般在 30 岁以下,发病可始于青春期前后(有文献报告在 11～13 岁),也可发生于乳牙列。因早期症状不明显,患者就诊时常已 20 岁左右。女性患者多于男性,但也有学者报告年幼者以女性为多,稍长后性别无差异。

2. 快速进展的牙周组织破坏

快速的牙周附着丧失和骨吸收是 AgP 的主要特点。严格来说,"快速"的确定应依据在两个时间点所获得的临床记录或 X 线检查来比较和判断,然而此种资料不易获得。临床上常根据"严重的牙周破坏发生在较年轻的患者"来作出"快速进展"的判断。有学者估计本型患者的牙周破坏速度比慢性牙周炎快 3～4 倍,患者常在 20 岁左右即已需拔牙或有患牙自行脱落。一部分患者的牙周破坏可自限或转入静止期。

3. 菌斑牙石的量

牙周组织的破坏程度与局部刺激物的量不成比例是本病一个突出的表现。患者的菌斑、牙石量很少,牙龈表面的炎症看似轻微,但却已有深牙周袋和骨质破坏;牙周袋内有牙石和菌斑,也有探诊后出血;晚期还可发生牙周脓肿。

4. 好发牙位

1999 年新分类法规定,局限型侵袭性牙周炎的特征是"局限于第一恒磨牙或切牙的邻面有附着丧失,至少波及两个恒牙,其中一个为第一磨牙。其他患牙(非第一磨牙和切牙)不超过两个"。换言之,典型病例的病变局限于第一恒磨牙和上下切牙,多为左右对称。X 线检查可见第一磨牙的近远中均有垂直型骨吸收,形成典型的"弧形吸收"(图 9-1),在切牙区多为水平型骨吸收。但早期的患者不一定波及所有的切牙和第一磨牙。

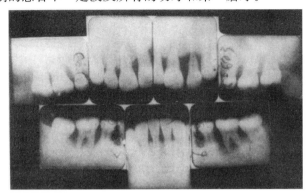

图 9-1 局限型侵袭性牙周炎的 X 线检查

注 示第一恒磨牙处牙槽骨的弧形吸收。

5. 早期出现牙齿松动和移位

在表面炎症不明显的情况下,患牙已可出现松动、咀嚼无力。切牙可向唇侧远中移位,呈扇形散开排列,出现牙间隙,多见于上、下前牙。后牙可出现不同程度的食物嵌塞。

6. 家族聚集性

家族中常有多代、多人患本病,说明有一定的遗传背景。但也有一些学者认为是由于牙周致病菌在家族中的传播所致。临床上并非每例 LAgP 患者均有家族史。

7. 全身健康情况

侵袭性牙周炎患者一般全身健康,无明显的系统性疾病,但部分患者可能有中性粒细胞及(或)单核细胞的功能缺陷。多数患者对常规治疗如刮治和全身药物治疗有明显的疗效,但也有少数患者经积极治疗仍效果不佳,病情迅速加重直至牙齿丧失。

(二)广泛型侵袭性牙周炎

广泛型侵袭性牙周炎(GAgP)患者受累的患牙数较多,1999 年分类法规定其特征为"广泛的邻面附着丧失,侵犯第一磨牙和切牙以外的牙数在三颗以上",实际上本型通常累及全口大多数牙。主要发生于 30 岁以下的年轻人,但也可见于 35 岁以上者。性别无明显差异。全口牙龈有明显的炎症,呈鲜红色,并可伴有龈缘区肉芽性增殖,易出血,可有溢脓。多数患者有大量的菌斑和牙石,有些患者曾接受过不彻底的治疗(如只做龈上洁治或单纯服用抗生素)也可表现为龈上牙石不多、牙龈红肿不明显等,但龈下牙石较多,且探诊后出血明显,或有溢脓。X 线检查显示全口多数牙有牙槽骨破坏,范围超过切牙和第一磨牙。有一些广泛型侵袭性牙周炎患者显示在切牙和第一磨牙区的骨质吸收较其他牙为重,且呈现"弧形吸收"的方式,有学者认为可能该患者是由局限型发展而来。

患者一般对常规治疗如龈下清创术和全身药物治疗有很好的疗效,但也有少数患者经基础治疗后效果不佳,需要接受药物或手术等综合治疗。也有文献报告一些病例在重度病变的基础上可有间歇的静止期。

广泛型和局限型侵袭性牙周炎究竟是两个独立的类型,抑或广泛型侵袭性牙周炎是局限型发展和加重的结果,尚不肯定。有一些研究结果支持两者为同一疾病不同阶段的观点。①局限型以年幼的围青春期者较多,而广泛型多为 30 岁左右的年轻人,患牙数目增多。②局限型患者血清中的抗 Aa 特异抗体 IgG 水平明显地高于广泛型患者,起保护作用的 IgG_2 亚类水平也高于广泛型。可能机体对致病菌挑战所产生的免疫反应使感染局限,而广泛型患者的抗体反应较弱,使感染得以扩散。③有些广泛型侵袭性牙周炎患者的第一磨牙和切牙病情较其他患牙重,且有典型的"弧形吸收"影像,提示这些患者可能由局限型病变发展而来。然而,1999 年分类法提出的"对病原菌的血清抗体反应较弱是广泛型 AgP 的特异性表现"一说,在国内的数项研究中并未得到证实。国内近期的研究显示,切牙-磨牙型 AgP 患者的抗 Aa 血清 c 型抗体滴度与非切牙-磨牙型 AgP 患者无显著性差异,这可能与 Aa 不是国人的主要致病菌有关。近来有学者提出局限型和广泛型可能是同一疾病的不同表型,或者说不同类型的 AgP 具有共同的临床表征。

四、诊断

患者初起时无明显症状,待就诊时多已为晚期。因此应注重本病的早期发现和早期诊断。如果一例青春期前后的年轻患者,菌斑、牙石等刺激物不多,炎症不明显,但出现有少数牙松动、移位或邻面深袋伴有附着丧失,局部刺激因子与病变程度不一致,则应引起重视。重点检查切牙及第一磨牙的邻面,并摄 X 线片,殆翼片有助于发现早期病变。早期诊断及治疗对保留患牙和控制病情极为重要。对于侵袭性牙周炎患者的亲属进行牙周检查,也有助于早期发现其他病例。

临床上常以年龄(35 岁以下)和全口大多数牙的重度牙周破坏,作为诊断侵袭性牙周炎的标准,也就是说牙周破坏程度与年龄不相称。但必须明确的是,并非所有年轻患者的重度牙周炎均可诊断为侵袭性牙周炎,应先排除一些明显的局部和全身因素。①是否有严重的错殆导致咬合创伤,加速了牙周炎的病程。②是否曾接受过不正规的正畸治疗,或在正畸治疗前未认真治疗已存在的牙周病。③有无食物嵌塞、邻面龋、牙髓及根尖周病、不良修复体等局部促进因素加重了菌斑堆积,造成牙龈的炎症和快速的附着丧失。④有无伴随的全身疾病,如未经控制的糖尿病、白细胞黏附缺陷、HIV 感染等。上述①~③的存在可以加速慢性牙周炎的牙槽骨吸收和附着丧失。如有④则应列入伴有全身疾病的牙周炎中,其治疗也不仅限于口腔科。如有条件检测患者周缘血中的中性粒细胞和单核细胞的趋化及吞噬功能、血清 IgG_2 水平,或行微生物学检测,则有助于诊断。有时阳性家族史也有助于诊断本病。

侵袭性牙周炎的诊断要点为:①年龄一般在 35 岁以下,但也可见于年龄稍大者。②无明显的全身疾病。③年轻人严重的骨吸收和附着丧失。④牙周组织破坏程度与菌斑及局部刺激量不一致。⑤家族聚集性。

慢性牙周炎与侵袭性牙周炎的鉴别主要应排除后者(AgP)。

广泛型侵袭性牙周炎与重度慢性牙周炎虽然被定义为不同类型的疾病,但由于对侵袭性牙周炎的病因尚不完全明确,缺乏严格的鉴别标志,临床上对一些个体患者难以做到严格准确的鉴别,一般尽量严格控制侵袭性牙周炎的诊断。

五、治疗原则

(一)早期治疗,控制感染,控制危险因素

本病常导致患者早年失牙,因此特别强调早期、彻底的治疗,主要是彻底消除感染。同慢性牙周炎一样,洁治、刮治和龈下清创等基础治疗是必不可少的,且尽量在短时间内完成。多数患者对此有较好的疗效,但因为伴放线聚集杆菌及牙龈卟啉单胞菌等可入侵牙周袋壁,机

械刮治不易彻底消除入侵的细菌,有的患者还需用药物或翻瓣手术清除组织内的微生物。还应尽量减轻和消除各种危险因素,如戒烟、缓解精神压力等。有效地清除菌斑生物膜,并提高患者在自我控制菌斑和危险因素方面的依从性,是取得良好疗效的关键。

(二)抗生素的应用

Slots 等曾报告,本病单纯用刮治术不能消除进入牙龈中的伴放线聚集杆菌,残存的微生物容易重新在牙根面定植,使病变复发。因此主张全身服用抗生素作为辅助疗法。文献报道在龈下刮治后口服甲硝唑(0.2 g,每天 3 次,共 7d)和羟氨苄青霉素(阿莫西林 0.5 g,每天 3 次,共 7d),可辅助提高疗效,两者合用效果优于单一用药。在根面平整后的深牙周袋内放置缓释的抗菌制剂,也有良好疗效,文献报道称,可减少龈下菌斑的重新定植,减少病变的复发。但如果单独用药而不做龈下刮治,则药物不能充分达到菌斑内部起到杀灭微生物的作用,病因未除,病情仍易复发。因为只有通过刮治过程把龈下菌斑生物膜的结构搅乱并大量清除,此时药物才容易发挥进一步清除菌斑的作用。因此,无论局部或全身应用抗生素都只能起辅助作用,绝不能替代基础治疗,而且应在刮治后同时应用。

(三)调整机体防御功能

宿主对细菌感染的防御反应在侵袭性牙周炎的发病和发展方面起重要作用。近年来,人们试图通过调节宿主的免疫和炎症反应过程来减轻或治疗牙周炎。例如,小剂量的多西环素可抑制胶原酶,非甾体类抗炎药(NSAIDs)可抑制花生四烯酸产生前列腺素,阻断和抑制骨吸收,这些均有良好的前景。中医学强调全身调理,国内有学者报告用六味地黄丸为基础的固齿丸(膏),在牙周基础治疗后服用数月,可提高疗效和明显减少复发率。服药后,患者的白细胞趋化和吞噬功能以及免疫功能也有所改善。此外,吸烟是牙周炎的危险因素,应劝患者戒烟。还应努力发现和调整其他全身因素及宿主防御反应方面的缺陷。

(四)多种手段的综合治疗

重症牙周炎会造成失牙、牙松动移位、咀嚼功能降低、影响美观等,因此,治疗不仅限于控制感染,还应动用正畸、修复、种植、牙髓治疗等多种手段尽量恢复患牙的功能和美观。在炎症和组织破坏控制后,可用正畸方法将移位的牙复位排齐,但正畸过程中务必加强菌斑控制和牙周病情的监控,加力也宜轻缓。牙体或牙列的修复也要注意应有利于菌斑控制。

(五)定期维护,防止复发

一般认为,侵袭性牙周炎病情"凶险"、进展较快,若治疗不及时或不当,会导致早年失牙的严重后果。因此,在治疗对策上应"从早、从快、求彻底"。广泛型侵袭性牙周炎治疗后较易复发(国外报告复发率约为 1/4),疗效能否长期保持取决于患者自我控制菌斑和定期复查的依从性,定期的病情监测和必要的后续治疗是保持长期疗效的关键。根据每例患者菌斑和炎症的控制情况,制订个体化的复查间隔期。基础治疗刚结束时为每 1~2 个月 1 次,6 个月后若病情稳定可逐渐延长间隔。复查时若发现有炎症复发或病情加重的牙位,应重新全面评估局部和全身的危险因素和促进因子,并制订相应的治疗措施,如必要的再刮治、手术或用药等。

总之,牙周炎是一组临床表现为慢性炎症和支持组织破坏的疾病,它们都是感染性疾病,具有个体特异性,有些人长期带菌却不发病,而另一些人却发生牙龈炎或牙周炎。牙周感染与身体其他部位的慢性感染有相同之处,但又有其独特之处,主要由牙体、牙周组织的特点所决定。龈牙结合部直接暴露在充满各种微生物的口腔环境中,细菌生物膜长期不断地定植于表面坚硬且不脱落的牙面上，又有丰富的来自唾液和龈沟液的营养；牙根及牙周膜、牙槽骨则是包埋在结缔组织内，与全身各系统及组织有密切的联系，宿主的防御系统能达到牙周组织的大部分，但又受到一定的限制。这些都决定着牙周炎的慢性、不易彻底控制、容易复发、与全身情况有双向影响等特点。

牙周炎是多因素疾病，决定着发病与否和病情程度的因素有微生物的种类、毒性和数量，宿主对微生物的应战能力，环境因素（如吸烟、精神压力等），某些全身疾病和状况的影响（如内分泌、遗传因素）等。有证据表明，牙周炎也是一个多因素疾病，不是由单个因素所决定的。

牙周炎在临床上表现为多类型（CP、AgP等）。治疗主要是除去菌斑及其他促进因子，但对不同类型、不同阶段的牙周炎及其并发病变，需要使用多种手段（非手术、手术、药物、正畸、修复等）的综合治疗。

牙周炎的治疗并非一劳永逸的，而需要终生维护和必要的重复治疗。牙周炎和牙龈炎都是可以预防的疾病，通过公众自我保护和定期就诊意识的加强、防治条件的改善及口腔医务工作者不懈的努力，牙周病是可以被消灭和控制的（表 9-2）。

表 9-2　慢性牙周炎（CP）、局限型侵袭性牙周炎（LAgP）和广泛型侵袭性牙周炎（GAgP）的比较

CP	LAgP	GAgP
主要见于成人，也可见于儿童	常发生于青少年（青春期前后）	多在 30 岁以下，也可超出
慢到中等速度进展	快速进展	快速进展，可呈阶段性
菌斑牙石量与破坏程度一致	菌斑牙石量与破坏程度不一致	菌斑牙石量与破坏程度不定，可一致
病变分布不定，无固定类型	局限于切牙、第一磨牙，其他牙不超过 2 颗	除切牙、磨牙外，其他牙超过 3 颗
无明显的家族聚集性	有明显的家族聚集性	有家族聚集性
多有龈下牙石	一般无或少龈下牙石	可有或无龈下牙石

第十章　口腔修复与口腔种植

第一节　牙体缺损的直接修复

一、基本原则

牙体组织缺损的修复涉及机械切割等操作,会造成不同的牙髓和牙周组织反应,必须遵循生物学的原则,在去除和控制病原的同时,尽可能地保护正常的健康组织。与此同时,还要考虑生物力学原则和美学原则,恢复牙齿的咀嚼功能和维持美观。

(一)生物学原则

1. 去除病原物质,消除致病因素,停止病变发展

与牙体病损有关的病原物质包括口腔中的微生物和形成疾病的微环境,如与龋有关的牙菌斑,还包括病损部位的感染物,如感染坏死的牙本质。只有去除龋坏组织,才能消除刺激物,防止感染扩散和复发;同时,新形成的修复体及其周围,应不利于菌斑再积聚。

一般通过组织的硬度和着色程度判断病变的范围。正常的釉质和牙本质不能为一般的手用器械所去除,而脱矿牙本质较软常可用手用锐器去除。正常牙本质无明显着色,吹干后,表面仍有光泽。而发生龋之后,脱矿的牙本质可因细菌和口腔物质的进入而呈棕色,表面没有光泽。一部分慢性龋的病例,由于牙本质发生再矿化,牙本质着色范围大于细菌入侵范围。如果去腐后组织硬度接近正常组织,表面光泽正常,则不必强求去除所有着色牙本质。急性龋病变进展较快,牙本质着色范围较浅,脱矿牙本质较厚,可以通过适当的染液标示出细菌感染的牙本质,避免过多磨除未着色脱矿牙本质。

2. 保护健康组织

保护健康的牙体组织:牙体修复治疗中,需要进行适当的牙体预备以获取足够的固位形和抗力形,保证充填修复体的质量。但仍要记住保留更多的健康牙体组织。近年来,随着粘接材料的广泛使用,充填修复材料和技术的发展,以及对牙体疾病的深入认识和预防措施的使用,牙体充填修复治疗的洞形预备越来越趋于保守,有利于保留更多的健康组织。

保护牙髓:可以损伤牙髓的刺激物为热和化学物质。首先,机械切割牙本质时摩擦产生的热可造成成牙本质细胞核移位至牙本质小管,长时间的产热则有可能造成牙髓的炎症和坏死。其次,牙体治疗中过分干燥牙本质导致牙本质小管液体外流,也可造成上述组织学变化。最后,切割器械对牙组织的过度压力,可能造成牙髓组织的过度反应。充填修复材料和垫底材料中的小分子物质可能通过渗透作用对牙髓造成损伤。

牙髓的存在对于维持牙齿功能的完整性具有十分重要的意义。牙体治疗过程中应当采取各种措施,减少对牙髓的刺激,最大可能保护活髓。进行洞形设计时,要避开髓角部位,避免意外露髓;去除腐质时,先去除离牙髓较远部位的腐质,及时清理磨除的牙本质碎屑,保持视野清楚;要在去除了大部分感染物质之后,再去除较深部位的病变组织。避免向髓腔方向加压,备洞时,采用间断磨除,勿加压;钻磨时,要使用锋利器械并充分冷却术区,减少产热对牙髓的损伤。注意要做到有效冷却,防止窝洞结构阻碍冷却水到达钻针尖端,导致钻针尖端温度过高。另外,要避免用气枪持续吹干窝洞;在用金属材料进行充填修复时,要使用合适的垫底材料,采取保护牙髓的措施,防止因金属充填修复体导热,刺激牙髓。

保护牙周组织:当牙齿缺损位于龈下时,可以考虑使用器械将牙龈撑开,或者使用排龈线使牙龈暂时退缩,避免切割器械对牙龈的损伤。存在过长的牙龈时,可用电刀切除过长部分,但要注意电刀的正确操作,避免造成日后的牙龈退缩。牙体治疗中,为了避免血液和唾液对操作区的污染,通常会使用橡皮障来隔离手术区域。长时间使用牙龈收缩夹,有可能会造成牙龈组织的血运障碍,要注意使用时间不可过长。

唇颊舌侧的充填修复体,若轴面突度过小,咀嚼过程中食物对牙龈的冲击力增大,引起牙龈炎症;若轴面突度过大,牙龈则会缺乏来自食物的适当按摩作用,自洁作用差,菌斑易沉积。邻面充填修复体的不良邻牙接触关系会造成食物嵌塞,引起牙间乳头炎症,破坏牙周纤维,造成永久性牙周萎缩。充填修复体过高或咬合关系不良,可造成牙周膜过大压力或不正确方向的受力,引起牙周组织的病理性反应。

(二)生物力学原则

1.修复前的咬合检查

在牙体治疗前,仔细检查患者的咬合情况,适当进行咬合调整。如果充填修复治疗部位在后牙区,需要检查正中和侧方是否存在早接触。如果存在病理性早接触,并且引起口-颌系统结构改变,需要先调整咬合。如果该早接触发生在需要治疗的患牙,但未涉及充填修复部位,并且没有发现明显的病理学意义,则不需要进行咬合调整;若早接触涉及充填修复部位,无论是否造成口-颌系统病理性改变,均需进行咬合调整。另外,可以标示出正中和最大牙尖交错的咬合接触部位,在洞形设计时尽量避开咬合接触部位,尽可能保留患牙原有的生理面形态,即功能牙尖斜面,尽少破坏患牙的正中和侧方运动轨迹,避免因充填修复治疗造成新的干扰。如果牙体组织破坏较大,承担咬合力较重而且咬合接触区位于充填修复体上,可以考虑进行高嵌体或全冠修复。

对于前牙区的充填修复体,应仔细检查最大牙尖交错的咬合接触关系,确定前伸的引导牙位。如果患牙有明显磨耗,应事先进行咬合调整。

2.牙体预备时的生物力学

考虑牙齿缺损修复的最直接目标是使修复材料与剩余牙齿组织形成良好的结合,有效地行使咀嚼功能和恢复美观。修复材料与牙齿的良好结合依赖于固位力。目前获得固位的方式有两种,即机械固位和粘接固位。获得机械固位需要进行适当的洞形预备,而粘接固位主要来源于材料与牙齿组织的微机械固位和化学粘接力。牙齿的功能是咀嚼,材料的耐磨性和抗力性是要求修复材料具备的主要性能。修复后牙齿的抗力性取决于窝洞的抗力形预备、材料的物理特性及适当的厚度。修复体的美观性则主要取决于材料的光学特性及使用者的合理搭配与应用。

釉质是人体最硬的组织,其中96%重量比是矿物质。釉质的基本结构单位是釉柱,垂直起于釉牙本质界,止于牙齿表面,按照一定方向规则排列。釉质可承受较大的和釉柱方向一致的外力。当釉质下方有牙本质支持时,即使釉质有细小微裂纹存在,也不会从牙本质上剥脱。当牙本质缺失时,无基釉质极易崩失,因此,大多数学者主张备洞时去除无基釉质。在牙体治疗过程中要避免过度磨除牙本质,以免人为造成新的无基釉质。对于美观功能要求较高而承受合力较小的前牙充填修复部位,可适当保留无基釉质,采用粘接修复术保证充填修复体的美观性能。

洞形预备的主要目的是保证充填修复体的固位和强度,保证充填修复后的牙齿能够行使正常咀嚼功能。根据修复材料的不同种类和剩余牙体组织的情况,在预备抗力形和固位形时要充分体现生物力学原则,在尽量保存牙体组织的基础上,保证充填修复效果。

抗力形:使充填修复体和剩余牙体组织在承受正常咬合力时不发生折裂的窝洞形状。

固位形:是防止充填修复体受力时从侧向或垂直方向脱位的窝洞形状,属于机械固位,是传统的银汞合金材料充填修复时的主要固位方式,可以单独使用或几种固位形结合使用,其目的是提供足够的充填修复体固位力。随着粘接充填修复材料的发展,粘接固位在充填修复体固位中起了重要作用,相对而言,充填修复体的机械固位形预备要求有所降低,在一定程度上保留了更多的牙体健康组织,是今后牙体充填修复治疗的发展方向。粘接固位取决于被粘接面积的大小,而不取决于粘接剂进入牙齿组织的深度。

对于牙体组织广泛破坏的活髓牙齿的修复,银汞合金充填无法保证固位时,除直接粘接修复方法外,还可以考虑高嵌体或全冠等间接修复方法。

3. 修复后的咬合调整

充填修复体的外形恢复完成后,承受咬合力的部位需要进行咬合调整,恢复正常的咬合关系。术后咬合调整一般分两次或数次完成。即刻咬合调整时,检查正中和侧方或前伸关系,去除明显咬合高点和干扰。前牙充填修复体在最大牙尖交错,最好避免有咬合接触。注意检查后牙充填修复体是否改变了生理性运动引导斜面,避免因恢复后牙齿的咬合面美学形态而造成牙尖斜面陡度增加。修整抛光充填修复体时,注意保持牙尖斜面。银汞合金充填修复材料完全固化需 24 h,因此,术后的即刻咬合检查让患者注意轻咬,避免充填修复体破裂。另外,如果患牙长期存在缺损时,恢复咬合接触后,患牙会有暂时咬合不适,需要几天的时间适应。

牙体缺损在修复之后,应该对充填修复体进行复诊和咬合调整。通常银汞合金充填修复体术后会有轻微膨胀,复诊时注意修整充填修复体边缘,重新检查调整正中、侧方和前伸的咬合关系。同时经过患者的咀嚼和进食,可以发现充填修复体的邻面接触关系是否理想,是否存在早接触等干扰。对于仍有咬合不适症状的患者,需慎重进行全面咬合检查和调整,可以分多次完成。另外,复诊时对充填修复体表面进行再次抛光,可以减少菌斑在充填修复体表面聚集,利于延长充填修复体的寿命。

(三)美学原则

美学原则是牙体修复原则中不可或缺的重要部分。充分掌握和熟练应用各项美学原则,可以通过调整牙齿的阴影、颜色、色泽和形状等达到美学修复效果。牙齿美学包括形态美学和色彩美学。牙齿在容貌美和个性化表现中起着重要作用。因此,牙体治疗时,在遵循普遍美学原则的同时,也要兼顾个性化特征,要充分了解患者的特点,考虑患者可能的需求和期望值。除了普通的色彩学知识,医者还应了解下列原则。

1. 对称原则

对称原则是口腔颌面部进行美学修复的主要依据法则之一。人类颌面部结构基本呈中线对称,如果两侧结构出现明显的不对称,则会破坏容貌的美感。牙列的中线通过两中切牙之间,与水平面垂直,并且与面部中线一致。

临床上可以利用视觉原理达到较好的对称效果,如在充填修复牙齿缺损时,应该参照同名对照牙恢复牙齿外形特点。当患牙条件与同名对照牙不同时,如间隙过大或过小,龈缘过高或过低,无法完全按照对照牙来进行修复时,可以利用视错觉的一些技巧,使患牙与对照牙"看上去"完全一致。当患牙与对照牙的牙面大小较为一致时,整体感觉上会产生对称美。

2.协调原则

牙体美学修复的另一原则是协调原则。在进行美学修复时,详细分析患牙与邻牙和对牙,牙周组织以及邻近口腔颌面部结构的关系,同时要考虑患者的年龄和性别因素,以达到最佳协调效果。患者需求要得到充分的尊重和考虑。

二、无痛术和术野隔离

(一)无痛术

焦虑、紧张和恐惧情绪是口腔科治疗中经常遇到的患者就诊时的表现,这些精神状态影响人对疼痛的反应阈值,增加治疗的困难。在强调医学科学的社会心理特性时,尤其要使医务工作者认识到,治疗任何疾病的过程不仅是针对疾病本身的,还应该包括对患者全身心的关怀。有效地控制或消除患者的焦虑、紧张和恐惧情绪,既是医者良好素质和技术的体现,也是保证专项治疗成功的初始步骤。消除患者的焦虑、紧张和恐惧情绪,是现代牙科治疗技术的重要组成部分。

解决患者上述情绪的方法除了医者良好的交流能力外,还需要无痛技术的使用。牙体修复时的无痛主要是局部麻醉。

1.局部麻醉前的准备

(1)仔细询问患者全身疾病史、用药史、药物过敏史。对有心血管疾病者,慎用加有肾上腺素的药物。对有过敏史的患者,慎用普鲁卡因类药物。

(2)了解各类局部麻醉药的作用特点和药物特性,避免过量用药。

(3)选择合适的麻醉方法,对有牙槽骨和黏膜炎症的牙齿尽可能不选择局部浸润麻醉。

(4)对过度紧张的患者、有过度饮酒史的患者,应适当加大局部麻醉药的剂量(常用量的基础上增加 30%～50%)。

(5)需要麻醉牙髓神经时,可适当加大剂量(在常用量的基础上增加 20%～30%)。

(6)为减少进针时的疼痛,进行注射麻醉前应先进行进针部位的黏膜表面麻醉。

2.表面麻醉和局部浸润麻醉

(1)表面麻醉:适用于黏膜表浅麻醉。可用于局部麻醉注射麻药前对进针部位黏膜组织的麻醉和减少患者的恶心反射。

用于黏膜表面麻醉:使用前应隔离唾液,将药物凝胶(或用小棉球吸足药液)敷于欲麻醉的部位,5 min 后将药液拭去,令患者漱口。

用于抑制恶心反射:将药物均匀喷于咽及舌后部黏膜表面,嘱患者不得吞咽,数分钟后将多余药液吐出。

(2)局部浸润麻醉:适用于成人上颌单个牙的牙龈、牙槽骨、牙周膜和牙髓的麻醉,儿童上下颌单个牙的牙龈、牙槽骨、牙周膜和牙髓的麻醉。上腭部的浸润麻醉也可用于抑制恶心反射。注射针的斜面应和骨面平行进入组织,针头碰到骨面时应略回抽少许,避免进入骨膜下。注射麻药前需回吸无回血。注射药物需缓慢。根据不同需要确定药量。成年人、老年人,牙髓治疗和根尖手术时,用药量要略多一些。

（3）神经传导阻滞麻醉：适用于多个牙齿及牙周组织的麻醉。

(二)术野隔离

牙体治疗中保持术区干燥和牙髓治疗中避免术区的再感染对于保证疗效非常重要；唾液和软组织等在治疗过程中需要与术区隔离开。术野隔离在牙体牙髓疾病的治疗中是最基本的要求。常用的方法包括橡皮障术野隔离法和简易术野隔离技术。

1.橡皮障术野隔离法

橡皮障术野隔离法是保持术区干燥最理想的方法。应用橡皮障不仅可以有效隔湿，隔离感染，提供干燥、清洁的术野，还可以有效地保护患者，避免误吞误吸，保护软组织。同时，可以方便医生操作，提高可视性，缩短手术时间，提高医疗质量。

（1）橡皮障材料和工具：具体如下。

1）橡皮布：为乳胶类材料制成，有不同的大小、厚度和颜色。商品多预先裁好成边长为150 mm或125 mm的正方形。厚度有5个规格：薄(0.15 mm)、中(0.20 mm)、厚(0.25 mm)、加厚(0.30 mm)和超厚(0.35 mm)。厚的橡皮布不容易撕裂，弹力较大，在牙颈部的封闭性好，有利于提供更好的隔离效果，缺点是不容易就位，对固位装置的脱位力较大。前牙、刚萌出的牙、固位力差、牙颈部膨大或牙齿体积较大时可选用较薄的橡皮布。一般选择中等厚度的橡皮布即可。颜色可根据需要选择，黑色或灰色的橡皮布与牙齿对比强烈，可使视野更清晰，但易造成术者视觉疲劳。绿色或蓝色的橡皮布比较美观，临床较为常用，缺点是影响比色，应在安装之前完成比色。自然色或透明色的橡皮布具有半透明性，需要摄X线片时可用，其中性的色调也可用于需要比色时。橡皮障不宜长时间保存，老化的橡皮障会变脆，易撕裂。保存在低温环境中可以减缓材料老化。橡皮布可溶于氯仿等有机溶剂，在治疗时应避免药剂与橡皮布的直接接触。

2）打孔器：一般由一个硬质的穿孔盘和打孔计组成，上有不同规格的孔，适用于不同大小的牙齿。打孔以前，应该先确定橡皮布上打孔的位置。有两种确定位置的方法，一种是采用预先穿好孔的模板，在要打孔的位置标记好；另一种方法是在橡皮障的中央略偏患牙一侧直接打孔。打出的孔边缘应连续光滑，避免孔边缘的微小撕裂或打孔不完全，否则容易在安装时撕裂。

3）橡皮障夹：夹持在牙冠外形高点龈方的牙颈部，起到固定橡皮布的作用，同时可以牵拉橡皮布和下方软组织。由弓部和夹臂组成。弓部是保持夹子弹性的部分，连接两个夹臂，不宜过分展开，弓的位置一般朝向牙列远中。夹臂上的翼部可以用来预放橡皮布。卡环的喙部环抱牙齿，与牙颈部应有四点接触以保证固位稳定，是主要的固位部分。橡皮障夹有不同的类型，以适用不同的牙齿。医师可以根据治疗牙位、治疗项目、患者口腔情况以及所采用的橡皮障安装方式来选择。

4）夹钳：由柄、喙和中央定位器组成。其喙部可以放入橡皮障夹翼部的孔中撑开架子，手柄中部有定位装置，将撑开的夹子固定住，以利于握持和安装，便于在医生和助手间的传递。

5）支架：用于撑开橡皮布，有塑料和金属两种材料，U形和环形两种样式，弯曲度应与面部外形相适应。塑料支架用于摄X线片时不显影，适合根管治疗时使用。

（2）橡皮障的使用：橡皮障安装之前首先需要确定需要隔离的牙齿和橡皮布的固定方式，然后再进行相应的准备。

1)牙齿准备:使用前,尤其在进行牙体修复时,需洁治患牙,去除软垢、结石和增生的牙龈。去除有渗漏或锐尖的充填体,修整充填体悬突。对于缺损面积大的牙齿,需完成假壁的制作或安放正畸带环。对牙的邻接面要用牙线进行清洁,必要时用抛光带处理。这样做一方面有利于橡皮障在牙颈部的贴合度,另一方面有利于粘接修复的质量。要检查正中咬合时的关系,必要时做好标记,以方便牙体修复。牙体修复时,有时除了待修复的牙之外,也需暴露邻牙或同名对侧牙。

2)准备橡皮障:橡皮布大小的选择应遵循安装完毕后,上缘应不遮盖鼻孔,下缘达颏下部,能够遮盖整个口腔。为了节省椅旁工作的时间,可以使用预先穿好孔的模板在橡皮障上做好标记,根据患牙的位置在相应部位打孔。多数打孔器为5个孔,一般情况下,最大的两个孔用于磨牙,最小的两个用于上下前牙,中间号用于前磨牙。临床上要根据固位牙的大小、安装方法和橡皮布的弹性灵活选择不同孔径。打好孔的橡皮障可在孔的内侧(靠近组织面一侧)涂一点水溶性润滑剂或普通牙膏,但不可用油剂。

3)放置橡皮障:3种常用的放置橡皮障的方法如下。①翼法:选择有翼的橡皮障夹,夹的翼部穿过橡皮布的孔并撑开,将橡皮障夹带着橡皮布一同固定到牙颈部,橡皮布用支架撑开。此法为口内操作时间最短的一种方法,因此最常用,特别是根管治疗仅需暴露一颗患牙时。②橡皮布优先法:将打好孔的橡皮布套入牙齿,然后用橡皮障夹钳将橡皮障夹固定到牙颈部,最后用橡皮障支架将橡皮布撑开即可。前牙需暴露多个牙齿时用此法较方便,固位时可不用橡皮障夹,只用弹性绳固定。缺点是橡皮障夹可能夹破橡皮布。③橡皮障夹优先法:将橡皮障夹直接夹在固位牙上,然后将橡皮布上的孔依次套过并暴露橡皮障夹的弓部、牙齿和橡皮障夹的夹臂。此方法只适用于无翼的橡皮障夹。需注意橡皮障夹上应系有保险绳并在安装过程中保证安全绳位于口外,以防止橡皮障夹的误吞误吸。如果操作时没有助手,最大的困难是唾液和操作时水的处理。临床上可以对弱吸头做一点改造,将末端的塑料去掉1 cm,将保留的金属丝弯成小钩,挂在橡皮障固定夹上。

橡皮障就位后,要检查牙颈部边缘密合。理想的橡皮障与牙颈部牙面的关系是,孔周围的橡皮部边缘应该紧贴牙颈部,可以避免唾液进入术野。根管治疗使用冲洗药物前,可先用清水注在术区,观察水是否会渗到下方。如果有渗漏情况,可以酌情调整橡皮障夹、橡皮布或使用暂时封闭材料。注意不要影响患者的呼吸。如果操作时间较长或患者过敏,则最好在橡皮障与皮肤之间垫纸巾。

4)取下橡皮障的方法:单个牙时,只需撑开夹子,直接取下即可。多个牙时,先松开夹子,然后将橡皮布从唇颊侧拉开,用剪刀将牙间的橡皮布剪断后取下。可用示指垫在剪刀下方,防止损伤黏膜。注意不要在牙间隙遗留橡皮布碎屑。

5)辅助工具:长时间操作,患者很难主动保持张口状态,橡皮咬合垫有助于患者保持开口状态而不疲劳。牙线可辅助橡皮布通过牙间隙。

2. 简易术野隔离技术

在无法进行有效的橡皮障隔离时,可采用较为简便的棉卷隔离和吸唾器隔离。

(1)棉卷隔离法:将消毒棉卷分别放在需治疗牙的颊舌侧和唾液导管开口处。术者可以用口镜压住舌侧的棉卷,用另一只手在拉开口角的同时压住颊侧的棉卷。也可以让助手用吸唾器协助压住舌侧的棉卷。在没有助手的情况下,还可以让患者用一只手的示指协助固定舌侧棉卷。

(2)吸唾器隔离法:一般情况下,棉卷隔湿时需要同时用吸唾器不断地吸去口腔内的唾液。除了常规将弱吸管放在舌下的部位外,助手还可以辅助使用强吸管抽吸。长时间将吸唾器与黏膜接触时应在吸唾头下方衬垫棉纱,防止过度真空抽吸造成局部黏膜损伤。另外,还有商品化多功能术野隔离工具,如将吸唾器头端外形改为挡板状结构,既可吸唾又能控制舌部的运动。

多数情况下,棉卷隔离加吸唾控湿可以满足治疗时隔湿的基本需要。但是,从安全性和无菌性两方面考虑,应推广使用橡皮障术野隔离法,尤其在进行根管治疗的操作时。

三、牙体治疗手术器械

(一)手持器械

1. 手持器械的结构和材质

手持器械由 3 个部分构成。①工作端:为器械的功能部分,有刃或无刃。②柄:为器械的握持部分,其断面常呈正六边形,柄上有刻纹,以利握持。③颈:是连接柄与工作端的部分,较细小,有不同的长度和角度变化,以便于在不同的部位使用。一般由不锈钢制成,也有镍钛合金材质,用于粘接修复。

2. 手持切削器械

手持切割器械的工作端有刃,有切割作用。由于旋转机用器械的效率更高,手持切削器械仅用于去除龋坏组织及窝洞的修整。

(1)挖匙:工作端呈圆形或卵圆形匙状,有大、中、小型号之分。挖匙的切割刃锋利,用于刮除龋坏和炎症组织以及暂时性充填材料;也可用于银汞合金充填体的刻形。

(2)凿:主要用于切削悬釉,又称釉凿。刃端形似凿子,刃幅分别为 1.0 mm、1.5 mm 及 2.0 mm 3 种宽度,分为直型、双弯及三弯 3 种。

3. 手持修复器械

(1)水门汀充填器:两工作端,一端为平滑面充填器,另一端为扁平状钝刀形,其扁平面与颈部和柄可在同一平面,也可垂直呈锄形,又称远中充填器,专用于牙齿远中面窝洞的充填。适用于水门汀类和牙色材料的采取、充填和修整。

(2)银汞合金充填器:工作端呈圆柱形,端面为平滑面或条纹网格。用于充填修复时填压银汞合金。

(3)树脂成形器:两端工作端为高度光滑的扁平状刻刀型,工作端扁而窄,工作面与颈部和柄可在同一平面,也可垂直呈锄形。用于直接粘接修复时树脂的采取和堆塑。材质有金属和聚酯类两种,金属器械工作端外表面可包被有钛涂层,便于树脂与器械分离。也可用于其他牙色材料的充填以及放置排龈线等。

(4)光滑器:工作端外形有多种,常为圆形或梨形,表面光滑。用于充填后的银汞合金充填体和树脂表面的填压、修整,可光滑表面,同时使充填体边缘与洞壁密合。小的光滑器还可以调整金属成形片的外形和凸度。

（5）雕刻器：工作端呈不同的外形，用于树脂或其他牙色材料固化前和银汞合金充填时雕刻外形。

（6）刻刀：用于去除邻面洞、Ⅴ类洞充填体表面和接触点下方龈外展隙多余的充填材料及外形的修整。弯月形的 12 号手术刀片最为常用。

4. 手持器械的握持方法

手持器械的握持方法有握笔法和掌拇指法两种。

（1）握笔法：拇指、示指和中指握紧器械柄，用无名指或无名指与小指共同作为支点。支点应牢固有力，口腔内工作时应尽可能将支点置于牙上。这种握持法运动幅度宽而准确，适用于精细工作，在进行牙体牙髓病的治疗操作时均用此法。

（2）掌拇指法：以手掌及四指紧握器械柄，用拇指作为支点。这种握法多用在口外修整模型和义齿的操作。

（二）机用器械

1. 机头

机头也称之手机。

（1）按外形可分为直机头和弯机头两种。

1）直机头：可安装长柄钻头进行切割或打磨，多用于调磨牙尖和在口腔外工作。

2）弯机头：可安装短柄钻头进行切割或细锉，主要用于口腔内操作。

（2）驱动手机的动力可有不同，有电动马达和气涡轮手机两种。

1）电动马达：以电为动力，手机与电动机连接称为电动牙钻。通常转速为 10 000～40 000 r/min。微型低速马达是以齿轮传动的电动牙钻，转速通常为 800～1 500 r/min。

2）气涡轮动手机：以压缩气流为动力，又称为气动手机。机头内部装有叶轮，它受到来自细微喷嘴中喷出的压缩空气所推动而高速旋转，一般转速为 300 000 r/min，最高转速可达到 500 000 r/min。气涡轮手机因转速高而有很高的切割效率，但同时产热也多；手机的转矩很小，切割时压力增大可使转速降低。因此，气涡轮手机的工作方式应为轻轻点磨，并伴有喷水冷却。

2. 机用治疗器械

（1）钻针：具体如下。

1）结构：钻针一般由头、颈、柄三部分组成。头部为各种不同类型的工作端，经由颈部与柄相连。柄为将钻针装在手机上的部位，其作用是接受转动力，使钻针转动。与手机机头相接的方式随不同类型的钻针而不同，弯机头为栓式相接，气涡轮机头为摩擦夹持相接。

2）型号：钻针柄部直径和长度的国际标准（ISO）见表 10-1，钻针的型号见表 10-2。

表 10-1　钻针柄部直径和长度的国际标准（ISO）

类型	直径(mm)	长度(mm)
直机头用钻柄部	2.35	44
弯机头栓式钻柄部	2.35	16、22、34
摩擦夹持式钻柄部	1.558～1.603	16、19

表 10-2 钻针的型号和工作端最大直径

工作端最大直径(mm)	0.5	0.6	0.8	0.9	1.0	1.2	1.4	1.6	1.8	2.1	2.3	2.5	3.1
ANSI/ADA* 编号													
锥形裂钻			168	169	170	171							
横刃锥形裂钻				699	700	701		702		703			
圆钻	1/4	1/2	1		2	3	4	5	6	7	8	9	11
倒锥钻		331/2	34		35	36	37		39	40			
银汞抛光钻													
圆形						7 002	7 003	7 004		7 006		7 008		7 010
针形					7 901	7 902	7 903						
火焰形							7 102	7 104		7 106		7 108	
ISO 编号	005	006	008	009	010	012	014	016	018	021	023		

注 　* ANSI/ADA 美国国家标准局/美国牙科学会。

使用注意事项:用时应保持其刃的锐利和刃槽的清洁,刃槽内的污物可用钢丝刷或粗纱布卷清除,刃缘变钝后不宜再用;消毒钻针用的消毒剂要求具备防锈功能。

3)分类:钻针工作端按材料不同分为钢钻针、碳钨钢钻、金刚砂钻针、石尖等;头部的基本外形有球形、倒锥形、平头圆柱形、尖头锥柱形、梨形等;依其功能不同分为切割钻及修形钻;在切削方式上分为刃切削和磨砂尖切削两类。刃切削类钻针就是指牙科钻,磨砂尖切削类钻针则包括金刚砂钻针、石尖、橡皮磨光轮、抛光杯等。

金刚砂钻针由三部分组成,即金属原材、不同大小颗粒的金刚砂和金属基质(镍、铬)。通过在液态金属基质中,用电镀法将金刚砂颗粒固定在金属原材上而制成。金刚砂颗粒有粗(150~125 μm)、中(125~88 μm)、细(88~44 μm)和超微(44~36 μm)颗粒之分。厂家通常用柄部的颜色环来标识头部不同粗细的颗粒:超微颗粒为黄色,细颗粒为红色,中颗粒为蓝色或无色,粗颗粒为绿色。颗粒更细的钻针金刚砂粒度为 30~40 μm(粗修钻)和 15 μm(精修钻)。

(2)抛光器械:常用以下 4 种。

1)抛光碟:为一面有研磨介质的塑料碟片,研磨颗粒主要为氧化铝,也有碳化硅、石英石、刚玉砂等。粒度分布从 55~100 μm 粗颗粒到 7~8 μm 超细颗粒不等,粗颗粒型可作为修形工具,细颗粒型用于抛光。使用时应遵循从粗到细依序进行的原则。修复体邻面抛光还有手用抛光条可供选用。

2)抛光钻:工作端由有弹性的物质如橡胶制成,分布有氧化铝或金刚砂等研磨料涂层。有各种大小及形态,如火焰状、轮状、杯状、锥状、倒锥状和柱状等。颗粒有粗细之分,以不同的颜色加以区分。用于牙体修复体的平滑面和凸起部位的研磨与抛光。

3)抛光刷:高分子刷毛浸渍有超细研磨颗粒,形状有杯状和尖状两种。主要用于牙体修复体的窝沟和凹陷部位的研磨与抛光。

4)布制抛光轮/盘:用于口内修复体的抛光、嵌体和冠修复体的口腔外抛光,可与抛光膏一起使用,用于修复体的最终细抛光。微填料树脂可用氧化铝抛光膏(粒度小于 1 μm)与布轮联合抛光;混合填料和纳米填料树脂可先用金刚砂抛光膏(粒度为 1~10 μm),再用氧化铝抛光膏与布轮联合抛光。

(三)其他牙体治疗器械

1. 牙邻面成形系统

成形片是用金属或其他材料制成的薄片，用以形成临时洞壁，以利于填压充填料恢复牙齿外形，并防止出现悬突。多数复面洞的充填修复需使用成形片。

(1)分段式成形系统：由豆瓣状金属成形片和环形金属固定夹组成。成形片厚度较小(如0.038 mm)，外形设计为弧形，可更好地恢复邻面形态。金属固定夹的弹性可以起到很好的分牙作用，更好地恢复邻面接触关系。

(2)普通金属成形系统：由金属成形片和成形片夹组成。成形片为不锈钢薄片，带有两个小孔，厚度一般不超过0.05 mm，主要用于银汞合金充填修复。安放时凸起部位朝向龈方，由成形片夹夹于小孔内固定。

(3)环形金属成形系统：常用的有8号金属成形系统，由8号成形片夹和长条形金属成形片组成，适于多面洞充填。Tofflemire成形系统除成形片夹的设计与之略有不同外，组成和适用范围基本相同。

(4)透明成形系统：由透明聚酯成形片和固位工具组成。主要用于前牙缺损树脂修复的邻面成形。厚度为0.05 mm。由于成形片透明，允许固化光线从多角度通过。可用楔子或手指固定，也有自带固位装置的系统可将透明成形片以环形安放。

(5)楔子：有木制和塑料制品，呈三棱柱形或锥柱形，与后牙邻间隙形态相适应。配合成形片使用，使成形片与牙面贴合，有助于充填物在龈阶处的密合和成形，防止产生悬突和间隙。用于涉及邻面的光固化复合树脂修复时，可选用透明导光楔子，允许固化光线从邻面和龈方通过，加强固化效果。

(6)使用时的注意事项如下。

1)成形片必须适合患牙的情况，不适合时，应按患牙所需大小和形态修剪合宜。经过试用后，再用成形片夹安放固定。试用和安放时均不应损伤牙龈组织。

2)邻面洞修复时，成形片应超过缺损部位的龈方，并用楔子使成形片紧贴牙面。

3)当充填料固化或初步固化后，方可取出成形片，并应注意不损坏充填体。

2. 银汞合金充填用辅助器械

(1)银汞合金输送器：由推压手柄、一定角度弯曲的输送套筒和弹簧栓头组成。将调制好的银汞合金分份放在输送套筒口内，通过推压手柄压缩弹簧栓头，将银汞合金推出，输送到牙齿所需充填的窝洞中。

(2)银汞合金调拌器：用于调制银汞合金。将混合后的银汞合金胶囊放入银汞合金调拌器振荡。

四、银汞合金充填术

银汞合金充填术是直接修复牙体缺损的常用技术，它采用牙体外科技术，去净龋坏组织并预备窝洞，再将银汞合金充填到窝洞中，以恢复牙齿的形态和功能。银汞合金充填术包括窝洞预备和银汞合金充填两大步骤。

(一)适应证

(1)后牙或其他非美学区域的牙体组织缺损，可按照备洞原则形成抗力形和固位形者。

(2)牙髓治疗后需做全冠修复前的牙体缺损。

在如下情况时,慎用银汞合金修复。①后牙牙尖缺失、边缘嵴缺损范围较大且𬌗力过大者,宜做嵌体修复。②牙冠有劈裂可能的牙体缺损,如微裂,不宜做银汞合金充填。③牙髓治疗后牙冠缺损过大或所余牙体组织过薄,应考虑桩核冠修复。④汞过敏的患者禁用银汞合金修复。

(二)窝洞预备

1. 窝洞的基本概念

窝洞是去净龋坏组织后、按一定形态要求经手术预备形成的洞。要求填入充填材料后,充填材料及牙齿均能承担正常咀嚼压力,不折断、不脱落。

(1)窝洞的结构:窝洞由洞壁、洞角和洞缘构成。

1)洞壁:窝洞内的各壁称为洞壁。以其在窝洞内的位置命名,如位于颊侧的洞壁称为颊壁;位于近中的洞壁称为近中壁;与牙长轴平行、覆盖牙髓的洞壁称为轴壁;与牙长轴垂直、位于髓室顶的洞壁称为髓壁;与牙长轴垂直、位于龈方的洞壁称为龈壁,等等。

2)洞角:洞壁相交构成的角称为洞角。两壁相交构成线角;三壁相交构成点角。洞角以构成它的各壁联合命名,如轴壁和髓壁构成的线角称为轴髓线角;轴壁、舌壁和龈壁构成的点角称为舌轴龈点角,等等。

3)洞缘:洞壁与牙面相交处构成窝洞的边缘即洞缘。洞缘是洞壁与牙面构成的洞角,也称洞缘角或洞面角。

(2)窝洞的命名和表示法:窝洞的名称以窝洞所在的牙面命名,如位于面的窝洞称为面洞,位于远中面及面的双面窝洞称为远中邻面洞。为方便临床记录,规定以各牙面英文名称的第一个字母表示(大写),即切缘(incisal)-I、唇面(labial)-L、颊面(buccal)-B、舌面(lingual)-L、面(occlusal)-O、近中面(mesial)-M、远中面(distal)-D、腭面(palatal)-P,唇面和颊面又可统一用F(facial)表示。如面洞记录为O,近中邻面洞记录为MO。

(3)窝洞的分类:目前国际上通常采用G. V. Black分类法,它是根据龋损发生的部位,将龋损预备后的窝洞分为五类,并以罗马数字表示。

1)Ⅰ类洞:任何牙面的窝沟、点隙处病损所预备的窝洞。

2)Ⅱ类洞:后牙邻面病损所预备的窝洞。

3)Ⅲ类洞:前牙邻面病损未累及切角时所预备的窝洞。

4)Ⅳ类洞:前牙邻面病损已累及切角时所预备的窝洞。

5)Ⅴ类洞:所有牙齿的唇(颊)舌面近龈1/3处的病损所预备的窝洞。

临床上还常采用一种按窝洞所包括的牙面数分类的方法,将仅限于一个牙面的窝洞称为单面洞,包括两个以上牙面的窝洞称为复面洞。

2. 窝洞预备的基本原则

窝洞预备时应同时遵循生物学原则和生物力学原则,应包括以下几点。

(1)除尽龋坏组织,消除致病因素,停止病变发展。

(2)保护健康牙齿组织备洞时应保护牙髓、牙周和黏膜组织不受损伤,尽量保存更多的健康牙体组织。

(3)预备的窝洞要满足生物力学的要求,具备足够的固位形和抗力形。

银汞合金与牙体组织无化学结合,因此,预备的窝洞要同时兼备固位形和抗力形,以使充填体不致松动和脱落；同时充填体与牙齿组织都能承受正常咀嚼力，不致折裂或劈裂。

1)窝洞的固位形：固位形是指能使充填体保留于洞内，承受咬合力后不移位、不脱落的特定形状。临床常用的固位形主要有以下几种。①侧壁固位：是最基本的固位形。它要求窝洞的侧壁应相互平行并具一定深度，使洞壁和充填体之间产生摩擦固位力。侧壁固位的窝洞呈盒状洞形，要求底平、壁直，点、线角清晰而圆钝。②鸠尾固位：是邻面洞的一种固位形，它的外形酷似斑鸠的尾部，由狭窄的峡部和膨大的尾部构成，借助峡部的扣锁作用防止充填体侧向脱位。鸠尾峡部宽度一般为颊舌牙尖间距的1/4～1/3，并注意整个鸠尾的比例协调性；峡部的位置应在轴髓线角的靠中线侧。③梯形固位：是邻双面洞的邻面部分所采用的固位形，龈方大于殆方，以防止充填体向脱位。④倒凹固位：在洞底的点、线角处，向侧壁的牙本质制作倒凹或沟槽，使充填材料进入其中，以防止充填体的垂直向脱位。倒凹固位用于侧壁固位不足时的辅助固位，如浅碟形的窝洞。

2)窝洞的抗力形：抗力形是指使充填体和余留牙体组织能够承受正常咬合力的窝洞形态。抗力形的设计应使应力均匀地分布于充填体和牙齿，尽量减少应力的集中。设计原则如下。

盒状洞形：是窝洞最基本的抗力形，它要求窝洞的洞形应底平、壁直，点、线角清晰而圆钝。平整的洞底可使充填体在受到轴向咬合力时保持平稳状态，清晰而圆钝的点、线角可避免点、线处应力集中，以使内应力分布均匀。在预备邻面洞时，殆面的洞底与邻面的轴壁应形成阶梯。阶梯的设计不仅可保护牙髓，还可分散力，使力由面洞底与邻面龈壁共同承担。邻面龈壁在预备时应与牙长轴垂直，宽度不小于 1.0 mm，如此方能承担力。另外，轴髓线角应圆钝，并且不与鸠尾峡部处于同一平面上，以免造成充填体自峡部折断。

窝洞应有一定深度，以使充填体有足够的厚度来承受正常的咀嚼压力。窝洞的深度依据不同的充填材料而定，银汞合金的最小厚度为 1.0 mm。殆面洞承受的力较大，洞深要求为 1.5～2.0 mm；邻面洞承受的力较小，洞深要求为 1.0～1.5 mm。

洞缘外形线应圆缓，点、线角清楚而圆钝。尖锐的点、线角或洞缘线，可使充填体受咬合力后产生的应力集中在尖锐点、线角处的充填体和牙齿组织上，该处的充填体和牙齿组织之间，可产生较大的楔劈力，使抗力降低。

去除无基悬釉和薄壁弱尖，以增加牙齿的抗力。无基悬釉和薄壁弱尖极易在充填修复后折断或劈裂，先将其去除并用充填材料修复，如修复牙尖或整个面（牙尖覆盖），可防止因牙齿折断或劈裂带来不良后果。

3. 窝洞预备的基本步骤

(1)开扩洞口或寻入口：病变部位较隐蔽的龋洞，应首先开扩洞口或寻入口，使龋洞充分暴露，或为手术操作形成通路。可用裂钻或圆钻去除洞缘的无基釉质，依病变范围开扩，或用裂钻从龋洞一侧做沟，以形成手术通路。

(2)去除腐质：可先用挖匙除去洞内食物残渣和大部分腐质，然后用圆钻将洞缘周围腐质除尽，最后除尽洞底或近髓腔处的腐质。

(3)设计并预备洞形：除尽腐质后，依病变范围设计窝洞外形。窝洞应包括所有的病变部位，其颊（唇）、舌壁应达自洁区；窝洞的形态应符合固位形和抗力形的要求；预备过程中应尽可能多地保留健康的牙体组织。

(4)修整洞形、清洗窝洞：完成洞形预备后应仔细检查窝洞是否腐质已除尽，抗力形、固位形是否符合要求。修整洞缘釉质,使其与釉柱排列方向一致。彻底清洗窝洞,除去所有碎屑。

4. 各类窝洞预备的要点

(1) Ⅰ类洞:Ⅰ类洞多为单面洞,也可为复面洞。典型的Ⅰ类洞洞形为后牙𬌗面洞。根据龋损范围用涡轮裂钻预备成底平、壁直的盒状洞形。传统的窝洞范围应包括与龋损相邻的深窝沟,现代的观点是将窝洞范围限定在龋损处,邻近的深窝沟可行窝沟封闭,以保留更多的健康牙体组织。窝洞深度应达到釉牙本质界下 0.2~0.5 mm,若窝洞较深,不必将洞底磨平,可用垫底材料将洞底垫平,以保护牙髓。𬌗面窝沟发生两个以上龋损时,去净腐质后若龋损之间距离≥1 mm,则分别备洞,以最大限度地保存斜嵴或横嵴,否则将龋损合并成一个窝洞。用裂钻对窝洞进行修整,使窝洞外形线圆缓流畅。窝洞的洞底原则上与牙长轴垂直,但在牙尖高度差异较大的牙齿(如下颌第一前磨牙),为避免损伤高陡的髓角,洞底应与该牙的牙尖连线平行。洞缘角呈直角,切勿形成小斜面。点、线角用小球钻修成钝角。大而浅的窝洞在窝沟部位的下方用 No.1/4 小球钻预备倒凹固位形。

洞底呈与𬌗面平行的斜面。若做成水平洞底(虚线部分),不仅易穿露颊髓角,还可损伤舌尖。

上磨牙腭沟或下磨牙颊沟的Ⅰ类洞由于不承受咀嚼压力,备洞时主要考虑固位形。去净腐质后用涡轮裂钻预备成底平、壁直的盒状洞形,如窝洞较浅,可在壁或龈壁上预备倒凹固,以增加固位力。

磨牙颊(腭)面龋损累及𬌗面或𬌗面龋损在去净腐质后距边缘嵴<1 mm,则须备成复面洞,备洞方法与Ⅱ类复面洞类似。

(2) Ⅱ类洞:Ⅱ类洞多数预备成邻𬌗洞,少数为邻面单面洞或邻颊洞和邻舌(腭)洞。如患牙的邻牙缺失,或去净腐质后窝洞距𬌗面边缘嵴>1 mm,则可预备单面洞。

典型Ⅱ类洞为邻𬌗复面洞,由邻面洞和𬌗面洞两部分构成。窝洞预备时应先预备邻面洞,根据邻面洞的大小再预备𬌗面洞。邻面洞预备时用涡轮裂钻向颊舌方向扩展洞形,邻面窝洞应包括所有龋损并将颊舌壁扩展至外展隙(自洁区)。用涡轮裂钻扩展颊舌壁时易伤及邻牙,临床上可置一薄成形片遮挡来保护邻牙,但最好用手工器械(如釉质凿)去除涡轮裂钻预备后遗留的悬釉。邻面洞外形呈向𬌗面略聚拢的梯形,龈壁平直,宽度为 1~1.5 mm,轴壁与牙邻面弧度一致。用边缘修整器或倒锥钻去除龈壁无基悬釉,使龈壁洞缘的釉质壁向颈部倾斜(6°~20°)以与釉柱保持一致。用边缘修整器或裂钻将轴髓线角修整圆钝,使该部位的充填体增厚,加强抗折力。预备𬌗面洞时用涡轮裂钻自邻面从釉牙本质界下 0.5 mm 处向𬌗面扩展,预备鸠尾固位形。𬌗面鸠尾榫做在窝沟处,鸠尾峡位于颊舌牙尖之间,在轴髓线角的靠中线侧。鸠尾峡部宽度一般为颊舌牙尖间距的 1/4~1/3,与鸠尾形最宽部的比例为 1:2 或 2:3。

(3) Ⅲ类洞:Ⅲ类洞一般预备成复面洞。预备邻面窝洞时,用涡轮裂钻向切龈方向扩展并预备窝洞,邻面洞的外形呈唇方大于舌方的梯形,龈壁和切壁略向舌方聚拢,在边缘嵴处与舌面相连;龈壁长于切壁,唇壁与唇面平行,洞深 1~1.5 mm。根据邻面窝洞的大小,在舌面预备与其相适应的沟槽或鸠尾固位形。对于较小的邻面窝洞不必预备舌面鸠尾固位形,可在切轴线角及龈轴线角处预备固位沟槽。沟槽一般在牙本质内用 No.1/4 球钻制作,切勿造成悬釉。对于较大的邻面窝洞则在舌窝处制作鸠尾固位形,深度为 1~1.5 mm,髓壁与舌面平行;一般不超过中线,不要损伤舌隆突、切缘,尖牙最好不伤及舌轴嵴;鸠尾峡宽度为邻面洞舌方宽度的 1/3~1/2;在舌面洞底与邻面洞底相连处制成阶梯,阶梯处线角应圆钝。

随着粘接技术的发展,Ⅲ类洞现已不采用银汞合金充填,但备洞方法对非粘接性牙色材料的充填修复仍适用。

(4)Ⅳ类洞:为发生于前牙邻面并损及切角的龋损所制备的洞形。包括切牙、尖牙的邻唇腭(舌)面洞,目前含义延伸及牙外伤引起切角缺损的洞。小到中等大小洞仅在洞缘釉质壁作斜面。范围大,累及根面需常规备洞。

(5)Ⅴ类洞:Ⅴ类洞多为单面洞,要求龈壁应与龈缘平齐且与龈缘弧度一致;或切壁一般为平行于切端或面的直线,有时因洞形较大需避让颊沟而制成与龈缘弧度一致的弯曲外形,使窝洞外形呈半圆形或肾形;近远中壁尽量在轴角以内,垂直于洞底并向外略敞开;洞底应与牙面平行呈凸形,洞深为 1~1.5 mm。Ⅴ类洞一般采用倒锥钻或裂钻预备洞侧壁,预备过程中应使钻针始终与牙面保持垂直,深度一致,预备洞侧壁的同时用钻针的端面形成洞底凸度。可用在轴线角和龈轴线角处制作固位沟或倒凹,以利于固位。

Ⅴ类洞现多用牙色粘接材料充填而不需进行窝洞预备。

(三)银汞合金充填

1. 垫底

活髓牙在去净腐质后若洞底不平整,或洞底超过牙本质中层,均需通过垫底使窝洞达到标准洞形的要求,即底平、壁直和一定的深度。经过完善牙髓治疗的无髓牙,在进行永久性充填前也要垫底。垫底不仅能隔绝充填材料对牙髓的温度和化学刺激,还能形成一定洞形,如形成洞底、轴壁和台阶等,有支撑充填体的作用。

垫底材料应有一定强度、能承受充填和咀嚼时的压力。常用的垫底材料主要是水门汀类,临床应用时应根据各种水门汀的性能与窝洞深度选择恰当的垫底材料。聚羧酸盐黏固剂因对牙髓刺激性小,可作为活髓牙单层垫底材料;磷酸锌黏固剂因刺激性较大,一般用于无髓牙的垫底。对近髓深洞,应双层垫底,即先用氢氧化钙护髓剂覆盖近髓洞底,再用聚羧酸盐黏固剂垫至标准深度。水门汀类垫底材料均能在唾液中溶解,故所有的洞缘和洞壁上不可留有垫底材料。

备洞后若洞底仅达牙本质浅中层,则无须垫底,可直接进行银汞充填。

2. 调制银汞合金

目前常用银汞合金胶囊电动调拌器来调制银汞合金。方法是将装有汞和银合金粉的胶囊两端加压,使中间的隔膜穿通,两者混合,然后将胶囊放到调拌器上震荡来完成银汞合金的调制。

将调制好的银汞合金放在清洁的橡皮布上,用手指揉搓挤出余汞,使之表面光亮、有握雪感后即可充填。充填应在 3~4 min 内完成,如超过此限仍未应用,则弃之重调。废弃的银汞合金及挤出的余汞不可随意丢弃,应放入盛有 15 cm 深、过饱和的盐水容器中。

3. 充填银汞合金

(1)检查清理窝洞:充填前应清洗并仔细检查窝洞,并调磨对牙或邻牙高陡的牙尖或边缘嵴。

(2)隔湿、干燥窝洞。

(3)安放成形片和楔子:邻洞应安放成形片和楔子。成形片的主要功能是代替缺失的窝洞侧壁,便于充填材料的加压成形,恢复患牙邻面的解剖形态和与邻牙的接触关系。

选择合适的成形片,用成形片夹将其固定于患牙上。成形片突出的一边向龈方,成形片的龈端应放置在窝洞龈壁的根方,使龈壁位于成形片之内。成形片的方边缘应略高于面,便于充填体边缘嵴的成形。

为使成形片与患牙颈部贴紧,防止填入银汞合金时造成充填体悬突,还需在成形片龈方外侧的牙间隙中安放楔子。将大小、形态适宜的楔子从外展隙大的一侧插入。插入时稍用力,要有一定的分牙作用,以补偿成形片的厚度,使去除成形片后的充填体恰好与邻牙接触上。

(4)充填银汞合金:用银汞合金输送器将银汞合金少量、多次地送入窝洞内,先用小头银汞合金充填器,以捻压方式将银汞合金填入点、线角和倒凹、沟槽内并压紧,再用大头银汞合金充填器将窝洞内的银汞合金压紧。复面洞应先充填邻面。应逐层压银汞合金,一层压好后,将余汞挤出,再送入第二层,直至略超填,最后用光滑器自中央窝向洞缘挤压,压实洞内的银汞合金并使之与洞缘密合。

(5)雕刻充填体外形:充填银汞合金后应即刻进行雕刻。雕刻器的工作端 1/2 位于牙面,1/2 位于充填体上,以洞缘附近的牙面为着力点,沿洞缘方向移动雕刻器,除去多余的银汞,并按牙齿的形态,恢复窝、沟、尖、嵴等外形。初步成形后可让患者轻轻咬合,根据印迹进一步雕刻面外形,恢复面的窝沟和尖嵴。面修整及调整咬合时,应注意对牙有无高陡的牙尖、嵴或边缘嵴,切勿让患者用力咬合,以免充填体受力过大而折断。

装置成形片的邻面洞先用探针沿成形片将银汞合金按邻牙边缘嵴高度刮除,然后取出楔子,将成形片颊舌向拉松后沿邻面弧度紧贴邻牙向拉出。用探针检查修整邻面,发现悬突及时去除并恢复邻面的正常凸度。邻面修整时,探针应从充填体刮向颊、舌、龈方,勿从充填体下方向𬌗方刮出,以防将充填体掀起撬断。

银汞合金充填体修整后应达到:充填体的边缘与相接的牙体表面平齐;充填体的面恢复其解剖生理形态,并与对牙尖窝相适应;充填体的邻面无悬突,凸度正常,有良好的邻接关系,重建边缘嵴;按牙体解剖形态,正确恢复牙齿的外形高点、外展隙和接触区。

(6)抛光:嘱患者术后 24 h 之内勿用患侧咀嚼,24 h 之后可进行抛光。抛光前应进一步检查充填体,如有咬合高点、悬突,应磨除。选用形态适合的磨光钻,将充填体各部进行磨光。最后用橡皮杯蘸浮石粉抛光表面。

(四)并发症及应对策略

1. 意外穿髓

意外穿髓多因不熟悉髓腔解剖或粗心大意造成。因此,要求术者应熟悉髓腔形态、髓角的位置,了解年轻恒牙髓腔大、髓角高的特点。工作中应有高度的责任感,小心细致。

备洞过程中若发现意外穿髓,应视穿髓孔的大小做相应处理。若穿髓孔细小,应立即隔离唾液,进行直接盖髓术;若穿髓孔较大,可视患牙情况行活髓切断术或其他牙髓治疗。

2. 术后疼痛

(1)出现冷热激发痛,但无自发性疼痛。出现冷热激发痛的原因多是由于窝洞预备时产热刺激牙髓而导致牙髓充血,此种情况一般数天后可自行缓解,无须做特殊处理。

银汞合金可传导温度刺激,若深洞未做垫底或垫底不当也可引起激发痛。此时,应去除充填体,重新垫底充填:或先用氧化锌丁香油水门汀安抚 2 周,待症状消失后再进行充填。

(2)出现自发性痛:出现自发性痛的原因较复杂,应结合病史、疼痛性质和临床检查加以鉴别。

近期出现自发痛可能因术前对牙髓状态判断不准确,如将慢性闭锁性牙髓炎或牙髓坏死误认为是深龋;也可因深龋时未经垫底或垫底不妥导致牙髓炎。此时,应对患牙进行牙髓治疗。

对殆牙或邻牙有不同的金属修复体,可因电位差不同产生流电引起疼痛。此时,应改用非金属材料重新充填。

若充填后出现咬合痛,多因充填体过高,使牙周膜创伤所致。检查时可见银汞充填体表面有亮点,若及时调整咬合,可很快恢复。

3. 牙龈炎或牙周炎

充填体形成悬突、与邻牙无接触或接触区太大、外展隙过小等均可引起食物嵌塞。食物嵌塞和充填体悬突,可引起牙龈退缩、牙龈炎,甚至牙周炎。牙颈部的充填体,若表面粗糙,易积聚菌斑,也可导致牙龈炎。

发现充填体悬突,应及时去除。如解剖外形恢复不好,造成邻接关系欠佳或外展隙过小等而引起食物嵌塞,应调磨或重新充填。充填体的表面应高度抛光,以减少菌斑积聚。

4. 继发龋

窝洞预备时腐质未除尽,或充填体边缘渗漏,或有充填体悬突,均易在充填后发生继发龋。出现继发龋时,应重新治疗。

5. 充填体松动、脱落或折裂

主要是因为窝洞没有足够的固位形和抗力形,如洞底不平、壁不直、鸠尾峡的宽度和深度不够等。充填材料的调制和使用不当,使材料的机械性能降低,也是原因之一。出现充填体松动、脱落或折裂时,应首先查明原因,重新充填修复时应采取相关改进措施。

6. 牙齿劈裂

主要是因为牙齿组织的抗力不够,如无基悬釉、高陡的牙尖、薄壁弱尖。窝洞预备时应去除所有的无基悬釉;对高陡的牙尖进行调磨,去除薄壁弱尖,进行牙尖覆盖。牙齿折裂后,应视患牙缺损的范围,或重新充填,或进行冠修复,或拔除。

五、粘接修复术

不同于传统银汞合金的充填修复技术,粘接修复术旨在使修复材料与牙齿组织形成微机械锁合和化学结合,达到固位和抗力的目的,是口腔医学工作者追求的最佳牙体缺损修复技术。1955 年,Buonocore 正式提出用磷酸处理牙面,开创了近代的直接粘接修复技术。随着粘接剂和树脂类材料的发展,粘接修复技术趋向于成熟,得到了越来越广泛的应用。本节将粘接修复术与单纯的充填术分开来介绍,有利于临床医师理解粘接修复的原理,更有利于临床上正确地应用,以获得最佳的临床效果。

目前用于直接粘接修复的材料有两类,即玻璃离子水门汀和复合树脂。玻璃离子水门汀类材料可以与牙齿中的矿物盐发生化学反应形成新的矿物盐,达到化学结合的效果,理论上是一种理想的修复材料。但由于存在一定的水溶解性,质地较脆,作为永久性的直接修复材料,应用范围较窄。口腔临床大量应用的是复合树脂类材料。复合树脂类材料需要通过牙齿的表面处理,使牙齿矿物部分脱矿,然后借助树脂粘接剂渗入组织中,形成聚合良好的混合层,树脂通过与混合层的化学结合达到良好的粘接效果。随着材料学的发展,一些材料结合了复合树脂和玻璃离子材料特性,形成了新型的复合材料,应用于直接粘接修复术,如复合体、玻璃复合体和光固化玻璃离子。

(一)复合树脂粘接修复术基本步骤

(1)清洁牙齿表面:修复前需去净患牙及周围的菌斑和异物。

(2)检查与记录咬合情况:以便在牙体预备时指导窝洞外形线的制备,避开咬合接触区,或者进行适当咬合调整。

(3)比色:在自然光下,使用 Vita 比色板、复合树脂材料生产商提供的比色板或电子比色仪进行比色。

(4)牙体预备:在去除腐质和预防龋病发展方面,应该遵循 G. V. Black 基本原则。去腐后的洞底可以保持自然状态,不必做平。一般不需要特别制备机械固位形。粘接无法提供足够固位力时,应适当制备固位形。

(5)隔湿:有条件时应上橡皮障隔湿。无条件时,必须使用棉卷和吸唾器隔湿。以下的粘接和修复步骤必须是在完全有效隔湿的条件下完成。

(6)护髓:对中等深度的窝洞不需要进行特殊的护髓处理。由于护髓剂使用影响牙本质粘接效果,对深窝洞也仅需在近髓处使用少量护髓剂。

(7)粘接面处理:粘接面以牙本质为主,建议使用自酸蚀粘接剂;粘接面以釉质为主,建议使用酸蚀冲洗类(全酸蚀)粘接剂;粘接面既有釉质又有牙本质时,可以用磷酸选择性酸蚀釉质,然后使用自酸蚀粘接剂。

(8)复合树脂堆塑和固化:树脂材料每次放置的厚度不要超过 2 mm,对于较大的缺损可参照图 10-1 的方法分层放置,分层固化。尽可能将光固化灯靠近树脂面,根据材料说明确定固化时间。同时要注意邻面洞的颊舌髓角不易为垂直照射的光所及,上了金属成形片也可能造成一些光照的死角。应在取下成形片后,从颊舌两个方向进行光固化。

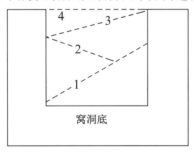

图 10-1 分层充填

(9)修形和抛光:树脂固化后即可进行初步修形和抛光,1 周后进一步抛光。可以选择粒度和形状不同的器材,总的原则是由粗到细,不要施加过大压力。修形和抛光可以去除修复体表面的低固化层,提高光泽度及美观程度,而且对防止菌斑积聚有作用。

(二)树脂粘接系统的原理及使用要点

根据基本粘接原理和使用步骤,粘接剂可以分为酸蚀冲洗类、自酸蚀类以及玻璃离子类粘接系统。目前临床最常使用的是酸蚀冲洗类两步法、自酸蚀类两步法和一瓶装一步法。

酸蚀冲洗类的牙本质粘接机制为,牙本质经磷酸酸蚀和冲洗后,表层牙本质基本完全脱矿,形成含大量微孔的胶原纤维网。在润湿的牙本质表面(防止脱矿胶原纤维网塌陷而变致密)使用预处理剂,牙本质表面由亲水性转化为憎水性。粘接剂充分扩散渗入脱矿牙本质中,经固化后,在牙本质小管内形成树脂突,粘接剂与脱矿牙本质胶原纤维网形成混合结构,称之为混合层。这些结构提供了粘接所需的微机械固位力。自酸蚀类粘接系统中的酸性单体能够溶解/改性玷污层,并且渗入下方牙本质,形成不同脱矿程度的胶原纤维网和牙本质小管。亲水性单体渗入胶原纤维网微隙和牙本质小管,亲水的羟氧基与暴露的胶原纤维结合,疏水的甲基丙烯酰基可与粘接单体共聚。粘接单体充分渗入脱矿微隙,形成混合层及树脂突,提供微机械/化学固位力。

1. 酸蚀冲洗类粘接系统

酸蚀冲洗类粘接系统对牙本质表面湿润度要求高,牙本质表面不能过干和过湿。临床上很难控制牙本质表面适度湿润,导致操作技术敏感性较高。临床使用时应注意以下事项。

(1)可与光固化、化学固化和双重固化复合树脂类充填材料配合使用,避免使用丁香油类垫底材料。

(2)磷酸酸蚀可以获得最佳的釉质粘接效果。一般用15%～35%正磷酸制成的凝胶,有颜色,可以控制和指示酸蚀范围。釉质的酸蚀时间一般为15 s,恒釉质不超过30 s。氟牙症患釉质氟含量高,抗酸性强,应延长酸蚀时间。牙本质的酸蚀时间一般为10 s,不要超过15 s。

(3)酸蚀后要用大量流水彻底冲洗去除酸蚀剂,冲洗时间长于酸蚀时间,保证将残余的酸冲净。

(4)去除多余水分,保持牙本质湿润。操作时,可用棉球或吸水纸轻蘸的方法,使牙本质表面呈现一个略有光泽的潮湿面。酸蚀脱矿的釉质应呈白垩色。

(5)预处理剂即取即用,用前混匀,用后盖紧瓶盖,防止溶剂挥发。

(6)粘接剂用前混匀,避免单体和填料分离。粘接剂应均匀涂布,不宜过厚,避免洞角处存留过多粘接剂,充分光照固化。

(7)多数粘接系统要求在涂布之后立即进行光固化,但为了粘接剂的有效渗入,实际上应该涂布后稍作停顿,让粘接剂充分渗入,然后进行光固化10～20 s。个别系统特别要求涂布之后停留一定时间再进行光固化,目的是让多余的水分挥发或粘接剂能有效渗入。操作者一定要仔细阅读产品说明书,严格执行推荐的操作步骤。

2. 自酸蚀类粘接系统

自酸蚀类粘接系统操作简单、快捷且可有效避免治疗后牙齿敏感的发生。自酸蚀类两步法粘接系统的粘接效果明显优于自酸蚀类一步法粘接系统。临床使用时应注意以下事项。

(1)自酸蚀类粘接系统适用于以牙本质为主的粘接表面;应用于釉质粘接表面时,用磷酸进行预酸蚀或机械预备釉质表面可有效提高其粘接强度。

(2)自酸蚀类粘接系统影响化学固化复合树脂的聚合反应,不能配伍使用;避免使用丁香油类垫底材料。

(3)被粘接牙面不能过于干燥,也不能存留大量液体。

(4)两步法操作时,先涂的是含弱酸的处理剂,起到脱矿、改变玷污层和活化粘接面的作用,无须冲洗,少量的弱酸会被酸蚀溶解的矿物中和。需充分吹干处理剂去除水分和溶剂。然后使用粘接剂,保持均匀一致,避免洞角处存留。

(5)一步法操作时,充分吹干去除粘接系统的水分和溶剂。

（6）自酸蚀粘接系统的弱酸脱矿和粘接剂渗入，均需保证足够的作用时间，具体时间长短需根据产品说明书执行。

3. 影响粘接效果的因素

（1）牙组织成分和结构：釉质表面可能附有牙小皮和牙菌斑，要通过打磨去除这一层。釉质中含水分和有机质很少，主要的粘接作用发生在酸蚀后产生的微孔中。酸蚀后釉质表面的充分干燥对于获得良好的效果至关重要。牙本质的结构和成分比较复杂。酸蚀后过度的干燥会造成胶原塌陷，影响粘接效果并造成术后敏感。无论是使用那一种粘接系统，一定要仔细阅读和理解说明书的内容，按正确的步骤使用，才可获得好的效果。有时为了更好的粘接效果，可以结合利用磷酸和自酸蚀两个系统，如对釉质先用磷酸酸蚀，再使用自酸蚀系统等。

（2）玷污层：玷污层的存在是影响粘接效果的重要因素。磷酸体系通过酸蚀和冲洗去除玷污层。自酸蚀体系通过体系中的有机物质溶解改变玷污层中的亲水成分，消除其不利影响。除了严格遵循使用说明外，避免酸蚀和涂布粘接剂后的表面再次污染，是另外一个重要的因素。

（3）粘接剂渗入牙组织的程度：粘接剂能否与牙齿结构结合形成混合层还与粘接剂能否渗入并充满脱矿后的牙体组织中有关。一般在涂布粘接剂后要略作停顿，以利于粘接剂充分渗入。有些体系特别要求停留的时间，一定要严格执行。

（4）操作不当：操作时，必须仔细遵守操作规程，仔细阅读产品说明书。在酸蚀冲洗吹干至充填固化树脂这个期间必须做到完全的控湿。

（5）聚合收缩：复合树脂在固化时发生聚合收缩，可导致充填修复体和洞壁之间产生应力，是影响粘接效果的间接因素。操作时应尽量减小粘接界面的聚合收缩应力。

（三）复合树脂使用要点

（1）对于光固化复合树脂，固化时可出现聚合不全现象。聚合不全的复合树脂中，一些小分子物质是潜在的致敏源。避免聚合不全的方法有以下几种。①定期检查光固化灯强度，及时更换光源。②用前清洁光固化灯照射头，保证其透光性。③放置光固化灯时尽量靠近复合树脂，减少照射距离。④采取分层充填，每层厚度不超过 2 mm 为宜。⑤注意光照时间，保证总光照强度达到 16 000 mW/cm^2，即 400 mW/cm^2 光强的固化灯应照射 40 s。⑥当光固化灯照射头小于被照射复合树脂面积时，需进行多次重叠照射。⑦在光源不易达到的部位，如Ⅱ类洞的龈阶部位，应该多角度进行投照或使用导光设备，如透明楔子、透明成形片、小直径导光头等。⑧深色和不透明复合树脂的照射时间应适当延长。

（2）复合树脂固化时发生聚合收缩，通常聚合收缩率的大小取决于树脂基质的种类和比例。对于光固化复合树脂，聚合收缩朝向光源方向，在牙齿-材料粘接界面产生聚合收缩应力，可能导致界面粘接失败形成裂隙，发生微渗漏和继发龋。聚合收缩应力大小与材料、固化光源、窝洞大小和使用方法有直接关系。减小粘接界面复合树脂聚合收缩应力的方法有以下几种。①初始层复合树脂不宜过厚，约 0.5 mm。②可在粘接界面使用弹性模量较低的材料做衬层，形成弹性洞壁。③采用分层充填技术，避免一次放置较大体积复合树脂，每层厚度不超过 2 mm 为宜。④采用斜形充填技术，减小 C 因素，即粘接面积和非粘接面积的比值。⑤恢复后牙咬合面形态时，可单个牙尖依次恢复外形。⑥使用光强变化的光固化模式，如软启动或脉冲式。早期用低强度光进行固化，复合树脂材料发生流动和弹性形变，缓解收缩应力。⑦洞壁较薄时，可从洞壁外侧透过牙齿组织透照，使复合树脂向牙齿组织方向收缩。

⑧在光源不易达到的部位,如Ⅱ类洞的龈阶部位,应该多角度进行投照或使用导光设备。⑨可使用玻璃离子垫底,减少复合树脂使用量。⑩可选择聚合收缩小或无聚合收缩的复合树脂。

(3)操作时,应注意每层已固化的树脂表面切勿被血液或唾液污染。一旦被污染,应磨糙树脂表面,并涂布粘接树脂后再充填新的复合树脂。

(4)复合树脂应避光保存,取用时应避免交叉感染,可使用一次性包装,如胶囊装。

(5)复合树脂具有一定吸水性,固化后可即刻进行修形和抛光,1周后可进行再次修形抛光。

(四)前牙直接粘接修复技术

前牙对于人类容貌美非常重要,因此对于前牙缺损的修复,不仅要恢复牙齿的切咬和发音功能,还要恢复牙齿的美观。

1. 基本操作要点

(1)去净所有龋坏组织和变色深染牙体组织,避免残留变色组织影响修复体的美观。

(2)如果缺损未涉及唇面,则应尽量从舌侧入路,保留唇面的釉质。

(3)在洞缘处釉质表面制备约45°角的斜面,可呈波浪状和不规则形。洞斜面除了有助于增加粘接固位,还可以使修复体和牙齿组织过渡移行,界线不明显。

(4)要在上橡皮障隔湿之前、牙面保持湿润的情况下,对牙颈部、中间区和切端或咬合面分别进行比色。

(5)自然光是最佳光源,也可在标准光源下进行比色。比色时应瞬间比色(一般在5 s内)。

(6)如果缺损贯通唇舌侧,需要在患牙舌侧使用具有遮色效果的牙本质色或牙体部色树脂,避免牙齿发暗。唇面缺损应使用具有半透明质感的釉质色树脂材料,以模拟天然牙的质地。

(7)在充填最外层釉质色树脂材料之前,使用辅助器械模拟天然牙齿上的细裂纹、发育叶和釉柱纹理等解剖特征,可以更加逼真地恢复患牙的形态。

(8)可以使用树脂调色剂,模拟牙齿的个性化特征,如白斑、发育线等。

(9)前牙修复体的修形和抛光对其美学效果至关重要。要注意修整切缘、发育叶、唇面角等结构与邻牙对称和协调。

2. 单色、双色和多色复合树脂修复技术

根据患者对美学修复的要求以及患牙的条件,可以选用单色、双色和多色复合树脂修复技术,相应的操作难度也由简到繁、操作时间由少到多、美学修复的效果也越来越逼真。

(1)单色复合树脂修复技术:如果缺损部位呈现单一色泽变化,用一种色号复合树脂即可完成前牙色和形的修复,称为单色复合树脂修复技术。一般用于患牙色泽、形态以及咬合关系等比较正常、患者对美学修复要求不太高的情况。

(2)双色复合树脂修复技术:如果缺损部位有色泽的变化,单一树脂无法完全模拟这种变化,需要两种色系的材料(如牙本质和釉质色)进行修复,称为双色复合树脂修复技术。多用于对美学修复有更高要求的患者。

(3)多色复合树脂修复技术:如果缺损部位除了有色泽的变化,还有许多个性化特征,如切端透明、特殊染色等,需要选择多种色系的复合树脂进行修复,称为多色复合树脂修复技术。多用于对美学修复要求非常高以及要求更加个性化修复的患者。

3. 模板技术

对于唇舌侧贯通牙体缺损,为了精确恢复舌面形态以及在多色分层修复时更好把握层次的厚度,可以使用舌侧背板技术。恢复舌侧外形时,将舌侧印模背板放在患牙舌侧就位后,再放置复合树脂材料,有利于塑形和准确恢复咬合关系。

如果术前患牙舌侧形态正常,可以直接用硅橡胶印模材制作舌侧背板。如果有牙体组织缺损,可以不使用粘接系统用树脂材料直接恢复患牙舌侧形态,然后制作舌侧背板。还可以翻制石膏模型,在模型上恢复牙齿外形,再制作舌侧背板。

(五)后牙直接粘接修复技术

后牙承担着较大的咬合力,修复后牙龋坏或牙体缺损时,首先要均衡考虑材料的固位、机械强度和耐磨性。除了基本操作步骤的考虑,还要考虑如何获得良好的邻面接触和咬合关系,更好地恢复患牙的咀嚼功能。

1. 基本操作要点

(1)后牙咬合面釉柱向窝沟方向聚拢,在咬合面洞缘常规预备时已经切割了釉柱,可以获得足够的粘接固位力,无须制备洞斜面。

(2)要重点检查咬合关系,尤其注意检查对颌牙功能牙尖在正中𬌗及非正中𬌗时的接触点是否位于窝洞边缘,洞缘线应避开咬合接触区。

(3)Ⅱ类洞邻面修复体,若所受𬌗力不大,可在颊轴线角及舌轴线角处制作固位沟。

(4)Ⅱ类洞邻面颊舌壁应尽可能地保留相邻牙的自然接触关系,可适当考虑向自洁区的扩展。颊舌侧壁的釉质边缘应制备 45°角洞斜面。

(5)当龈壁有足够的釉质时可制备短斜面。

(6)邻面成形与接触点的恢复是Ⅱ类洞直接粘接修复的难点,推荐使用邻面成形系统。成形片将牙龈隔离也可防止术中牙龈出血污染粘接面,有一定的龈缘隔湿的作用。

(7)可以在邻面复合树脂固化前通过适当的方式将患牙与邻牙分开,预留间隙,补偿成形片的厚度。常用的方法包括楔子和卡环分牙法。

(8)楔子使用时,从外展隙大的一侧适合的位置插入,稍用力,让牙齿适当分开。

(9)分段式成形片系统中,金属卡环分牙力量较大且持续,可确保形成良好的邻面接触。

(10)在酸蚀或涂粘接剂前放置成形系统,以防止酸蚀邻牙或与邻牙粘连。

(11)Ⅰ类洞的充填修复:可以采用逐一修复牙尖的分层技术,每层厚度小于 2 mm,依据牙尖位置与形态形成半锥形。

(12)Ⅱ类洞的充填修复:对于较大的缺损,可以选择先恢复邻面,再恢复𬌗面的方法,有利于恢复牙齿外形。

2. 预防性树脂修复技术

主要适用于后牙咬合面窝沟龋坏。主要技术特点为:去净窝沟处龋坏组织,不做过多牙体预备,酸蚀窝洞及窝沟釉质,使用粘接系统,窝洞处填入复合树脂,窝沟处使用窝沟封闭剂或者流动树脂进行封闭。随着高填料流动复合树脂的出现,可以使用不同流动性的流动树脂进行修复。

3. 三明治修复技术

主要适用于后牙邻面缺损龈壁位于釉质-牙骨质界下。主要技术特点为:龈壁第 1 层使用光固化玻璃离子材料,上方使用复合树脂材料。利用玻璃离子与牙齿的粘接性以及减少复合树脂材料的用量及产生的聚合收缩应力,达到良好的粘接和封闭龈边缘的目的。在龈壁使用窝洞处理剂后再使用光固化玻璃离子,可以提高边缘封闭效果。玻璃离子水门汀缓慢释放氟,对不易清洁的邻面具有防龋作用。

4. 隧道式修复技术

主要适用于后牙邻面龋损未波及边缘嵴。主要技术特点为:当邻面龋损距离边缘嵴超过2.5 mm 时,备洞时可以从𬌗面窝沟入路,保留边缘嵴。去除腐质后,用释氟材料修复邻面缺损,𬌗面用复合树脂类材料封闭入路。注意𬌗面至少要留出 2 mm 的深度,保证复合树脂修复体的厚度和强度。也可以用玻璃复合体材料完成窝洞的充填修复。

(六)修复体修补技术

运用粘接技术可以将复合树脂材料与旧的树脂、瓷和金属进行粘接,从而修复已有修复体的缺陷,如破损的树脂充填体、崩瓷的烤瓷冠等。修补旧的树脂修复体时,应确认原有的树脂修复体与其下方的牙体组织间没有继发龋坏、边缘缝隙以及微渗漏造成的着色,否则应去除原有树脂,重新充填。

旧树脂修复体边缘健康牙体组织的表面处理原则与前述相同,釉质和牙本质可以分别使用磷酸酸蚀粘接技术和牙本质粘接技术。旧的树脂表面可以使用树脂活化剂处理,瓷表面的处理可以使用瓷处理剂,贵金属的表面则需使用专用的金属处理剂进行处理,最常用的处理方式是硅烷化处理。处理完成后,涂粘接剂并光照固化,根据需要进行遮色后,再按照常规的树脂充填程序修复缺损即可。

(七)玻璃离子水门汀粘接修复基本步骤

玻璃离子水门汀包括化学固化和光固化两类。后者由于加入了树脂成分,临床上初始固化可通过光引发剂即刻实现。而传统的化学固化玻璃离子水门汀临床上初始固化需 3～5 min,而完全固化则需要数小时。玻璃离子水门汀的基本修复步骤如下。

(1)清洁牙面和备洞:牙体预备的基本原则与复合树脂相同。因材料与牙体组织有化学粘接性,固位形的条件可以放宽,一般只需去净腐质,去除无基釉即可。

(2)清洗窝洞和吹干备好的窝洞:要用清水充分清洗,去除残余的组织和碎屑。然后,轻吹干窝洞,但要避免过度脱水。

(3)调制水门汀:为保障适当的调和比例和质量,现代用于充填的玻璃离子水门汀多制成胶囊,用时通过搅拌机混合。

(4)充填窝洞:一次性充填到位,避免过多的填压,边缘多余的材料可用潮湿的雕刻刀修整成形,调整咬合。表面涂保护漆或凡士林。

(5)抛光:应在 24h 后进行。

伴随玻璃离子使用的除了隧道式充填技术和三明治技术,还有无创性修复技术。该技术主要适用于治疗条件较差的地区,当无法采用完全的牙体充填修复技术时,无创性修复技术是一种变通的方法,与对龋坏的完全不干预相比,有着显著的治疗效果。同时,无创性修复技术还可以适用于因各种原因暂时无法接受系统牙体治疗的患者,达到停止病变进展的目的,待时机成熟,再进一步进行充填修复治疗。

(八)粘接修复后可能出现的问题及其处理

(1)术后牙本质敏感:对于波及牙本质的活髓牙,使用自酸蚀系统可以大大减少术后敏感的发生。对于深龋要适当使用护髓材料。

(2)修复体边缘着色:可能与边缘修整不足有关,适当地打磨抛光即可。如果是继发龋,则需重新修复。修复体表面的着色多与抛光不足有关,应重新按照要求抛光。

(3)继发龋:应予重新治疗。

(4)充填体或牙齿近期的折断:应考虑适应证选择是否得当。

(5)充填体过度的磨耗:可在承担功能尖和窝的部位充填含较多填料的后牙树脂。

六、牙本质过敏症的治疗

(一)牙本质过敏症治疗的一般原则

牙本质过敏症是许多牙体组织疾患共有的症状,其产生的基础是牙本质暴露,因此治疗前应首先明确患牙产生牙本质暴露的原因。对于牙体硬组织的实质缺损,如龋病、磨损或楔状缺损等,应首先对原发疾病进行相应的牙体修复治疗。对单纯牙本质暴露,无明确牙体缺损者,可在检查出牙本质敏感部位后,用脱敏剂进行脱敏治疗。对反复脱敏无效且过敏症状严重的患牙,如磨损较重或近髓者,可以考虑全冠修复或牙髓治疗;牙龈退缩根面暴露者,可行膜龈手术覆盖根面。本部分主要阐述用脱敏剂进行牙本质过敏症的治疗方法,简称脱敏治疗。

(二)脱敏治疗的方法

根据牙本质过敏症疼痛产生的流体动力学说,临床上可采用两种方法对牙本质过敏症进行脱敏治疗。

1.封闭开放的牙本质小管

利用脱敏剂的反应产物以及材料的机械栓塞,或使牙本质小管内容物凝固变性,从而堵塞牙本质小管,隔离外界刺激。临床常用的此类脱敏剂包括氟化物、各类钙盐、锶盐、氯化物、麝香草酚等。

2.降低牙髓神经感受器的敏感性

利用脱敏剂中的某些成分,如钾离子可透过牙本质,导致牙髓感觉神经感受器周围的细胞外钾离子浓度增加,使其产生去极化现象,降低牙髓感觉神经感受器的兴奋性。临床常用的此类脱敏剂主要是各种钾盐,如硝酸钾、氯化钾、草酸钾、柠檬酸钾等。

(三)常用脱敏剂的特性及其使用方法

目前尚无一种脱敏剂对牙本质过敏症有特效。以下为常用的脱敏剂的特性及其使用方法,可供临床选择。

(1)麝香草酚熨热法:麝香草酚能够与牙本质中的蛋白作用形成沉淀物,从而堵塞牙本质小管。麝香草酚对口腔黏膜有腐蚀性,因此该法适用于咬合面有敏感点患牙的脱敏治疗。

操作方法:用探针准确找出敏感点,隔湿、清洁并吹干牙面;将与敏感部位相应大小的、浸有50%麝香草酚酒精溶液的小棉片置于敏感区;用相应大小的、烤热的充填器工作端熨烫小棉片,嘱患者呼气而勿吸气,同时用强力吸引器吸出熨烫时产生的烟雾。每个敏感点用同样方法处理3~4次,直至探诊原敏感点不再敏感为止。

(2)氟制剂脱敏法:氟离子可与钙、磷结合形成氟化钙和氟磷灰石,从而起到阻塞牙本质小管的效果。因该制剂对黏膜刺激较小,因此特别适用于牙颈部敏感区的脱敏治疗。临床常用的含氟制剂包括75%氟化钠甘油糊剂、0.76%单氟磷酸钠凝胶、氟化亚锡等。

操作方法:隔湿、清洁并干燥患区牙面;用小棉球蘸取药物反复涂擦敏感区 2～3 min,至敏感消失。药物与牙齿初接触时患牙可感酸痛,随后可逐渐减轻。

(3)双制剂脱敏法:制剂Ⅰ为含钾盐制剂,可使神经纤维去极化,降低神经纤维的敏感性;制剂Ⅱ为含钙盐和(或)锶盐制剂,可在牙本质上形成沉淀物,封闭暴露的牙本质小管。适用于各种原因引起的牙本质敏感的脱敏治疗。临床常用的产品是极固宁。

操作方法:隔湿、清洁并干燥患区牙面;用小棉球蘸取制剂Ⅰ于敏感区反复涂擦约 10 s;立即用同样的方法涂擦药液Ⅱ;对较敏感者可重复 1～2 次。

(4)树脂类脱敏剂:常用材料包括树脂和玻璃离子类的保护漆和牙本质粘接剂。主要是利用材料覆盖牙本质表面,或渗入并堵塞牙本质小管。使用时应参照操作说明。

(5)硅钙磷酸盐:即生物活性玻璃,代表制剂是 NovaMin。能在牙本质表面形成类羟基磷灰石层,并可进入开放的牙本质小管,达到脱敏效果。

(6)激光脱敏法:适用于多个牙面和牙颈部的点状过敏区。目前临床最常使用的激光是小功率脉冲型 Nd:YAG 激光。

操作方法:隔湿并干燥患区牙面,用尖探针准确找出敏感点并用墨水标记。用 Nd:YAG 激光器(功率为 10～15 W,光斑直径 1～2 mm)照射敏感点 0.5 s,连续 5 次。如敏感区较大,可分区照射。

(7)家庭疗法:常使用含有上述各种脱敏剂的牙膏刷牙。该法的特点是患者使用方便,但由于牙膏中所含的脱敏剂浓度较低,因此起效较慢,需长期应用方可见效,但仍不失为牙本质过敏患者自我护理的一种有效方法。

除使用上述的脱敏牙膏外,还可嘱患者通过咀嚼茶叶、大蒜、生核桃仁达到脱敏目的。

七、变色牙的漂白治疗

变色牙的漂白治疗主要通过氧化剂作用于牙齿外源性或内源性着色物,从而使牙齿颜色变浅。常用漂白剂有过氧化氢、过硼酸钠和过氧化脲。过氧化氢是最有效的脱色剂,常用 30%～35% 的过氧化氢水溶液及 35% 过氧化氢凝胶。高浓度过氧化氢对软组织有腐蚀性,接触后会有剧烈的烧灼感,临床应用时应避免与口腔黏膜接触。牙齿漂白技术可分为无髓牙漂白技术和活髓牙漂白技术。

(一)无髓牙漂白技术

无髓牙漂白技术主要用于改善牙髓坏死或牙髓治疗后引起的牙齿变色,其临床疗效较理想,但疗效不持久,治疗后 1～5 年,50%～65% 的患牙可出现程度不同的颜色回退现象。

无髓牙漂白技术多采用冠内渐进漂白法,即将漂白剂放在髓腔内,多次复诊更换新鲜漂白剂,逐渐使沉积在牙本质小管内的着色物质氧化,使牙齿颜色逐渐变浅。漂白技术的操作步骤如下。

(1)确认完善根管治疗,记录牙齿初始颜色。

(2)安装橡皮障,保护牙龈。

(3)髓腔准备:去除原有充填物,尤其要注意去净牙色充填材料;去净髓角内残留的坏死牙髓及窝洞壁深染的牙本质,保留足够厚度的窝洞壁;去除部分根充物至釉牙骨质界下 2 mm,用磷酸锌水门汀或玻璃离子水门汀等材料垫底,厚度至少 2 mm,冠方高度与牙龈的附着上皮一致,以使脱色剂能渗入牙颈部 S 形的牙本质小管,脱去牙冠颈部的颜色。

（4）置入漂白剂：将过硼酸钠粉末用30%过氧化氢溶液或水调拌成黏稠糊剂，用输送器放入髓腔，干棉球蘸干压实，留出髓腔封闭剂的空间。注意漂白剂勿与龈黏膜接触。

（5）髓腔封闭：用和牙齿有粘接性的材料严密封闭髓腔，如玻璃离子水门汀，避免漂白剂泄漏。

（6）复诊：根据所用漂白剂的不同，确定复诊的间隔时间。每次复诊时均应记录牙齿颜色，一般需复诊3～6次。牙色漂白结束后的牙色可略白于同名牙。若牙色经多次复诊后未达到预定目标，且颜色变化已不明显时，应征求患者意见，终止漂白治疗。根据患者需求进行其他治疗，如贴面修复。

（7）完成：漂白治疗结束两周后，用适合牙色的复合树脂充填髓腔。

（二）活髓牙漂白技术

活髓牙漂白技术适用于轻度着色的氟牙症或四环素牙及牙齿增龄变色和异常着色等。四环素牙的染色区域是牙本质，脱色剂不易透过釉质达染色区，因此，治疗难度较大。活髓牙漂白技术不适用于牙本质过敏症患者、牙齿有大面积充填体、牙齿发育不全、髓腔过大或有裂纹、孕妇和哺乳期妇女、过氧化物制剂过敏者等。

活髓牙漂白技术可分为诊室漂白技术和家庭漂白技术。诊室漂白技术采用的漂白剂浓度远高于家庭漂白技术，特点是见效快，但有可能烧伤口腔软组织，而且长期疗效可能略逊于家庭漂白技术，因此，在临床医师指导下的家庭漂白技术应用更加广泛。

1. 诊室漂白技术

诊室漂白技术一般需治疗2～6次，每次45～60 min，间隔1～2周。具体操作步骤如下。

（1）用橡皮杯蘸适量浮石粉和水清除牙面的菌斑，避免使用含有甘油或氟的清洁剂。

（2）在牙周软组织上涂布保护性软膏，用橡皮障隔离患牙并打蜡牙线扎紧，或者使用光固化屏障树脂保护牙龈。如使用加热灯，应避免使用金属夹。

（3）根据厂家操作说明，将漂白剂涂在牙齿的唇面和邻面。可以选择专用辅助工具，增加漂白效果。

（4）治疗结束后，用强吸或干棉球去除牙面上的漂白剂，然后用温水冲洗干净，拆除橡皮障。勿用冷水降温，避免温差过大引起患者不适。记录牙齿颜色，询问有无牙齿敏感症状。

（5）用中性氟化钠糊剂涂布所有漂白过的牙面3～5 min，并嘱患者在复诊间歇期使用含氟牙膏刷牙或用再矿化液含漱。建议患者在近两周内避免接触咖啡、茶等深色饮食。

2. 家庭漂白技术

家庭漂白技术的主要治疗步骤是患者在家中进行，因此，术前应进行允分的医患沟通，让患者了解治疗程序、方法、可能出现的问题及在出现问题后应采取的合适措施等，与患者保持联系，及时回应患者反馈的问题，减少并发症的发生。

（1）制作个性化牙套：取印模、灌制和修整模型，然后在模型上压制牙套。要求模型基底平坦，与中切牙长轴保持垂直，从而使压制的牙套更易与模型贴合。可以在模型上拟漂白牙齿的唇颊侧预留空间，形成漂白剂储存空间。

（2）修整并试戴牙套，使牙套边缘覆盖牙龈缘1 mm以上，打磨光滑，避免牙套边缘对口腔软组织造成刺激。教会患者如何摘戴牙套、如何放置漂白剂。家庭漂白技术常用的漂白剂为3%过氧化氢或10%过氧化脲。

（3）医嘱：漂白剂用量适当，勿溢出牙齿范围，如有溢出应及时去除，以防吞咽；每次的戴用时间至少持续 4 h(夜间戴用更合适),每天 2 次效果更好;每次漂白完成后将牙套及时冲洗、擦干,存放在阴凉处;出现牙齿过敏、牙龈炎症时,停戴 1~2 d,并与医生联系。漂白期间建议配合使用美白牙膏和含氟牙膏刷牙。

(4)疗程:总的疗程难以确定,一般需 1~6 个月。每 2 周复诊 1 次,了解患者的操作是否正确,检查牙色改变状况、牙龈有无炎症、牙套有无缺陷等,发现问题及时解决。

变色牙漂白治疗与其他美学技术相比,优点是在治疗过程中对患牙创伤较小,可最大限度地保持牙齿硬组织的完整性;缺点是显效较慢,疗效不能持久,治疗效果不易预测。部分患牙在治疗后可发生颜色回复现象,治疗前应向患者说明。

(三)漂白治疗的并发症

1. 牙根外吸收

牙根外吸收是无髓牙冠内漂白技术的主要并发症,发生率为 7%,原因不完全清楚,推测牙根外吸收的发生机制可能是强氧化剂经无牙骨质覆盖的牙本质小管(约 10% 的牙齿存在此种解剖缺陷)或有缺陷的牙骨质渗透到牙周组织,引起牙骨质坏死及牙周膜炎症,最终导致牙根外吸收。采取使用封闭性强的材料垫底至一定高度以形成保护层、用过硼酸钠等弱氧化剂代替强氧化剂以及不使用热催化技术等措施,以期减少此类并发症的发生。

2. 牙齿敏感

牙齿敏感是活髓牙漂白技术的主要并发症,约 2/3 的患者会出现轻微而短暂的牙齿敏感症状,但一般不会对牙髓造成实质性损伤,终止治疗后基本可恢复。为减少牙齿敏感症状的发生,可于漂白的术前和术后使用脱敏剂和氟化物。

3. 软组织损伤

高浓度强氧化剂(如 30% 过氧化氢)可使软组织烧伤,烧伤深度通常较浅,大量水冲洗后在创面上涂布防腐抗炎类药物,一般会很快恢复,不会遗留后遗症。家庭漂白时出现的软组织损伤多由于牙套不合适所导致,正常剂量的漂白剂不会造成明显的软组织损伤。

第二节 口腔种植修复

一、种植义齿修复原则与技术

(一)种植义齿修复基本原则

种植修复的目的是通过种植体支持的修复体,有效、稳定地恢复缺牙区的功能和美观。植入种植体是种植义齿的基础而不是目的,不能进入"为了种植而种植"的误区。因此,种植修复的计划和方案制订应根据修复所需全面考虑,实行修复导向的种植。而种植体上部的结构和修复体的设计和制作应要求在保护口腔软硬组织健康的前提下,尽量延长种植体稳定地支持义齿行使功能的时间,使种植体和修复体在与口颌系统协调的状态下达到长期的成功存留。

种植义齿修复的基本原则如下。

(1)建立并保持口颌系统健康。在种植修复过程中,应对口颌系统健康状况进行全面检查和评价,及时去除影响口颌系统健康的疾病和潜在的致病因素。使种植义齿修复建立在适合患者个体生理和心理条件并符合生物力学原理的基础之上。只有在健康的口颌系统基础上才能达到有效、良好、稳定、持久的种植义齿修复效果。也就是说,在进行种植义齿修复时,不能仅仅关注缺牙区域的解剖条件,更重要的是需要全面关注口颌系统的健康情况,对于已经存在或可能危害口颌系统健康的隐患或不良口腔习惯等给予足够的认识和重视,及时治疗各种各类口腔疾病,建立良好的口腔卫生习惯,对于危害口颌系统的不良因素给予扭转或阻断。使种植义齿建立在健康良好的口颌系统基础上,从而达到种植义齿长期稳定良好的效果。

(2)在缺牙区建立功能美观良好的种植修复体,有效、持久地恢复功能和美观。根据缺牙区的骨质骨量情况、咬合关系、黏膜条件、𬌗力大小,确定种植体植入的位置、数目和分布,选择适合的固位方式,合理地选择修复材料,制订有利于种植体长期稳定性、合理分散𬌗力、达到种植体长期存留目的种植修复方案并规范实施,使种植修复体有效、持久地恢复缺牙区的功能和美观。

(3)不损伤口腔软硬组织及余留天然牙。种植修复应以不损伤口腔软硬组织和剩余天然牙为前提。种植修复体的建立需正确恢复缺失牙轴面外形、突度,正确建立外展隙、邻间隙;合理建立接触区形态,适当增大接触区面积,修复体应边缘密合、高度抛光,设计余留清洁空间,易于自洁并方便患者对种植修复体进行机械清洁。保持口腔软硬组织和余留天然牙的健康。

(二)单牙缺失种植义齿修复

单牙缺失是牙齿缺失中较为常见的类型,病因多为龋坏、非龋疾患、牙周疾患、外伤、先天缺牙、固定修复失败等。单牙缺失后通常有3种修复方法可以选择:可摘义齿修复、固定义齿修复、种植义齿,这3种修复方法各具特点。种植修复经过几十年的发展,在单牙缺失、多牙缺失、无牙颌的种植修复中均取得了可靠的临床效果。其优势是由植入颌骨内的"人工牙根"——种植体来支持上方的牙冠,种植牙承受𬌗力的模式接近天然牙受力方式;无须将缺牙区所承受的𬌗力分散到邻牙或黏膜上;种植修复对邻牙干扰最小,无须对邻牙进行过多调磨且无须摘戴,咀嚼效率与固定义齿接近;异物感较小,患者容易适应和接受。单牙缺失邻牙健康的情况下,采用种植义齿修复缺失牙越来越成为更多患者的首选办法。

单牙缺失虽然是种植修复中缺失牙数最少的一类牙齿缺失类型,但是,单牙缺失种植修复不等同于简单种植修复。单牙缺失的种植修复之中也经常可见复杂病例。为了有针对性地、更好地掌握种植修复技术,可以根据缺牙部位不同,将单牙缺失种植修复分为前牙美学区域单牙缺失的种植修复和后牙单牙缺失种植修复。相比较而言,后牙的单牙缺失种植修复更多考虑牙齿咀嚼功能的恢复;前牙美学区域的单牙缺失种植修复时需更多考虑种植修复的美学效果。

1. 前牙单牙缺失的种植修复

前牙缺失的种植修复的主要目的是恢复患者缺牙区的美观、发音、功能。

(1)术前检查前牙单牙缺失:种植修复前首先需要进行术前检查,术前检查包括椅旁临床检查和放射学检查。椅旁临床检查内容:口腔卫生情况、缺牙区牙槽嵴丰满度、缺牙间隙大小、邻牙健康状况、前牙覆𬌗覆盖情况、笑线高低、牙龈生物学类型。放射学检查常规使用曲面体层片和锥型束CT(CBCT),评价种植术区的骨质和骨量(骨高度和宽度)和牙槽突形态。

术前检查的目的是尽量多地收集患者的临床信息,这些信息除了包括患者的临床条件,还需要通过充分、有效的沟通交流,了解患者的要求以及患者对前牙美学效果的理解和期待。在充分收集信息的基础上进行综合评估,尤其需要进行前牙种植修复术前的美学风险评估。

美学风险评估主要指标如下。①骨质骨量:骨量充足者美学风险小;水平骨量不足者需确定植骨方案,预计种植体植入后可以获得足够的初期稳定性时可以采用引导骨再生技术(GBR);当水平骨缺损严重,种植体植入无法获得初期稳定性时需先进行外置法植骨,二期种植。垂直骨量不足及水平和垂直骨量均不足的情况下美学风险较高,可采用骨环技术、GBR技术等增加垂直骨高度,改善种植术区条件。②邻牙健康状态:邻牙存在牙周问题或已戴有修复体的情况,美学风险较高。③牙龈生物型:薄龈生物型牙龈退缩的风险较高。④笑线:高笑线者属于高美学风险的患者。⑤患者期望值:期望值高的患者对美学效果满意度通常较低,属于高风险类型。

进行美学风险评估可以帮助医生初步估计患者种植修复后的美学效果,客观地和患者进行沟通,对于临床条件欠佳、美学风险较高的患者需结合患者的临床条件和期望值高低,进行再次医患沟通。在得到患者理解和认可的情况下方可开始治疗过程。

(2)前牙单牙缺失修复方案的确定:修复方案的制订需在术前进行,根据未来修复体的位置、形态进行种植体的植入。修复方案包括以下几个方面。①未来修复体的固位方式选择:粘接固位还是螺丝固位:虽然粘接固位和螺丝固位各有特点,但螺丝固位在前牙修复体穿龈形态,避免粘接剂存留等方面具有优势,因此,目前多以螺丝固位为主。不同种植系统也有不同的设计理念,需根据种植系统的特点综合考虑。②永久修复的材料选择:全瓷修复或烤瓷修复;在患者种植体位置理想、天然牙牙色正常、患者个人条件允许等条件合适的情况下,全瓷修复以其透光性佳、生物相容性好等特点,能够达到较理想的美学效果。但并非前牙种植修复均考虑全瓷材料。在符合适应证的条件下,烤瓷修复也可达到理想的美学效果。③种植过程的不同阶段过渡义齿的合理使用。在种植前和植入种植体后选用不同的临时修复体作为过渡义齿使用。尤其应发挥种植体支持的过渡义齿对牙龈软组织的塑型作用。

术前制订修复计划后,应将治疗计划告知患者得到患者的同意,方可开始治疗。值得注意的是,修复方案制订后并非不可改变。在整个治疗过程中,根据治疗的进展、新情况的出现,可能需要对修复设计做一些调整,以更适合患者的临床情况。需适当地向患者说明。

(3)正确的种植体植入位置轴向:正确的种植体三围位置是前牙种植修复美学效果的基础和保证,种植体植入的位置和轴向出现偏差将大大影响种植修复的美学效果,甚至导致种植修复的"美学失败",即虽然种植体达到了牢固的骨结合,但唇侧牙龈不断退缩或"黑三角"进行性增大,种植修复的美学效果无法接受。

1)种植体近远中向位置:缺牙间隙大小正常时,应尽量将种植体植入缺牙间隙正中的位置,与邻牙牙根间至少保持 1.5 mm 的距离。如果过于偏向一侧,种植体在愈合和长期使用过程中发生的骨改建将导致种植体和邻牙间的牙槽骨发生吸收,导致牙龈乳头的高度不断降低,"黑三角"日益增大。

2)唇舌向位置:种植体应植入修复体外形高点腭侧 1.0～1.5 mm 的范围,过于偏唇侧将导致唇侧骨板不断吸收致唇侧牙龈逐年退缩,修复体颈部暴露;过于偏腭侧,将导致唇侧悬突过大,不易清洁,同时修复体腭侧过突过厚,异物感明显,影响发音。

3)冠根向位置:垂直向无明显骨缺损时,种植体植入平台应位于同名牙的釉牙骨质界根方 1 mm 处,唇侧黏膜龈缘下 2～3 mm。不同类型的种植系统对植入深度的要求略有不同。

具有平台转移特点的种植体宜植入牙槽嵴顶根方 1 mm。非平台转移的种植体植入时平齐牙槽嵴顶。有明显的水平或垂直骨量不足时应采用植骨技术给予纠正,使种植体植入到理想的位置。

4)种植体的轴向:理想的种植体轴向应位于近远中向的正中,与未来的修复体长轴平行;唇舌向须避免过于向唇侧或舌腭侧倾斜。过度倾斜将无法形成理想的种植修复体穿龈形态,甚至难以修复。

(4)前牙美学修复中过渡义齿的选用:根据前牙美学区域过渡义齿的类型和特点选用。

1)压膜过渡义齿:可摘方式的过渡义齿,其特点是通过覆盖数个邻近的天然牙临床冠的硬质塑料膜稳定于口腔内,恢复缺牙区的形态。优点是利用邻近的天然牙支持义齿,对种植术区的桥体组织面缓冲,使该部分悬空。因此,压膜过渡义齿对种植术区无压迫,无干扰;不妨碍种植术区的恢复和不影响植骨效果;制作工艺和方法简单快捷,无须磨除天然牙。缺点是影响咬合功能,且需每天摘戴和清洁,对患者来说不够方便舒适。不能用于对牙龈软组织的塑型。

2)简单托过渡义齿:可摘义齿的一种,通过基托和卡环固位使义齿固位和稳定。种植术后需缓冲桥体组织面,使其对种植术区无压迫方可使用。简单托作为过渡义齿的优点是不影响咬合,制作简单快捷。缺点是需要缓冲调改至桥体组织面对术区无压迫和干扰,必要时可软衬。不够舒适美观。

3)粘接桥过渡义齿:利用邻牙舌面和临面的牙体组织,采用单翼或双翼金属固位体将固定的临时义齿黏固到邻牙上,恢复缺牙区的外形和美观。优点是较为美观舒适,无须摘戴、无须磨除邻牙,对牙龈组织有一定的维持作用。缺点是有粘接桥脱落的风险,如果粘接桥脱落则需要再粘接;患者在种植不同时期需经历取下粘接桥、再粘接等过程,临床过程较为烦琐。

4)种植体支持的过渡义齿:牙齿拔除后未植入种植体或种植体植入后尚处于愈合期内只可采用压膜过渡义齿、粘接桥或简单托义齿作为过渡义齿。在种植体植入后完成了愈合过程或种植体植入时获得了足以进行即刻修复的初期稳定性时,可以采用种植体支持的临时冠作为过渡义齿。其优点为可以对种植体周围的软组织起较好的塑型作用,达到较自然的软组织美学效果,无须摘戴,舒适方便,多选用螺丝固位方式,无修复体脱落风险。对患者正常的社会生活无妨碍。

(5)前牙软组织美学效果评价指标(PES):对于前牙修复美学效果的好坏的客观评价较为困难,Hurhauser 医生提出了针对单牙种植修复的美学评价指标即红色美学评分。其办法是对前牙软组织美学进行主观评价。评价项目包括近中牙龈乳头、远中牙龈乳头、牙龈高度、龈缘形态、牙龈颜色、牙龈质感、牙槽嵴外形。每项分为 0、1、2 分,2 分为最佳,0 分为最差。最高分为 14 分。根据美学评价标准可以对前牙种植后软组织美学效果进行主观评价。

2.后牙单牙缺失种植修复

后牙缺失种植修复的主要目的是恢复患者的咀嚼功能。后牙单牙缺失最多见于六龄齿的缺失。六龄齿是口腔内最早萌出的恒牙也是最常见缺失的恒牙。它的近远中径在 8～12 mm。

(1)术前检查、制订方案:后牙缺失种植修复前需要临床检查和放射学检查。包括缺牙区骨质骨量、缺牙间隙、咬合空间、邻牙健康状况、松动度、有无充填体、附着龈宽度等。放射学检查常规采用曲面体层片,必要时采用 CBCT 进行局部骨量和形态的检查。

1)根据放射学检查,确定种植方案,对于特定部位缺牙情况,根据骨量情况,需合理选择上颌窦底提升植骨、下牙槽神经移位、骨引导再生或模板定位下植入种植体,避开重要解剖结构。

2)临床检查所见的邻牙倾斜移位,对颌牙过长等需考虑适当调磨或正畸办法对邻牙和对颌牙进行调整,以符合种植修复的要求。

(2)种植体的选择:种植体植入方案确定:种植体直径的选择,在缺牙间隙 8～14 mm 不宜选用直径小于 4 mm 的种植体,对于缺牙间隙≥16 mm 的情况应考虑植入两颗种植体。

(3)修复方案。

1)固位方式的选择:针对垂直向咬合空间不足、临床冠短的情况,预计有效粘接高度小于 4 mm,则需采用螺丝固位方式,避免修复体脱落。

2)修复体设计:正确恢复缺失牙的轴面外形和突度,建立正确的外展隙;建立良好的邻面接触区,适当增大接触区面积,形成面式接触。咬合面形成正常的窝沟点隙、殆力大或骨质不良或种植体短等不利因素存在时,为避免咬合力过大对种植体产生不良影响,需对种植修复体适当减径。

(三)单牙缺失种植修复的咬合控制

种植修复体与天然牙的固定修复有本质区别,由于种植体和骨之间的骨性结合使得种植体不具有类似天然牙的生理动度,而同一牙列中的天然牙在受力后有一定的生理动度,包括冠根向的下沉,下沉量单颌大约 28 μm。事实上,天然牙的生理动度存在较大的个体差异。种植修复要保证种植体长期稳定行使功能,就必须取得天然牙和种植牙以及口颌系统之间的协调。因此,恰当的咬合调整非常重要。既要种植修复体发挥较好的功能,又能在其缺乏反馈机制的条件下保证种植体长期成功存留。

目前,临床最常用的咬合检测工具仍为咬合纸,但仅仅使用咬合纸检查早接触点进行咬合调整远不能满足种植修复调殆的需要和要求。种植修复的咬合调整需结合咬合纸检查和检测提示、医生的经验和患者的感觉综合分析实施才能较好地完成调殆过程,达到相对平衡的咬合状态。调殆完成后,要求达到正中殆多点轻接触、前伸殆和侧方殆无早接触,下颌运动无干扰。

调殆步骤如下。

(1)种植修复体就位前,使用检测用的专业咬合纸检查患者天然牙咬合状态。包括种植修复体近远中邻牙、对侧同名牙的咬合松紧度。观察患者咬合的稳定性。

(2)种植修复基台或种植修复体完全就位后,正中殆时调整为修复体与对殆牙多点轻接触。使邻近的天然牙达到与戴牙前咬合的松紧程度相当。在此基础上,当患者正中殆紧咬牙,种植修复体和对殆牙有多点咬合接触;患者正中殆正常咬合时,种植修复体和对颌牙之间使用专业检测咬合纸检测,咬合纸有一定阻力下完整通过。

(3)前伸殆、侧方殆种植修复体无早接触、下颌运动时无障碍。

调殆过程除医生采用咬合纸检查和观察以外,不可忽视患者的咬合感受。由于每例患者天然牙动度和下沉量、咬合力大小、口颌系统的敏感性不同,完成初步调殆后患者的感受也不相同。需要在调殆前、调殆过程中、基本完成调殆后询问患者的感受。特别是当患者的感受和咬合纸检测结果出现矛盾时,应注意仔细观察分析,找到原因,做出适当的调整。如经过反复观察和咬合检测,疑为患者感觉异常或将异物感误认为咬𬌗不适时,可先戴牙观察 2～4周,复诊时再次检测咬𬌗情况,确认必要时再进行咬𬌗调整。

对单个缺牙做种植义齿修复时咬合调整的原则和方法,不完全适用于以种植义齿修复多个牙缺失及全牙列缺失的情况。

二、种植义齿修复

(一)牙列缺损的种植修复

牙列缺损的种植修复可以分为种植固定义齿修复和种植可摘义齿修复两种,在临床上以种植固定义齿修复最为常见。

1. 牙列缺损的种植固定义齿修复

种植固定义齿可以分为种植体支持的单冠修复、种植体支持的联冠修复和种植体支持的固定桥。

(1)种植体支持的单冠修复:种植单冠常用于修复单颗天然牙的缺失和同牙列间隔性的单颗天然牙缺失,也可以用于相邻的多颗天然牙的缺失。

而当相邻的多颗天然牙缺失时,采用种植单冠修复设计,则所需要植入的种植体的数目比较多,对种植体的植入位置要求也比较高。

种植单冠修复时如果采用粘接固位的方式,则基台的轴面高度至少要 4 mm。种植单冠修复时如果采用纵向螺丝固位的方式,在前牙区,固位螺丝的穿出点最好位于舌隆突处。而在后牙区,固位螺丝的穿出点最好位于𬌗面的中央。

(2)种植体支持的联冠修复:种植联冠常用于修复后牙区相邻的多颗天然牙的缺失。尤其是当对𬌗为天然牙列时或是当患者的咬合力比较大时的修复。

(3)种植体支持的固定桥:种植固定桥常用于修复相邻的多颗天然牙的缺失。种植固定桥修复所需要的种植体的数目相对较少,对种植体的植入位置也增加了变通的余地,有时采用该种设计可以避开局限性的不宜种植的区域。

当然,在修复设计时,还需要尽量使种植体呈面式分布,而种植体呈直线分布的固定桥则比较适宜用在咬合力不太大的区域。

固定桥近远中方向的距离较短时,应该尽量避免设计为单端固定桥。后牙区双端固定桥修复时桥体的跨度不宜超过 1 个牙单位,前牙区双端固定桥修复时桥体的跨度不宜超过 2 个牙单位。复合固定桥修复时,应避免设计为较长的悬臂。

2. 牙列缺损的种植可摘义齿修复

与牙列缺损的种植固定义齿修复相比较,种植可摘义齿修复的临床应用则不甚广泛。后者常用于修复缺失天然牙的数目相对较多、缺牙区域相对较为集中的牙列缺损。

当传统的可摘义齿修复难以获得足够的固位或者支持,患者又能够接受可摘义齿修复方式时,可以通过在缺牙区的关键位点植入 2～3 颗种植体,与剩余的天然牙形成面式的支持或固位。

缺失天然牙的数目较多,又需要进行咬合重建时或者伴有颌骨缺损时,也可以选择此种修复方式。

该设计所需要植入的种植体数目比较少,修复体与种植体的连接方式有多种。

牙列缺损的种植覆盖义齿修复时,需要注意义齿的就位道方向应该与剩余的天然牙相协调。

(二)牙列缺失的种植修复

和牙列缺损的种植修复一样,也可以分为种植固定义齿修复和种植可摘义齿修复两种。

1. 牙列缺失的种植覆盖义齿修复

(1)牙列缺失种植覆盖义齿修复的功能:种植覆盖义齿由于有种植体发挥固位的功能和部分的或者是全部的支持的功能。与常规的总义齿相比较,其修复效果有以下不同。①种植体的上部结构为义齿提供固位,使得患者在行使各种口腔功能时,义齿更不容易发生松动和脱位。②义齿的稳定性得以改善,在功能运动的状态下更不容易发生翘动,提高了咀嚼效能。③基托伸展范围随着种植体的数量的增加而逐渐减小,也在不同程度上减轻了异物感,提升了义齿的舒适度。④由于咬合更加有力,增加了患者的可食用食物的硬度和品种,使其饮食结构发生变化;人工牙的磨耗速度加快,修复体损坏发生的概率上升。

(2)种植覆盖义齿与天然牙支持或固位的覆盖义齿的比较,具体如下。

1)种植覆盖义齿的种植体的数量和位置可以预先设计,而天然牙覆盖义齿的基牙则很受患者剩余牙的数量、位置、剩余的牙体组织强度、牙髓的健康状况和根管治疗状况和牙周的状况的限制。

2)周密考虑、合理设计的种植覆盖义齿的近期和远期修复效果均是可以预测的;而天然牙作为覆盖义齿的基牙会因龋坏或牙周疾病对其的影响而使义齿的近期和远期修复效果难以预测。

3)种植体与附着体的连接方式是用特定的扭矩通过螺栓或者是基台本身带有的螺纹结构而拧紧固定的;而绝大多数的天然牙与附着体的连接方式则是通过粘接剂粘接固定的。

4)种植覆盖义齿的基牙(也就是种植体)位置不会发生变化,使用种植覆盖义齿的患者,如果由于某种原因间隔一段时间(数天,数周,甚至更久)之后再戴义齿时,不会感到义齿戴入的阻力增加或是义齿不能完全就位;而在同样的情况下,某些种类的天然牙的覆盖义齿的基牙位置却会在停止戴用义齿的时间段内发生一些变化,导致患者再戴义齿时,轻者能感觉到义齿戴入的阻力增加或有不适感,重者会感到基牙疼痛,甚至义齿根本无法再就位。最常见于天然牙支持的套筒冠式覆盖义齿和球帽式覆盖义齿。

(3)牙列缺失种植覆盖义齿的适应证:①牙列缺失的槽嵴骨吸收严重,预计常规修复的效果不佳者;②以往有传统义齿修复的经历,希望进一步改善修复体的功能者;③上颌牙列缺失,不能耐受义齿腭部的基托者;④牙列缺失伴有部分颌骨缺损者;⑤符合种植条件的牙列缺失患者,其牙槽嵴的软、硬组织的缺损严重,需要用义齿的唇或颊侧翼基托恢复唇或颊丰满度时;⑥受患者自身的局部解剖条件或全身健康状况或其经济状况的限制,种植体植入的位置或者种植体植入的数量不适合种植体支持的固定修复条件时;⑦具有一定的口腔卫生维护能力者。

(4)牙列缺失种植覆盖义齿的禁忌证:①牙列缺失龈颌间距过小,又不具备通过降低牙槽嵴骨的高度来获得足够的龈颌间距条件者;②口腔卫生维护能力完全丧失者。

（5）牙列缺失种植覆盖义齿的支持方式：①种植体支持为辅、黏膜支持为主的支持方式。②种植体与黏膜共同支持式。③种植体支持式。

（6）种植覆盖义齿的附着形式：应用在种植覆盖义齿的附着形式有很多种，虽然与天然牙覆盖义齿的附着形式相比较还存在着一些不同，但是发挥的作用却是相同的。目前临床上可用于种植覆盖义齿修复的附着形式主要有杆卡式附着、球帽式附着、按扣式附着、磁性附着、套筒冠式和切削杆式。种植体与其中的球帽式附着的基台、按扣式附着的基台、磁性附着的基台和套筒冠的内冠（基台）发生连接之后，每个种植体在基台这个层面具有独立特性；而种植体与杆卡式附着的杆或者是切削杆发生连接之后，相连接的几个种植体在基台这个层面便具有连接特性。

（7）影响附着方式选择的因素：①种植体的数量及其分布。②对颌牙的状况。③牙列缺失后的剩余牙槽嵴的状况。④龈殆间距。⑤附着体固位力的大小及其持久度。⑥患者双手的灵活性。⑦医师本人的偏好。⑧义齿加工制作的复杂程度、义齿修理和更换配件的复杂程度等。

2. 牙列缺失种植固定义齿修复

（1）牙列缺失种植固定修复的适应证：①比较协调的上下颌弓之间的关系。②不需要义齿基托的唇颊侧翼来恢复唇颊侧的丰满度。③适当的颌间距离。④较为理想的种植体的位置。

（2）牙列缺失种植固定修复的类别：牙列缺失种植体支持的固定义齿可以分为单冠、联冠和固定桥，而联冠或固定桥既可以是一个整体，也可以分成数段。

1）牙列缺失的种植的单冠修复：其特点是可以最大限度地模仿天然牙列的状态。正是由于在每一个种植体上修复了一个独立的牙冠，因此使牙线通过相邻的两个种植修复体之间的接触点成为可能，从而提高了患者对修复体在心理上的认同感，可以满足部分患者尽最大的可能恢复其所缺失的天然牙列的愿望。

单冠修复比固定桥修复时所需要植入的种植体数目更多，对种植体位置的要求极高。种植体位置在任何方位的偏差，都会影响最终的修复效果。因此，在进行种植手术之前，需要进行缜密的设计并制作精细的手术模板。

2）牙列缺失种植的联冠修复是由 2 个或 2 个以上种植体共同支持的，在基台层面或修复体层面相连的 2 个或 2 个以上单位的冠。联冠修复可以避免由某一个种植体独自承受最大的水平向的负荷，提高了种植体的机械力学性能，降低了固定基台的螺丝松动、螺丝折断、基台折断等种植修复后的并发症的发生率，通常在后牙区使用，尤其适用于机械强度较低的种植体或种植系统。但是联冠的日常清洁和维护不如单冠方便。因此，在修复体制作时，需要注意在相连的两个牙冠的连接处的龈端，预留出可以允许牙间隙刷通过的空间，以便于患者对修复体颈部的日常清洁和维护。

3）牙列缺失种植的固定桥修复：是由种植体支持的固定桥。固定桥可以减少植入的种植体的数目，在临床上，有时是为了避开在某些不适于种植的区域进行种植或避免施行过于复杂的手术，减小手术创伤。

迄今为止，种植固定修复所需要的种植体数目至少是 4 颗。最具代表性的是"all-on-four"修复设计。

4）上述几种修复方式也可以联合应用。

（3）牙列缺失种植固定修复的固位方式：种植修复体与基台或种植体的连接方式有螺丝固位、粘接固位或是两者结合应用。

1）纵向螺丝固位：纵向螺丝通道及其开口的位置则取决于种植体或其上的基台的方位。因此，在实施种植手术之前，需要对种植体植入的方位进行精心的设计，并制作手术模板，以确保在种植手术中种植体被植入更为理想的方位，从而使螺丝通道的开口位于最佳位置。如果螺丝通道的开口偏离了最佳位置，则会影响修复体的美学效果，或是影响修复体的强度。某些种植系统，提供了配套的不同角度的角度基台。在临床上，可以利用角度基台来改变螺丝通道及其开口的方位。

2）横向螺丝固位：与纵向螺丝固位的修复体相比，其美学效果更好。保持了修复体后牙粭面的解剖形态的完整性。但是，修复体加工工艺更为复杂，临床操作难度有所增加，还需要专用安装水平螺丝的工具。在前牙区，横向螺丝的存在有可能增加修复体舌面的凸度，导致舌侧的异物感更加明显，而舌侧突起的龈端倒凹又增加了患者清洁的难度。

因为该修复方式的上述特点，所以在临床上很少使用。

3）粘接固位：是指种植修复体通过粘接剂固定于基台上而获得的固位。其固位力受下列因素的影响：①基台轴面的聚合度。②基台轴面的高度及其表面积。③基台表面的光洁度。④粘接剂的种类。

4）选择修复体固位方式时需要考虑的因素：①修复体制作的难易程度及其制作成本。②支架的被动就位。③固位力。④咬合。⑤美学效果。⑥义齿戴入过程中的考虑：螺丝固位的修复体，需确认其完全就位后，再锁紧固位螺丝，粘接固位的修复体，则需要注意彻底清除多余的粘接剂。⑦可恢复性，是指将修复体能够被非破坏性地或完整地自种植体或基台上拆卸下来，并能够被再次安装于原处的特性。

总之，两种固位方式各有其特点。在临床上，除了考虑上述因素之外，还要根据所使用的种植系统、患者自身的条件、修复的目的、临床医生的观念及其偏好等因素综合评估之后作出选择。

参考文献

[1]中华医学会.临床技术操作规范 耳鼻咽喉-头颈外科手册[M].北京:人民军医出版社,2009.

[2]周晓娓,虞幼军,赵远新,等.突发性聋伴良性阵发性位置性眩晕患者的预后研究[J].临床耳鼻咽喉头颈外科杂志,2014,28(16):1219-1221.

[3]张卯年.眼创伤诊疗指南[M].北京:军事医学科学出版社,2009.

[4]穆萍萍,宋晖,孙钦峰.高速泳动族蛋白盒1与牙周病[J].国际口腔医学杂志,2014,41(1):77-81.

[5]许庚.耳鼻咽喉科疾病临床诊断与治疗方案[M].北京:科学技术文献出版社,2010.

[6]陈曦,钱进,刘亮,等.单独鼻腔手术治疗阻塞性睡眠呼吸暂停低通气综合征的远期疗效观察[J].临床耳鼻咽喉头颈外科杂志,2014,28(12):841-843.

[7]唐炘.青光眼治疗学[M].北京:人民卫生出版社,2011.

[8]孙正.口腔科诊疗常规[M].北京:中国医药科技出版社,2012.

[9]孔维佳.耳鼻咽喉头颈外科学[M].北京:人民卫生出版社,2010.

[10]马净植.口腔疾病诊疗指南[M].北京:科学出版社,2013.

[11]唐建民.口腔颌面耳鼻咽喉头颈外科学[M].天津:天津科学技术出版社,2010.

[12]辛梦,王强,张磊.难治性青光眼手术治疗新进展[J].国际眼科杂志,2012,12(8):1507-1510.

[13]王宁利.眼科疾病临床诊疗思维[M].北京:人民卫生出版社,2011.

[14]陈扬熙.口腔正畸学基础、技术与临床[M].北京:人民卫生出版社,2012.

[15]魏文斌.眼科手术操作与技巧[M].北京:人民卫生出版社,2011.

[16]毛珍娥.口腔疾病概要[M].2版.北京:人民卫生出版社,2008.

[17]刘家琦.实用眼科学[M].北京:人民卫生出版社,2010.